INFECTOLOGIA PEDIÁTRICA

INFECTOLOGIA PEDIÁTRICA

Série Pediatria SOPERJ

2ª edição

EDITORAS

Katia Telles Nogueira
Isabel Rey Madeira

ORGANIZADORES DA SÉRIE

Joel Bressa da Cunha
Adriana Rocha Brito
Anna Tereza Miranda Soares de Moura

ORGANIZADORAS DESTE VOLUME

Tânia Cristina de Mattos Barros Petraglia
Denise Cardoso das Neves Sztajnbok

SOPERJ
Sociedade de Pediatria do Estado do Rio de Janeiro

MANOLE

Editora gestora: Sônia Midori Fujiyoshi
Editora responsável: Cristiana Gonzaga S. Corrêa

Projeto gráfico: Departamento Editorial da Editora Manole
Diagramação: Acqua Estúdio Gráfico
Capa: Plinio Ricca

CIP-BRASIL. CATALOGAÇÃO NA PUBLICAÇÃO
SINDICATO NACIONAL DOS EDITORES DE LIVROS, RJ

I36
2. ed.

Infectologia pediátrica / editoras Katia Telles Nogueira, Isabel Rey Madeira ; organizadores da série Joel Bressa da Cunha, Adriana Rocha Brito, Anna Tereza Miranda Soares de Moura ; organizadores do volume Tânia Cristina de Mattos Barros Petraglia, Denise Cardoso das Neves Sztajnbok. - 2. ed. - Barueri [SP] : Manole, 2020.
(Pediatria SOPERJ ; 5)

Inclui bibliografia
ISBN 9788520460139

1. Infecção em crianças. 2. Doenças transmissíveis em crianças. I. Nogueira, Katia Telles. II. Madeira, Isabel Rey. III. Cunha, Joel Bressa da. IV. Brito, Adriana Rocha. V. Moura, Anna Tereza Miranda Soares de. VI. Petraglia, Tânia Cristina de Mattos Barros. VII. Sztajnbok, Denise Cardoso das Neves. VIII. Série.

20-62830 CDD: 618.92
CDU: 616-022.3-053.2

Vanessa Mafra Xavier Salgado - Bibliotecária - CRB-7/6644

Edição – 2020

Editora Manole Ltda.
Av. Ceci, 672 – Tamboré
06460-120 – Barueri – SP – Brasil
Tel.: (11) 4196-6000
www.manole.com.br
https://atendimento.manole.com.br/

Impresso no Brasil
Printed in Brazil

EDITORAS

Katia Telles Nogueira
Doutora em Saúde Coletiva pelo Instituto de Medicina Social da Universidade do Estado do Rio de Janeiro (UERJ). Professora Adjunta da Disciplina de Emergências Pediátricas da Faculdade de Ciências Médicas da UERJ. Professora Adjunta da Saúde da Criança da Universidade Estácio de Sá (UNESA). Especialização em Adolescência pela Sociedade Brasileira de Pediatria (SBP). Membro do Departamento de Emergências da SBP. Presidente da Sociedade de Pediatria do Estado do Rio de Janeiro (SOPERJ).

Isabel Rey Madeira
Mestre em Saúde da Criança pelo Instituto Fernandes Figueira (IFF) da Fundação Oswaldo Cruz (Fiocruz). Doutora em Ciências Médicas pela UERJ. Professora Associada do Departamento de Pediatria da UERJ. Coordenadora do Setor de Endocrinologia Pediátrica da Unidade Docente Assistencial de Endocrinologia da Faculdade de Ciências Médicas da UERJ. Presidente da Sociedade de Pediatria do Estado do Rio de Janeiro (SOPERJ) – Triênio 2016-2018.

ORGANIZADORES DA SÉRIE

Joel Bressa da Cunha
Médico, com pós-graduação em Neonatologia pela Universidade de Tohoku, Japão. Presidente do Departamento Científico de Saúde Escolar da Sociedade Brasileira de Pediatria (SBP). Diretor de Publicação e Membro do Departamento Científico de Saúde Escolar da Sociedade de Pediatria do Estado do Rio de Janeiro (SOPERJ).

Adriana Rocha Brito
Neurologista Pediátrica pelo Instituto Fernandes Figueira (IFF) da Fundação Oswaldo Cruz (Fiocruz). Mestre em Saúde da Criança e do Adolescente e Doutora em Neurologia pela Universidade Federal Fluminense (UFF). Professora Adjunta de Pediatria da UFF. Diretora Adjunta de Publicação, Membro do Departamento Científico (DC) de Neurologia e Membro do Grupo de Trabalho (GT) de Segurança e Prevenção da Violência da SOPERJ. Membro do DC de Segurança e do GT de Saúde Mental da SBP.

Anna Tereza Miranda Soares de Moura
Pediatra. Doutora em Saúde Coletiva pelo Instituto de Medicina Social da Universidade do Estado do Rio de Janeiro (UERJ). Professora Adjunta do Departamento de Pediatria da Faculdade de Ciências Médicas da UERJ. Professora Titular do Programa de Pós-graduação em Saúde da Família da Universidade Estácio de Sá (UNESA). Especialização em Educação para Profissionais de Saúde – Instituto Regional FAIMER-Brasil. Secretária Geral da SOPERJ.

ORGANIZADORAS DO VOLUME

Tânia Cristina de Mattos Barros Petraglia
Mestre em Medicina, Área de Concentração em Doenças Infecciosas e Parasitárias, pela Universidade Federal Fluminense (UFF). Professora de Pediatria da Faculdade de Medicina da Universidade Estácio de Sá (UNESA). Vice-presidente da Sociedade Brasileira de Imunizações (SBIm) – Regional RJ. Membro do Departamento Científico de Imunização da Sociedade Brasileira de Pediatria (SBP) e do Comitê Técnico Assessor de Imunização do Estado do Rio de Janeiro (CTAI-RJ). Titular da Academia de Medicina do Estado do Rio de Janeiro (ACAMERJ). Presidente do Departamento Científico (DC) de Infectologia da Sociedade de Pediatria do Estado do Rio de Janeiro (SOPERJ).

Denise Cardoso das Neves Sztajnbok
Mestre em Doenças Infecciosas e Parasitárias pela Universidade Federal do Rio de Janeiro (UFRJ). Professora Assistente de Pediatria da Faculdade de Ciências Médicas da Universidade do Estado do Rio de Janeiro (UERJ). Coordenadora do Ambulatório de Infectologia Pediátrica do Hospital Universitário Pedro Ernesto (HUPE)/UERJ. Membro do DC de Infectologia da SOPERJ.

AUTORES

Ana Cristina Cisne Frota
Mestre e Doutora na Área de Doenças Infecciosas e Parasitárias pela Universidade Federal do Rio de Janeiro (UFRJ). Infectologista Pediátrica do Instituto de Puericultura e Pediatria Martagão Gesteira (IPPMG)/UFRJ. Membro do Departamento Científico (DC) de Infectologia da Sociedade de Pediatria do Estado do Rio de Janeiro (SOPERJ).

Adriane Silva Cruz
Mestre em Doenças Infecciosas pela UFRJ. Professora Auxiliar de Pediatria da Fundação Técnico-Educacional Souza Marques (FTESM). Especialista em Pediatra pelo Instituto Fernandes Figueira (IFF) e Sociedade Brasileira de Pediatria (SBP). Infectologista Pediátrica pela SBP e Sociedade Brasileira de Infectologia (SBI).

Charbell Miguel Haddad Kury
Mestre em Microbiologia e Parasitologia Aplicada pela Universidade Federal Fluminense (UFF). Título de Especialista em Pediatria, Infectologia Pediátrica e Neonatologia pela SBP/Associação Médica Brasileira (AMB). Coordenador da UTI Neonatal Leandro Soares. Professor de Pediatria da UFRJ. Professor de Bioquímica da Faculdade de Medicina de Campos. Membro do DC de Infectologia da SOPERJ.

Denise Cardoso das Neves Sztajnbok
Mestre em Doenças Infecciosas e Parasitárias pela UFRJ. Professora Assistente de Pediatria da Faculdade de Ciências Médicas da Universidade do Estado do Rio de Janeiro (FCM-UERJ). Coordenadora do Ambulatório de Infectologia Pediátrica do Hospital Universitário Pedro Ernesto (HUPE)/UERJ. Membro do DC de Infectologia da SOPERJ.

Denise Cotrim da Cunha
Pós-graduada em Infectologia Pediátrica pelo IPPMG-UFRJ. Mestre em Doenças Infecciosas e Parasitárias pela UFRJ. Doutoranda do Programa de Pós-graduação em Medicina Tropical da Fundação Oswaldo Cruz (Fiocruz). Médica Infectologista do Ministério da Saúde, lotada na Comissão de Controle de Infecção Hospitalar do Hospital Servidores do Estado. Tecnologista em Saúde Pública (Infectologia) da Fiocruz, lotada no Centro de Saúde Escola Germano Sinval Faria/Escola Nacional de Saúde Pública Sergio Arouca (ENSP). Membro do DC de Infectologia da SOPERJ.

Gloria Regina da Silva e Sá
Pós-graduada em Pediatria no IPPMG/UFRJ. Mestre em Saúde Pública (área Epidemiologia Geral) pela ENSP/Fiocruz. Doutora em Saúde Pública (área Epidemiologia das Doenças Transmissíveis) pela ENSP/Fiocruz. Professora Adjunta de Saúde Coletiva/Epidemiologia do Instituto de Saúde Coletiva/CCBS/UNIRIO. Membro do DC de Infectologia da SOPERJ e do Comitê Técnico Assessor de Imunizações da SES-RJ.

José Gilberto de Sá
Mestre em Pediatria no IPPMG/UFRJ. Médico Pediatra do Ministério da Saúde cedido ao Hospital Municipal Jesus, lotado no Serviço de Infectologia. Membro do DC de Infectologia da SOPERJ e do Comitê Técnico Assessor de Imunizações da SES-RJ. Professor Auxiliar de Pediatria da Faculdade de Medicina da Universidade Estácio de Sá (UNESA).

Márcia Galdino Sampaio
Mestre em Doenças Infecciosas e Parasitárias pela UFRJ. Médica do Serviço de Infectologia Pediátrica do Hospital Federal dos Servidores do Estado do Rio de Janeiro (HFSE). Coordenadora da Residência Médica em Infectologia Pediátrica e do DST/HIV do Hospital Geral de Nova Iguaçu (HGNI) e da Residência do HFSE. Médica do Serviço de DST do HGNI. Membro do DC de Infectologia da SOPERJ.

Marcos Junqueira do Lago
Professor Associado de Pediatria da FCM-UERJ. Médico Pediatra do IPPMG/UFRJ. Mestre em Pediatria pela Disciplina de Infectologia Pediátrica da Universidade Federal de São Paulo (Unifesp). Doutor em Epidemiologia pelo Instituto de Medicina Social (IMS) da UERJ. Coordenador da Comissão de Controle de Infecção Hospitalar do HUPE/UERJ.

Maria Letícia Santos Cruz
Mestre em Medicina Tropical pela Fiocruz. Doutora em Saúde Pública pela ENSP/Fiocruz.

Marisa Aloé
Professora do Departamento de Pediatria da Escola de Medicina da FTESM. Mestre em Medicina (Área de Concentração em Doenças Infecciosas e Parasitárias) pela UFF. Médica Aposentada da SMS-RJ.

Meri Baran
Título de Especialista em Pediatria pela SBP. Pós-graduada em Pediatria pela Pontifícia Universidade Católica do Rio de Janeiro (PUC-RJ), em Nutrição pela Federação das Escolas Federais Isoladas do Estado da Guanabara (FEFIEG) e em Saúde Pública pela ENSP/Fiocruz. MBA em Gestão em Saúde pela UNESA. Membro do DC de Infectologia da SOPERJ, do Comitê Assessor em Imunização de Secretaria Estadual de Saúde/CETAI e da Sociedade Latinoamericana de Infectología Pediátrica (SLIPE).

Myrtes Amorelli Gonzaga (*in memoriam*)
Ex-professora da Escola de Medicina da FTESM. Membro Fundadora do Comitê Científico de Infectologia da SOPERJ.

Paulo Cesar Guimarães
Especialista em Pediatria pela UFRJ e SBP e em Infectologia Pediátrica pela SBI e SBP. Membro do DC de Infectologia da SOPERJ. Ex-membro do Departamento de Infectologia da SBP. MBA em Gerência de Saúde pela Fundação Getulio Vargas (FGV). Professor e Diretor da Faculdade de Medicina de Petrópolis.

Regina Célia de Souza Campos Fernandes
Mestre em Pediatria e Doutora em Doenças Infecciosas e Parasitárias pela UFRJ. Membro do DC de Infectologia da SOPERJ. Professora Adjunta de Pediatria da Faculdade de Medicina de Campos.

Reinaldo de Menezes Martins (*in memoriam*)
Consultor Sênior Científico de Bio-Manguinhos/Fiocruz. Membro do Comitê Técnico Assessor em Imunizações do Ministério da Saúde, da Academia Brasileira de Pediatria e Membro Fundador do Comitê de Infectologia da SOPERJ.

Susie Andries Nogueira
Médica Infectologista Pediatra do Programa IST/AIDS de Petrópolis. Mestre e Doutora em Doenças Infecciosas e Parasitárias pela UFRJ. Pós-doutorado em Epidemiologia Clínica pela Universidade de Toronto, Canadá. Ex-professora Adjunta de Doenças Infecciosas e Parasitárias na UFRJ e de Pediatria na Faculdade de Medicina de Petrópolis.

Tânia Cristina de Mattos Barros Petraglia
Mestre em Medicina, Área de Concentração em Doenças Infecciosas e Parasitárias, pela UFF. Vice-presidente da SBIm – Regional RJ. Membro do Departamento Científico de Imunização da SBP, do Comitê Técnico Assessor de Imunização do Estado do Rio de Janeiro – CTAI. Titular da ACAMERJ. Professora de Pediatria da Faculdade de Medicina da UNESA. Presidente do DC de Infectologia da SOPERJ.

Tatiana Guimarães de Noronha
Especialização em Infectologia Pediátrica pelo IPPMG/UFRJ. Mestre em Saúde Pública e Doutora em Epidemiologia pela ENSP/Fiocruz.

Thalita Fernandes de Abreu
Especialização em Infectologia Pediátrica pela Unifesp. Mestre e Doutora em Doenças Infecciosas e Parasitárias pelo Departamento de Medicina Preventiva da UFRJ. Professora Adjunta do Departamento de Pediatria da UFRJ. Membro do DC de Infectologia da SOPERJ.

AGRADECIMENTOS

A Sociedade de Pediatria do Estado do Rio de Janeiro (SOPERJ) agradece e presta honrosa homenagem a Edson Ferreira Liberal e Marcio Moacyr Vasconcelos, editores dos títulos já publicados: *Endocrinologia Pediátrica 2.ed.*, *Saúde Mental da Criança e do Adolescente 2.ed.*, *Cardiologia Pediátrica 2.ed.* e *Neurologia Pediátrica 2.ed.*

SUMÁRIO

SEÇÃO IV – INFECÇÕES CONGÊNITAS E PERINATAIS

SEÇÃO V – ABORDAGEM EM SITUAÇÃO DE EXPOSIÇÃO

SEÇÃO VI – OUTROS TÓPICOS DE INTERESSE

SEÇÃO VII – IMUNIZAÇÃO

APRESENTAÇÃO

Caros Colegas Pediatras,

É com imensa satisfação que apresentamos a segunda edição do livro *Infectologia pediátrica* da Série Pediatria SOPERJ, mantendo o compromisso de trazer informações atualizadas sobre temas importantes para a prática pediátrica qualificada. O sucesso da Série Pediatria SOPERJ é enorme, com aceitação expressiva das publicações pelos pediatras, residentes e alunos em formação, instigando a Diretoria atual da SOPERJ a conservar a qualidade da obra.

Em tempos de mudanças rápidas e expressiva produção de conhecimento, manter-se atualizado e escolher as fontes adequadas de leitura não é tarefa fácil. Todos os volumes da Série foram escritos por membros dos departamentos científicos da SOPERJ, especialistas renomados nos temas abordados em cada capítulo, que realizaram cuidadosa revisão, trazendo as melhores evidências e práticas atualizadas. Este novo volume oferece aspectos importantes do paciente com quadro infeccioso, proporcionando maior segurança tanto para o especialista quanto para o pediatra geral no cuidado a crianças e adolescentes que apresentem queixas referentes à infectologia. São abordadas queixas comuns no consultório geral, como infecções de vias aéreas superiores, parasitoses intestinais e doenças exantemáticas, assim como temas prevalentes e preocupantes no panorama atual, como as infecções pelos vírus da dengue, zika, chikungunya e febre amarela.

A parceria com a Editora Manole trouxe ainda mais avanços à publicação, com nova diagramação, índice remissivo e outros cuidados editoriais que facilitarão sobremaneira o leitor interessado em se atualizar. O conteúdo é apresentado de maneira agradável, com linguagem clara e organização de tópicos que permitem sua consulta fácil. Este é o quinto volume revisado após cuidadoso trabalho dos autores, organizadores e editores, e a ideia é contemplar todos os volumes já lançados da Série SOPERJ com essa inovação. Essa conquista foi resultado da iniciativa e do olhar atento do Prof. Dr. Edson Liberal, Ex-Presidente da SOPERJ, cujo empenho permitiu que o projeto fosse aprimorado.

Agradecemos especialmente às Profªs Dras. Katia Telles Nogueira, atual Presidente da SOPERJ, e Isabel Rey Madeira, Presidente da SOPERJ no triênio 2016-2018, que não mediram esforços para que a segunda edição da Série SOPERJ trouxesse atualizações precisas e com ainda mais qualidade científica. Aos membros do Departamento de Infectologia da SOPERJ e autores dos capítulos, nosso muito obrigado pelo trabalho cuidadoso e dedicado. Também gostaríamos de mencionar a equipe da Editora Manole, que nos acompanhou com incentivo e profissionalismo exemplares.

Foi um prazer participar da construção coletiva desta obra, elaborada prioritariamente com foco na saúde integral de crianças e adolescentes, razão maior da nossa prática como pediatras. Esperamos que nossos colegas possam usufruir desta leitura e que estejamos unidos em prol da construção de uma pediatria fortalecida e reconhecida no esforço dedicado a cada etapa desta gratificante jornada.

Boa leitura!

Joel Bressa da Cunha, Adriana Rocha Brito e
Anna Tereza Miranda Soares de Moura
Organizadores da Série SOPERJ

PREFÁCIO

A infectologia pediátrica tem fortes raízes no Rio de Janeiro, inicialmente sob a liderança de Álvaro Aguiar, que criou o Comitê de Doenças Infecciosas da Sociedade Brasileira de Pediatria e elaborou, em consonância com o Ministério da Saúde, o primeiro calendário de imunizações para crianças do Brasil. O primeiro Congresso de Infectologia Pediátrica no mundo foi realizado no Rio de Janeiro em 1978. Em sequência, tivemos três outros: em 1984, 1990 e 2000. O 17º Congresso também ocorreu novamente no Rio de Janeiro, em 2012.

O Comitê de Infectologia da SOPERJ foi criado em 1984 e tem sido ativo na organização de cursos, elaboração de documentos científicos, participação de grupos técnicos e de reuniões com as entidades de saúde pública. Não podemos deixar de mencionar sua atuação notável durante as epidemias de dengue e a publicação de três *Manuais* na área de infectologia pediátrica. Este volume será o quarto.

O livro foi escrito por profissionais competentes e com larga experiência no tema, e será, certamente, uma obra sintonizada com as necessidades do dia a dia do pediatra e dos demais profissionais de saúde que atuam na área materno-infantil.

Tendo acompanhado o árduo trabalho de coordenação da Presidente do Departamento de Infectologia da SOPERJ, Dra. Tânia Cristina de Mattos Barros Petraglia, e o empenho de todos os seus membros, antecipo o seu sucesso e parabenizo a todos.

Reinaldo de Menezes Martins (in memoriam)

NOTA DAS ORGANIZADORAS

A Infectologia é uma especialidade vibrante, não conhece calmaria, pois novos acontecimentos sempre colocam seus especialistas de prontidão. Dados são atualizados periodicamente, tornando necessárias novas estratégias e a formulação de novos protocolos para enfrentamento de doenças reemergentes ou mesmo emergentes.

Escrever um livro de Infectologia é um desafio, exatamente pelo dinamismo da especialidade e aquisição constante de novos conhecimentos. Torna-se um livro que nunca se basta, mas serve como base para diagnósticos e norteia conceitos e condutas gerais. Ressalta-se a necessidade de constantes atualizações quanto aos protocolos governamentais, que muitas vezes diferem nas diversas esferas, atendendo demandas locais e que estão sempre em mutação.

Ao término deste volume, no final de 2019, surgiu um novo coronavírus na China, o 2019-nCoV, depois oficialmente denominado pela Organização Mundial da Saúde como COVID-19 (*Corona Virus Disease*).

Até então, os tipos de coranavírus conhecidos eram:

- Alpha coronavírus 229E e NL63.
- Beta coronavírus OC43 e HKU1.
- SARS-CoV (causador da síndrome respiratória aguda grave).
- MERS-CoV (causador da síndrome respiratória do Oriente Médio).

A maioria das pessoas se infecta com os coronavírus comuns ao longo da vida, sendo as crianças pequenas as mais propensas. Com o novo coronavírus, ainda que sua taxa de letalidade seja considerada menor que as de SARS e MERS, um grande desafio se apresenta para especialistas e governos, que trabalham para diminuir os impactos da doença na saúde pública e seus desdobramentos sociais e na economia.

Assim caminha a Infectologia, surpreendente e dinâmica. Esperamos contribuir com este volume para a prática da Infectologia Pediátrica.

SEÇÃO I

ABORDAGEM DA FEBRE

1

FEBRE PROLONGADA

Ana Cristina Cisne Frota
Tatiana Guimarães de Noronha

OBJETIVOS

- ✓ Definir febre prolongada.
- ✓ Apresentar as principais causas de febre prolongada na prática clínica.
- ✓ Estabelecer um fluxo de investigação diagnóstica para os casos de febre prolongada.
- ✓ Compreender as diferenças na abordagem dos casos de febre prolongada de acordo com a estabilidade clínica do paciente.

INTRODUÇÃO

Pode-se definir a febre como uma elevação anormal da temperatura corporal, além dos níveis de variação normal, como uma resposta a agressões e estresse.[1] Trata-se de um dos principais motivos de consultas em Pediatria, e geralmente a sua origem pode ser identificada na avaliação inicial, após anamnese e exame físico cuidadosos.[2]

Entretanto, em algumas situações, o pediatra pode estar diante de uma criança com febre cuja origem não pode ser identificada por anamnese e exame clínico adequadamente conduzidos. Nessa situação, se a febre durar até 7 dias, trata-se de um caso de febre sem sinais localizatórios. Contudo, se durar mais de 7 dias, está-se diante de uma situação de febre prolongada (FP) ou febre de origem obscura (FOO), caso os achados laboratoriais preliminares não elucidem o diagnóstico.[3]

DEFINIÇÃO

A FP refere-se à ocorrência de febre em pelo menos um episódio diário por um período maior ou igual a 8 dias, cuja causa não pode ser determinada por história clínica e exame físico bem conduzidos.[3]

Pela evolução dos métodos diagnósticos, as definições de FP e FOO sofreram alterações ao longo do tempo, variando desde o conceito clássico de Petersdorf e Beenson,[4] na qual era definida por pelo menos 3 semanas de duração, até o atualmente utilizado[3] e descrito anteriormente, no qual se considera uma menor duração da febre para defini-la como FP.[3]

ETIOLOGIA

Com ou sem sinais de doença, a FP compreende um problema frequentemente encontrado na prática médica, cujas causas variam conforme a idade dos pacientes.[5,6] Em geral, as doenças infecciosas predominam na faixa etária pediátrica, principalmente até os 6 anos, idade a partir da qual começam a ocorrer com maior frequência as colagenoses e neoplasias.[6]

Para fins de diagnóstico, as causas de FP podem ser agrupadas em quatro categorias: infecciosas, reumáticas/inflamatórias, neoplásicas – de acordo com o sugerido pelas manifestações clínicas – ou um grupo denominado miscelânea, no qual se enquadram os casos que não se encaixam em nenhuma das três categorias anteriores.[1-3,5-8]

Os detalhes da história clínica, do exame físico e os achados iniciais de testes laboratoriais inespecíficos indicam possibilidades diagnósticas, que direcionarão a investigação clínica. Por meio dessa avaliação inicial, eliminam-se algumas possíveis etiologias, o que facilitará as considerações diagnósticas futuras.

Causas infecciosas[1-3,5-8]

- Infecções virais: citomegalovírus (CMV), Epstein-Barr (EBV), arboviroses, síndrome da imunodeficiência adquirida (aids), hepatites A (VHA), B (VHB) e C (VHC).
- Infecções bacterianas: abscessos – hepático, pélvico, perinefrético, subdiafragmático e dentário –, brucelose, endocardite infecciosa, mastoidite crônica, sinusite, osteomielite, infecção urinária, salmonelose, tuberculose, doença da arranhadura do gato, infecção por micoplasma, infecção por clamídia.
- Infecções por fungos: paracoccidioidomicose, histoplasmose, candidose disseminada.

- Infecções por protozoários: leishmaniose, malária, toxoplasmose.
- Infecções por helmintos: larva *migrans* visceral, esquistossomose.
- Infecções por espiroquetas: doença de Lyme, doença da mordedura do rato, leptospirose.

Causas neoplásicas[1-3,5-8]

- Histiocitose, leucemia, linfoma, neuroblastoma, hepatoma, sarcoma, mixoma atrial.

Causas reumatológicas e/ou inflamatórias[1-3,5-8]

- Artrite reumatoide juvenil, lúpus eritematoso sistêmico, vasculites (p. ex., periarterite nodosa e arterite de Takayasu).

Miscelânea[1-3,5-8]

- Disautonomia familiar, displasia ectodérmica, doença de Crohn, doença de Kawasaki, doença do soro, febre factícia, febre por drogas, hepatite crônica ativa, pancreatite, sarcoidose, tireotoxicose.

INVESTIGAÇÃO DIAGNÓSTICA

A indicação de exames complementares deve se basear nos achados clínicos e nas principais suspeitas diagnósticas.[3]

A partir da anamnese e do exame físico, identificam-se os casos de maior gravidade clínica, os quais devem ser hospitalizados para tornar possível uma investigação diagnóstica mais ágil, incluindo a realização de exames complementares mais invasivos.[2,3] Entretanto, apesar de toda a investigação criteriosa, cerca de um quarto dos casos não apresentam uma definição diagnóstica (FOO sem diagnóstico), evoluindo, em sua maioria, com resolução espontânea da febre.[3,8]

A abordagem diagnóstica inicial da FP está resumida na Figura 1.

TRATAMENTO

Sintomático, devendo postergar o tratamento específico até o estabelecimento do diagnóstico, uma vez que o tratamento empírico raramente é curativo, podendo, inclusive, retardar o diagnóstico.[2,5-9]

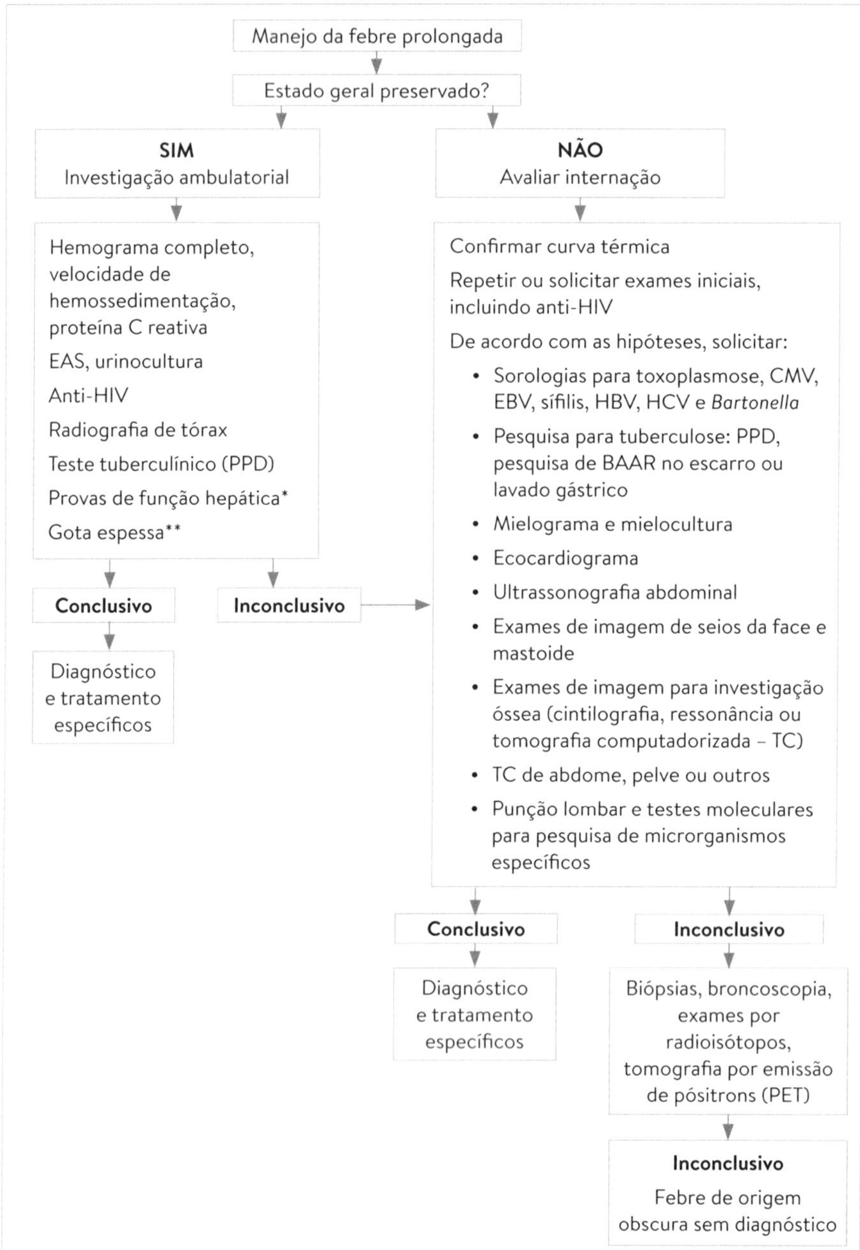

Figura 1 Fluxo de investigação diagnóstica da febre prolongada.

* De acordo com a suspeita diagnóstica.

** Se procedente de área endêmica.

Fonte: adaptada de Noronha et al., 2006.[2]

PROGNÓSTICO

Pode ser determinado tanto pela causa da febre quanto pelas doenças concomitantes.[5,6] Apesar de toda a ansiedade promovida pelo quadro, o tempo requerido para estabelecer o diagnóstico representa o fator menos importante para o prognóstico.[9] Entretanto, em algumas situações, como abscessos intra-abdominais, tuberculose miliar e infecção fúngica disseminada, o atraso no diagnóstico pode prejudicar o prognóstico por estar associado ao atraso do início da terapia específica.[1,8]

DESAFIOS ATUAIS

O principal desafio atual no contexto da FP é desenvolver testes diagnósticos de elevadas sensibilidade e especificidade, como biomarcadores inflamatórios, que permitam discriminar, em pouco tempo, as causas infecciosas de alta mortalidade e que impõem tratamento imediato (p. ex., as infecções bacterianas).[6,8]

✓ CONCLUSÃO

A febre representa umas das principias razões para consultas em Pediatria, e, em algumas situações, a sua etiologia pode ser identificada na avaliação inicial, após anamnese e exame físico cuidadosos. Se esse quadro for superior a 7 dias, o pediatra está diante de um caso de FP e deve realizar uma investigação diagnóstica criteriosa, levando em consideração a estabilidade clínica do seu paciente e as principais causas possivelmente associadas ao quadro.

O tratamento é sintomático, devendo-se aguardar a confirmação do diagnóstico para iniciar o tratamento específico. Entretanto, em alguns casos, o diagnóstico pode não ser confirmado e o quadro febril ter remissão espontânea.

REFERÊNCIAS BIBLIOGRÁFICAS

1. Marques HHS et al. Diagnóstico diferencial da febre de origem indeterminada. In: Tonelli E, Freire LMS (orgs.). Doenças infecciosas na infância e adolescência. 2. ed. Rio de Janeiro: Medsi; 2000. p. 1892-901.
2. Noronha TG et al. Febre de origem obscura. In: Aires VLT. Práticas pediátricas. Instituto de Puericultura e Pediatria Martagão Gesteira (IPPMG) – Departamento de Pediatria da Faculdade de Medicina da Universidade Federal do Rio de Janeiro – UFRJ. 2. ed. Rio de Janeiro: Atheneu; 2006. p. 529-32.
3. Lorin M, Feigin R. Fever without localizing signs and fever of unknown origin. In: Feigin RD, Cherry JD (eds.). Textbook of pediatric infectious diseases. 3. ed. Philadelphia, PA: Saunders; 1992. p. 1012-22.
4. Petersdorf RG, Beeson PB. Fever of unexplained origin: report on 100 cases. Medicine (Baltimore). 1961;40:1-30.

5. Cunha BA. Fever of unknown origin: clinical overview of classic and current concepts. Infect Dis Clin North Am. 2007;21(4):867-915.
6. Cunha BA, Lortholary O, Cunha CB. Fever of unknown origin: a clinical approach. Am J Med. 2015;128(10):1138.e1-1138.e15. [Epub 2015 Jun 18.]
7. Chow A, Robinson JL. Fever of unknown origin in children: a systematic review. World J Pediatr. 2011;7(1):5-10. [Epub 2010 Dec 30.]
8. Attard L, Tadolini M, De Rose DU, Cattalini M. Overview of fever of unknown origin in adult and paediatric patients. Clin Exp Rheumatol. 2018;36 Suppl. 110(1):10-24. [Epub 2018 May 3.]
9. Baraff LJ. Management of fever without source in infants and children. Ann Emerg Med. 2000;36(6):602-14.

2

FEBRE SEM SINAIS DE LOCALIZAÇÃO EM CRIANÇAS MENORES DE 36 MESES DE IDADE

Regina Célia de Souza Campos Fernandes

OBJETIVOS

- ✓ Conceituar febre sem sinais de localização.
- ✓ Caracterizar a avaliação clínica e laboratorial para o esclarecimento de sua etiologia nos primeiros 36 meses de vida.
- ✓ Definir a conduta terapêutica no período neonatal, de 29 dias a 3 meses e entre 3 meses e 3 anos.

DEFINIÇÃO DE FEBRE

A febre constitui uma elevação da temperatura corporal como parte de uma resposta biológica específica, mediada e controlada pelo sistema nervoso central (SNC). Trata-se de uma característica de muitas doenças, infecciosas ou não. A maioria dos autores define febre como a temperatura retal > 38°C, sendo a temperatura axilar < 0,3 a 0,4°C que a retal. Corresponde a 25% das consultas nas emergências.[1]

DEFINIÇÃO DE FEBRE SEM SINAIS DE LOCALIZAÇÃO (FSSL)

Trata-se da ocorrência de febre em uma criança em que a anamnese e o exame físico cuidadosos não caracterizam a etiologia. Deve ter menos que 7 dias de duração, correspondendo a 20% dos casos de febre nas emergências.[1]

BACTEREMIA OCULTA

Define-se pela hemocultura positiva em uma criança com FSSL e que esteja clinicamente bem. Correspondeu a 3 a 5% das FSSL antes das imunizações contra *H. influenzae b* e pneumococo, com diminuição para 0 a 0,74% após seu uso.[1] Em um estudo de Leibovitz et al.[2] no Sudeste de Israel com 62.252 pacientes de 3 a 36 meses com febre > 38°C, 511 tiveram bacteremia documentada, 230 dos casos acompanhados. No último grupo, a maioria das bacteremias ocultas foi vista antes da introdução das vacinas pneumocócicas: 0,27% entre 2005 e 2008 contra 0,15% no período de 2010 a 2014.

DOENÇA BACTERIANA GRAVE

Inclui bacteremia, meningite bacteriana, diarreia aguda bacteriana, pneumonia, artrite séptica, osteomielite e celulite.[1] O atraso no diagnóstico eleva a morbidade e a mortalidade.

É importante informar aos responsáveis por pacientes febris quais são as reações desencadeadas pela febre. Algumas são vantajosas, como dano ao crescimento e sobrevivência de algumas bactérias e vírus e melhora da função imunológica (aumento da atividade bactericida de polimorfonucleares e maior produção de interferon-gama). Outras são prejudiciais, como aumento do metabolismo, maior consumo de oxigênio, sobrecarga respiratória e cardiovascular, precipitação de convulsões febris, agravamento de lesões cerebrais e desconforto.

A febre deve ser manejada com antitérmicos e medidas físicas (compressas, banhos de imersão etc.). O ácido acetilsalicílico tem sido menos utilizado por seus efeitos sobre a coagulação sanguínea, em associação à síndrome de Reye, devendo-se também considerar sua ação anti-inflamatória. Dipirona pode ser usada nas doses de 10 a 25 mg a cada 4 a 6 horas, e o acetaminofeno na dose de 10 a 15 mg a cada 4 a 6 horas. Deve-se evitar o ibuprofeno por sua ação anti-inflamatória, capaz de interferir na avaliação clínica.

AVALIAÇÃO CLÍNICA E LABORATORIAL DA FSSL

1. Idade: quanto menor a idade, maior a possibilidade de doença bacteriana grave e com importante diminuição a partir dos 3 anos.
2. Temperatura: quanto maior a temperatura, maior a possibilidade de bacteremia. Nos pacientes com menos de 3 meses, não há correlação entre a magni-

tude da febre e a infecção. No período neonatal, deve-se valorizar a presença da hipotermia.

3. Estado geral: devem ser exaustivamente pesquisados os sinais denunciadores de toxemia e doença bacteriana grave – má perfusão periférica, alteração da consciência, taquipneia, taquicardia, hipotensão, oligúria e coagulopatia.
4. Avaliação laboratorial:
   - Leucometria: > 15.000: diferencia alto de baixo risco; < 5.000: deve ser valorizada no recém-nascido e lactente jovem. Valor preditivo negativo (VPN) de 97% para bacteremia, sem grande especificidade.
   - Velocidade de hemossedimentação (VHS): > 25 a 30 mm na primeira hora apresenta correlação com a bacteremia.
   - Hemocultura: o diagnóstico de bacteremia oculta baseia-se nessa avaliação.
   - Pesquisa de Ag: as provas do látex para *S. pneumoniae*, *H. influenzae* e *N. meningitidis* têm baixa sensibilidade para bacteremia, na ausência de meningite.
   - Sedimento urinário: > 5 leucócitos/campo indicam sensibilidade e especificidade de 80 a 85% e VPN de 91 a 99%.
   - Cultura de urina: padrão-ouro para o diagnóstico da infecção urinária com VPN elevado. Deve-se atentar para a técnica de coleta. O estudo urinário precisa ser prioritário nos casos de FSSL em menores de 36 meses.[3]
   - Radiografia de tórax: deverá ser solicitada quando da ocorrência de frequência respiratória elevada e tosse. Também é mandatória na presença de toxemia. Em 5,3% dos casos, pode-se estar diante de uma pneumonia oculta. Recomendam-se o sistema de pontuação de Moreno et al. para diferenciar entre as origens viral e bacteriana das pneumonias nos lactentes (Tabela 1) e o escore radiográfico (Tabela 2).[4]

Tabela 1 Diferenciação entre pneumonia bacteriana e viral

Preditor	Pontos
Temperatura axilar ≥ 39°C	3
Idade ≥ 9 meses	2
Neutrófilos totais ≥ 8.000/mm^3	2
Bastões ≥ 5%	1

Fonte: adaptada de Moreno et al., 2006.[4]

Tabela 2 Escore radiográfico de Khamapirad e Glazen

Radiografia de tórax	Infiltrado	Bem definido, lobular, segmentar e subsegmentar: 2 Pobremente definido: 1 Intersticial, peribrônquico: –1
	Localização	Lobo único: 1 Múltiplos lobos em 1 ou ambos os pulmões, mas bem definidos: 1
	Coleção pleural	Opacificação mínima do ângulo: 1 Fluido óbvio: 2
	Abscesso, bolha e pneumatocele	Duvidoso: 1 Óbvio: 2
	Atelectasia	Subsegmentar (geralmente múltipla): –1 Lobar em lóbulo médio direito ou superior direito: –1 Lobar em outros lóbulos: 0

Valores ≥ 4 indicam etiologia bacteriana. A sensibilidade é de 100%, a especificidade, de 93,8%, o valor preditivo positivo, de 75,8% e o preditivo negativo, de 100%.
Fonte: Moreno et al., 2006.[4]

CONDUTA GERAL

Em casos de toxemia, todos os menores de 36 meses devem ser hospitalizados, investigados para sepse e tratados com antibióticos para sepse ou meningite.[5,6] A estratificação em diferentes grupos segue o protocolo de Baraff.[5]

Conduta no período neonatal

- Hospitalização.
- Investigação laboratorial.
- Hemocultura, urinocultura e cultura do líquido cefalorraquidiano.
- Radiografia de tórax na suspeita de doença pulmonar.
- Tratamento empírico com antibióticos: ampicilina e gentamicina ou ampicilina e cefotaxima, com espectro de ação contemplando Gram-positivos do canal de parto e Gram-negativos entéricos. Nos pacientes letárgicos e com vesículas mucocutâneas, convulsões, hipotérmicos, pleocitose liquórica, elevação de transaminases, bem como na presença de sinais e sintomas inespecíficos e com doença iniciada com ≤ 21 dias, considerar doença do SNC ou disseminada pelo vírus herpes simples e iniciar logo aciclovir (60 mg/kg/dia em 3 doses).[7] Usar também o aciclovir nos casos com culturas bacterianas negativas após 48 a 72 horas e diante de piora clínica.

Com o avanço das arboviroses no Brasil, deve-se considerar, ainda no período neonatal, a transmissão do chikungunya a partir de mães virêmicas no periparto. Sintomas e sinais surgem entre o 3° e o 7° dia, incluindo, além de febre, *rash* (maculopapular, bolhoso), edema, petéquias ou graves alterações hemorrágicas e manifestações neurológicas.[8]

Conduta nos lactentes jovens (29 dias a 3 meses)

Deve-se utilizar os critérios de Rochester para avaliar o risco de infecção bacteriana. A criança somente é considerada de baixo risco se preencher todos os critérios.

Critérios de baixo risco para infecção bacteriana grave

Critérios clínicos

- Previamente saudável.
- Nascido a termo e sem complicações durante a hospitalização no berçário.
- Sem aparência tóxica e sem evidência de infecção bacteriana ao exame físico.
- Sem doença crônica.

Critérios laboratoriais

- Contagem de leucócitos entre 5.000 e 15.000/mm^3.
- Contagem absoluta de neutrófilos jovens < 500/mm^3.
- Microscopia de sedimento urinário com contagem < 10 leucócitos/campo.
- Microscopia de fezes com contagem ≤ 5 leucócitos/campo nas crianças com diarreia.

Conduta em lactentes jovens e de alto risco

Esses pacientes devem ser hospitalizados, investigados para sepse, incluindo punção lombar, e tratados com antibióticos até o resultado das culturas (até 2 meses = período neonatal; acima de 2 meses com ceftriaxona), sendo o *S. pneumoniae* o principal agente etiológico, mesmo após o advento das vacinas pneumocócicas. Leibovitz et al.[2] constataram que nenhum dos sorotipos isolados em bacteremias ocultas após a introdução da vacina pneumocócica 13-valente correspondia àqueles que esta abrangia.

Conduta em lactentes jovens e de baixo risco

- Manejo ambulatorial.
- EAS e cultura de urina devem ser solicitados.
- Reavaliação em 24 horas.

✓ CONCLUSÃO

Em 1993, Baraff et al.[5] afirmavam: "a maioria das crianças febris tem uma doença infecciosa aguda autolimitada ou está em fase prodrômica de uma doença infecciosa benigna. Poucas têm bacteremia ou doença infecciosa grave ou potencialmente grave".

Nos dias atuais, com a imunização universal contra *S. pneumoniae*, *H. influenzae b* e contra o meningococo C, a atitude diante de lactentes febris deve ser ainda menos agressiva, com ênfase em uma investigação meticulosa da origem do foco e na utilização racional de antibióticos.

REFERÊNCIAS BIBLIOGRÁFICAS

1. Trotta E, Gilio A. Febre aguda sem sinais de localização em crianças menores de 36 meses de idade. J Pediatr (Rio J). 1999;75(Supl. 2):S214-22.
2. Leibovitz E, David N, Ribitzky-Eisner H, Abo Madegam M, Abuabed S, Chodick G et al. The epidemiologic, microbiologic and clinical picture of bacteremia among febrile infants and young children managed as outpatients at the emergency room, before and after initiation of the routine anti-pneumococcal immunization. Int J Environ Res Public Health. 2016;13(7).
3. Waddle E, Jhaveri R. Outcomes of febrile children without localising signs after pneumococcal conjugate vaccine. Arch Dis Child. 2009;94(2):144-7.
4. Moreno L, Krishnan JA, Duran P, Ferrero F. Development and validation of a clinical prediction rule to distinguish bacterial from viral pneumonia in children. Pediatr Pulmonol. 2006;41(4):331-7.
5. Baraff LJ. Management of fever without source in infants and children. Ann Emerg Med. 2000;36(6):602-14.
6. Brook I. Unexplained fever in young children: how to manage severe bacterial infection. BMJ. 2003;327(7423):1094-7.
7. Long SS. Diagnosis and management of undifferentiated fever in children. J Infect. 2016;72 (Suppl.):S68-76.
8. Ritz N, Hufnagel M, Gerardin P. Chikungunya in children. Pediatr Infect Dis J. 2015;34(7): 789-91.

SEÇÃO II

INFECÇÕES DO SISTEMA NERVOSO CENTRAL

3

MENINGITE BACTERIANA

Denise Cardoso das Neves Sztajnbok
Thalita Fernandes de Abreu
Susie Andries Nogueira

OBJETIVOS

✓ Conhecer a etiologia e a fisiopatogenia da meningite bacteriana aguda (MBA).
✓ Diagnosticar clinicamente a MBA, considerando a faixa etária.
✓ Diagnosticar laboratorialmente a MBA.
✓ Conhecer os principais diagnósticos diferenciais.
✓ Tratar adequadamente a MBA.
✓ Identificar as complicações e conhecer o prognóstico.
✓ Adotar conduta profilática nos contactantes.
✓ Indicar prevenção por imunização.

INTRODUÇÃO

A meningite bacteriana aguda (MBA) é uma emergência infecciosa com alta incidência na criança. Apesar dos avanços em relação à vacinação, trata-se de uma das mais importantes doenças infecciosas. O diagnóstico precoce e a instituição imediata do tratamento são fundamentais para o melhor prognóstico da doença. A MBA apresenta altas taxas de morbidade e letalidade que atingem 100% se não tratada e, mesmo com o tratamento ideal, as consequências podem ser muito graves. As complicações podem ser agudas e a longo prazo, principalmente as sequelas neurológicas, as quais ocorrem em cerca de 10 a 20% dos casos, mais de 50% com um espectro amplo, como perda auditiva e alterações do desenvolvimento leves ou graves (p. ex., paralisia cerebral e deficiência intelectual).[1]

Em todo caso de uma criança que apresente febre com sinais e sintomas de doença do sistema nervoso central (SNC), como alteração do estado mental ou qualquer evidência de disfunção neurológica, deve-se obrigatoriamente pensar em infecção de SNC como diagnóstico inicial. A infecção pode ser difusa – quando há meningite (envolvimento de meninges), encefalite (parênquima cerebral) ou meningoencefalite (envolvimento de meninges e encéfalo) – ou focal, como nos abscessos cerebrais. Os vírus representam a causa mais frequente das infecções de SNC, principalmente os enterovírus. Os herpes-vírus necessitam que haja suspeita diagnóstica e o tratamento precoce para uma melhor evolução. Os fungos e os parasitas também podem ser agentes das meningites.[2]

ETIOLOGIA

A etiologia da meningite bacteriana aguda depende da idade, do estado imune e da epidemiologia. Entretanto, apesar dos diferentes agentes, o quadro clínico é semelhante, conforme a Tabela 1.[2]

Tabela 1 Etiologia da meningite bacteriana aguda

Faixa etária	Principais agentes
< 1 mês	Bastonetes Gram-negativos *S. agalactiae (gr B), L. monocytogenes* e *Enterococcus* sp.
1 a 3 meses	Bastonetes Gram-negativos *S. agalactiae, L. monocytogenes* *N. meningitidis* *S. pneumoniae* *H. influenzae*
> 3 meses	*N. meningitidis* *S. pneumoniae* *H. influenzae*

Fonte: adaptada de Kim, 2019.[4]

- Menores de 1 mês a 3 meses de idade (patógenos neonatais oriundos da flora intestinal e urinária materna): *Streptococcus agalactiae* (grupo B), bacilos Gram-negativos (*E. coli, Klebsiela*), Listeria, enterococo e pneumococo, meningococo, Hib.
- A partir de 3 meses: *Streptococcus pneumoniae, Neisseria meningitidis* e *Haemophilus influenzae* tipo b.

A meningite meningocóccica pode ser causada pelos sorogrupos A, B, C, Y e W-135. Acomete crianças de 2 meses a 12 anos – com picos frequentes em menores de 5 anos – e entre 15 e 24 anos. Pode ocorrer de forma esporádica ou epidêmica e geralmente segue surtos de influenza. A colonização nasofaríngea pelo meningococo dura de semanas a meses e 1 a 15% dos adultos são portadores. Em 10% dos casos de doença, a história de contato é positiva.[2] No Brasil, segundo dados do Sistema de Redes de Vigilancia de los Agentes Responsables de Neumonias y Meningitis Bacterianas (Sireva), de 191 casos de meningite e meningite com sepse, 24,6% (n = 47) ocorreram em menores de 5 anos e 58,6% (n = 112) em menores de 49 anos – 12% (n = 23) entre 5 e 14 anos e 23% (n = 45) ocorreram entre 15 e 25 anos de idade, sendo detectados os tipos B, C, W e Y. O sorogrupo B foi o mais prevalente em menores de 5 anos e o C nos maiores, seguido dos tipos W e Y.[3] Há vacina para o sorogrupo B e vacinas conjugadas para os sorogrupos A, C, W e Y.

A meningite pneumocóccica tem alta mortalidade, ocorrendo em cerca de 19 a 26% dos casos. O risco é maior em crianças de pouca idade, que frequentam creche ou apresentam disfunção esplênica, HIV, defeitos anatômicos ou implantes cocleares.[4] A imunização pneumocócica reduziu as infecções por sorotipos contemplados pela vacina administrada, mas houve aumento da doença em outros sorotipos.

Após a introdução da vacina pneumocócica conjugada (PCV7), que inclui os sorotipos 4, 6B, 8C, 9V, 14, 19F e 23F, nos Estados Unidos, em 2000, houve uma redução de doença invasiva de 75% em menores de 5 anos de idade, 31% em adultos com 65 anos ou mais e em não vacinados, pela proteção de rebanho.[4] No Brasil, de 754 casos por cepas invasivas, 19% (n = 58) das meningites ocorreram em menores de 5 anos, 48,2% (n = 146), entre 5 e 49 anos, sendo 8,6% (n = 26) entre 5 e 14 anos. Nas cepas invasivas, o sorotipo 19A foi identificado em 130 casos, seguido dos sorotipos 3 (n = 105) e 6C (n = 78).[3] O tratamento é mais difícil pela resistência antibiótica crescente, principalmente o sorotipo 19A.

Os sorotipos cobertos pelas vacinas consistem em:

- Vacina PC7: 4, 6B, 9V, 14, 18C, 19F e 23F.
- Vacina PC10: 1, 4, 5, 6B, 7F, 9V, 14, 18F, 19F e 23F.
- Vacina PC13: 1, 3, 4, 5, 6A, 6B, 7F, 9V, 14, 18C, 19A, 19F e 23F.

O *Haemophilus influenzae* (Hib) no período pré-vacinação era responsável por 45 a 48% dos casos de MBA nos Estados Unidos (90% tipo b) e 23 a 44% dos casos no Brasil (99% tipo b). As infecções invasivas ocorrem entre 2 meses e 2 anos, principalmente em menores de 6 anos (pico entre 6 e 12 meses), em crianças não imunizadas ou com imunização incompleta ou com doenças de base em que a resposta vacinal é ineficaz (p. ex., HIV). No Brasil, ocorreram 42 casos de meningite por *H. influenzae* em menores de 15 anos de idade, sendo 17 casos pelo Hib.[3]

IMUNIZAÇÃO E ETIOLOGIA

Deve-se considerar o estado imune quanto às vacinas específicas recebidas para os agentes etiológicos envolvidos como principais agentes nas faixas etárias. A criança não imunizada ou incompletamente imunizada permanece suscetível aos microrganismos que incidem em cada faixa etária:[4]

- 1 a 3 meses de idade: não imunizados ou 1 dose da imunização primária: patógenos neonatais, pneumococo, meningococo, Hib.
- 3 a 6 meses de idade:
  - Não imunizados: pneumococo, meningococo, Hib.
  - 2 doses, no mínimo, da imunização primária: pneumococo, meningococo.
- De 7 meses a 5 anos de idade:
  - Não imunizados: pneumococo, meningococo, Hib.
  - Imunização primária completa: pneumococo (sorotipos não cobertos pelas vacinas), meningococo.
- Maiores de 5 anos de idade: pneumococo, meningococo.

Alguns patógenos estão associados a maior frequência em determinadas condições, como deficiência de complemento (C5-C8) e meningococo recorrente, disfunção esplênica e pneumococo, Hib e meningococo, fístula do líquido cefalorraquidiano e pneumococo, *shunt* e estafilococo coagulase-negativo.

- Deficiência de complemento, properdina: meningococo.
- Disfunção esplênica: pneumococo, Hib e meningococo, *Salmonela* sp.
- Fístula do líquido cefalorraquidiano: pneumococo.
- Derivação ventrículo ou átrio peritoneal: estafilococos (coagulase-negativo e *aureus*), pneumococo, Hib e meningococo.
- Deficiência de anticorpos: pneumococo, Hib e meningococo.

FISIOPATOGENIA

A fisiopatogenia da MBA tem início após colonização nasofaríngea, invasão local e bacteremia com invasão meníngea, prévia ou concomitante à meningite. A replicação bacteriana no espaço subaracnóideo e a liberação de componentes bacterianos atingem o endotélio cerebral, desencadeando um processo inflamatório intenso com liberação de citocinas. Há aumento da permeabilidade vascular, resultando em edema vasogênico, inflamação do espaço subaracnóideo e aumento da resistência ao fluxo do líquido cefalorraquidiano com edema intersticial e hidrocefalia, além de vasculite com infarto cerebral. O edema citotóxico resulta da liberação de produtos tóxicos de neutrófilos e bactérias. Esses eventos levam ao aumento da pressão intracraniana, à redução do fluxo cerebral e à perda da autorregulação cerebrovascular[5] (Figura 1).

Mais raramente, a meningite pode ocorrer por contiguidade de foco infeccioso em seios paranasais, otite média, mastoidite, celulite orbitária, osteomielite vertebral ou pode ocorrer após penetração bacteriana por trauma craniano, meningomielocele ou cistos dérmicos.[2]

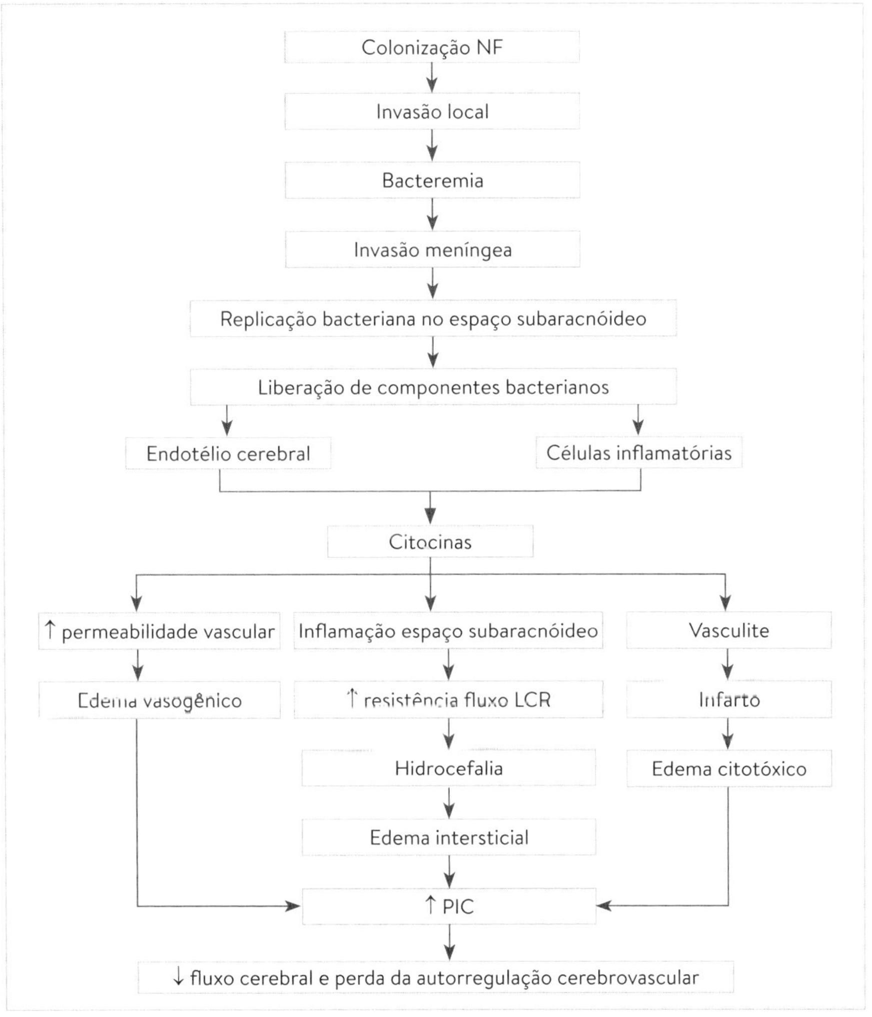

Figura 1 Fisiopatogenia da meningite bacteriana aguda.
PIC: pressão intracraniana; NF: nasofaríngea.
Fonte: adaptada de Tunkel et al., 2015.[5]

MANIFESTAÇÕES CLÍNICAS

O quadro clínico apresenta um espectro variado, conforme a idade, a duração da doença, as doenças subjacentes e o agente etiológico. Podem estar presentes sintomas inespecíficos, como os respiratórios, mialgia, artralgia, taquicardia e hipotensão. Manifestações cutâneas, como petéquias, púrpura e exantema maculopapular, são comuns.[6] O diagnóstico nos lactentes baseia-se na suspeita clínica diante de um quadro inespecífico, como febre e irritabilidade. Manifestações como hipotermia, letargia ou hipoatividade, recusa alimentar, vômitos, diarreia, dificuldade respiratória, fontanela abaulada, convulsões e alterações do nível de consciência fazem parte do diagnóstico clínico, na ausência de sinais meníngeos.

Lactentes

Quadro clínico inespecífico

- Febre ou hipotermia.
- Irritabilidade.
- Letargia, hipoatividade.
- Recusa alimentar.
- Vômitos, diarreia.
- Dificuldade respiratória.
- Fontanela abaulada.
- Convulsões.
- Alterações do nível de consciência.

Nas crianças maiores, há febre, prostração, anorexia, fotofobia, cefaleia, vômitos, bradicardia, aumento da pressão arterial, convulsões, alterações do nível de consciência. Sinais de irritação meníngea, como rigidez de nuca, dor lombar, sinal de Kernig e Brudzinski, podem estar presentes.[4]

Crianças maiores

- Febre, prostração, anorexia, fotofobia.
- Cefaleia, vômitos, bradicardia, hipertensão arterial.
- Convulsões.
- Alterações do nível de consciência.
- Exantema maculopapular, petéquias e púrpura.
- Sinais de irritação meníngea.

O diagnóstico clínico da hipertensão intracraniana baseia-se na presença de vômitos, cefaleia, abaulamento de fontanela, paralisia de abducente, anisocoria, hipertensão arterial, bradicardia e bradipneia, que podem evoluir para decorticação, herniação e coma.

A doença meningocócica apresenta-se frequentemente como quadro súbito de choque, púrpura, coagulação intravascular disseminada (CIVD), rebaixamento do nível de consciência e progressão para coma em 24 horas. A forma que se apresenta como sepse sem sinais meníngeos e líquido cefalorraquidiano normal está associada a pior prognóstico. O quadro mais insidioso de febre por alguns dias, sintomas respiratórios ou gastrintestinais, inespecíficos, letargia e irritabilidade é menos comum.

DIAGNÓSTICO LABORATORIAL

O exame do líquido cefalorraquidiano é fundamental para o diagnóstico, sendo realizado para celularidade (citometria e citologia), bioquímica (proteína, glicose), Gram e cultura, pesquisa de antígenos e reação em cadeia da polimerase (PCR), o qual emergiu como importante método diagnóstico na identificação do agente etiológico.

As hemoculturas são positivas em 80 a 90% dos casos e devem ser coletadas antes de iniciar os antibióticos. O esfregaço das lesões de pele para Gram contribui para o diagnóstico etiológico.[4,5]

Exame do líquido cefalorraquidiano

- Aspecto, bioquímica, celularidade.
- Bacterioscopia e cultura.
- Pesquisa de antígenos e PCR.
- Lactato, se > 3,8 mmol/L, tem boa sensibilidade no diagnóstico da MBA.

Os valores normais do LCR são:

- Neonatos: até 30 leucócitos e 150 mg% de proteínas.
- Crianças: < 5 leucócitos (75% linfócitos).
- Proteína: 20 a 45 mg%.
- Glicose: > 50 mg/dL (75% da glicose sérica).
- Lactato, se > 3,8 mmol/L.

A dosagem do lactato no LCR tem se mostrado muito útil e melhor que a celularidade, a dosagem de glicose e proteínas para o diagnóstico diferencial de MBA e meningite viral, com sensibilidade de 93 a 97% e especificidade de 94 a 96%, respectivamente.[5] As alterações do líquido cefalorraquidiano com pleocitose e proteína elevada podem ser suficientes para o diagnóstico. A pleocitose com predomínio de linfócitos pode ocorrer na fase inicial de MBA, assim como aquela com predomínio de neutrófilos na fase inicial de meningite viral, com "viragem" linfomonocitária de 8 a 24 horas após a punção inicial. Quando há acidente de punção, encontram-se alterações de celularidade e proteína, mas não de glicose, Gram e cultura.[4]

A cultura é o padrão-ouro no diagnóstico da MBA, positiva em 80 a 90% dos casos se realizada antes do início do antibiótico. O PCR *multiplex*, com resultado em menos de 2 horas, tem boas sensibilidade e especificidade, mas ainda não está amplamente disponível em nosso meio.[5]

A esterilização completa do líquido cefalorraquidiano na MBA pela *N. meningitidis* se dá dentro de 2 horas do início do antibiótico, e o início da esterilização para o *S. pneumoniae*, em 4 horas. Nesses casos, a pleocitose e o aumento de proteínas se mostram geralmente suficientes para estabelecer o diagnóstico. A hemocultura e outros métodos podem auxiliar a identificação do agente, como a PCR do sangue. O uso prévio de antibiótico altera o Gram e a cultura, que podem estar negativos, mas o diagnóstico de MBA é presumível quando houver pleocitose, hiperproteinorraquia e hipoglicorraquia. A pesquisa de antígenos no sangue ou no líquido cefalorraquidiano deve ser utilizada, e a pesquisa de outros agentes para o diagnóstico diferencial muitas vezes é necessária. Outros exames, como PCR, cultura viral, micobactérias e fungos, tinta da Índia e sorologia (VDRL, herpes), são úteis.

Deve-se repetir a punção lombar apenas em neonatos, meningites por bacilo Gram-negativo, penumococo resistente e quando não houver melhora. O líquido cefalorraquidiano fica estéril em 24 a 48 horas de antibioticoterapia apropriada.

- Acidente de punção altera celularidade e proteína, mas não glicose, Gram e cultura.
- Pleocitose com predomínio de linfócitos: fase inicial de MBA.
- Pleocitose com predomínio de neutrófilos: fase inicial de meningite viral.

Exames complementares

Outros exames complementares, como hemograma, bioquímica (glicemia, eletrólitos, ureia, creatinina), gasometria e proteína C reativa, são úteis na MBA. Atualmente, a procalcitonina sérica tem sido utilizada como ferramenta adjuvante no diagnóstico das infecções bacterianas, não sendo específica da meningite.

Uma causa importante de atraso no diagnóstico é a indicação de exames de imagem, como a tomografia computadorizada de crânio (TCC), antes da punção lombar. Os exames de imagem estão indicados como abordagem inicial quando existirem contraindicações de punção lombar. O tratamento empírico para MBA deve ser iniciado imediatamente após a coleta das hemoculturas e a punção lombar deve ser realizada assim que possível.

CONTRAINDICAÇÕES DE PUNÇÃO LOMBAR | INDICAÇÕES DE TOMOGRAFIA COMPUTADORIZADA

- Evidência de hipertensão intracraniana: coma, hipertensão arterial, bradicardia, edema de papila ou sinais focais (paralisia 3° ou 6° par).
- Comprometimento cardiopulmonar, choque.
- Infecção de pele no local da punção.
- Trombocitopenia (relativa).
- Glasgow < 11.
- Imunodeprimido.
- História prévia de traumatismo craniano.

Em crianças, não há estudos específicos para incidência de herniação após a punção lombar. Entretanto, a ausência de alterações em exame de imagem, como TC, não afasta a herniação, que pode decorrer de variações de pico de aumento de pressão intracraniana.[5,6]

DIAGNÓSTICO DIFERENCIAL

A meningoencefalite viral tem espectro amplo de gravidade e pode ser causada por vários tipos de vírus, sendo o herpes-vírus o mais frequente. Em geral, a apresentação clínica corresponde a: alteração de nível de consciência, convulsão, sinais focais e menor evidência de sinais meníngeos. As doenças febris que cursam com exantema petequial são dengue, enteroviroses e ricketsioses. Outras doenças, como neoplasia, acidente vascular encefálico (AVE), encefalopatia hipertensiva e encefalomielite desmielinizante aguda (ADEM), devem ser lembradas na presença de sinais neurológicos.[4]

TRATAMENTO

O tratamento antibiótico empírico inicial para a MBA deve ser direcionado para os patógenos mais frequentes – meningococo, pneumococo, hemófilo. As cefalosporinas de 3ª geração, como ceftriaxona na dose de 100 mg/kg/dia, estão indicadas. A associação com a vancomicina, na suspeita da meningite pneumocócica, se justifica diante dos dados atuais no Brasil, que apontam 32% dos pneumococos em meningites resistentes à penicilina. Em 33,3%, houve resistência à ceftriaxona nos menores de 5 anos e 16,7% entre 5 e 14 anos.[3] Na meningite, o pneumococo é considerado sensível à penicilina quando a concentração inibitória mínima (CIM) é ≤ 0,06 mcg/mL e resistente quando ≥ 0,12 mcg/mL (CLSI 2017), resistente à cefalosporina quando MIC > 2 mcg/mL, resistência intermediária entre 0,5 e 1 mcg/mL e sensível se < 0,5 mcg/mL.

O *Haemophilus influenzae* tipo b tem resistência possível a penicilinas e é sensível à ceftriaxona e à cefotaxima.

O início do antibiótico deve ser o mais precoce possível, com os esforços voltados para a administração em menos de 1 hora após a admissão do paciente.[7]

A terapêutica empírica para meningoencefalite bacteriana consiste em cefalosporina de 3ª geração e associação com vancomicina, diante do crescente aumento da resistência às cefalosporinas de 3ª geração no nosso meio.

O uso de corticosteroide na MBA tem como objetivo diminuir a reação inflamatória, principalmente o dano auditivo. Essa redução nas MBA ocorre em 30 a 50% na pneumocócica, 10 a 30% por hemófilo e 5 a 25% na meningocócica. A inclusão da dexametasona como adjuvante no tratamento da MBA em crianças está associada à redução da perda auditiva e dos distúrbios neurológicos, mas não afeta a mortalidade.[8]

A morte bacteriana rápida no líquido cefalorraquidiano esteriliza a infecção meníngea, mas libera produtos celulares tóxicos após a lise celular (endotoxinas), desencadeando a cascata inflamatória mediada pelas citocinas. A formação de edema e infiltração neutrofílica podem produzir dano neurológico adicional com piora do quadro neurológico.

Indica-se o uso da dexametasona intravenosa, 0,15 mg/kg/dose a cada 6 horas por 2 dias, no tratamento de crianças maiores que 6 semanas com MBA causada por *H. influenzae* tipo b, e há trabalhos na literatura que comprovam a sua eficácia. Há menor duração da febre, redução da proteína e lactato no líquido cefalorraquidiano e menor perda auditiva neurossensorial. Os trabalhos são inconclusivos quanto aos benefícios em crianças com meningite por outras bactérias. Seu emprego precoce no tratamento da MBA em adultos, principalmente a pneumocócica, demonstrou melhor evolução. Exceto para dano auditivo na meningite por *H. influenzae* tipo b, não existem evidências claras estabelecidas de que seu uso reduziria as sequelas a longo prazo. Com a redução marcante dos casos de meningite por *H. influenzae* tipo b e o aumento crescente da meningite por pneumococo resistente à penicilina, com uso da vancomicina provavelmente necessário, o risco-benefício da dexametasona deve ser cuidadosamente avaliado.[4]

A criança precisa receber, além dos antimicrobianos, o tratamento de suporte com monitoramento, ressuscitação volêmica e demais cuidados intensivos.

Duração de tratamento na meningite não complicada[4]

- Pneumococo: 10 a 14 dias.
- Hemófilo: 7 a 10 dias.
- Meningococo: 5 a 7 dias.
- Gram-negativos: 21 dias.
- Estreptococo Gr B e *Listeria*: 21 dias.

COMPLICAÇÕES E PROGNÓSTICO

A efusão subdural surge em 10 a 30% dos casos, sendo causa de febre persistente. A febre pode ser causada por infecção hospitalar de etiologia bacteriana ou viral secundária, tromboflebite, reação à medicação, pericardite, artrite ou disseminação bacteriana. O prognóstico desfavorável ocorre principalmente na MBA pneumocócica em pacientes < 6 meses, convulsões com duração > 4 dias, sinais focais ou coma na apresentação e perda auditiva. A MBA é a principal causa pós-natal de distúrbios do desenvolvimento, incluindo paralisia cerebral e deficiência intelectual.

Falha terapêutica

- Exame de imagem.
- Foco parameníngeo.

Repetir a punção lombar

- Recém-nascido.
- Meningites por bacilo Gram-negativo.
- Penumococo resistente.
- Se não houver melhora clínica.

CONDUTA NOS CONTACTANTES

Há transmissão bacteriana entre contactantes intradomiciliares de casos de meningite, e a disseminação pode ser prevenida com profilaxia antimicrobiana. A vacinação específica não está indicada como profilaxia pós-exposição imediata, em razão do desenvolvimento da imunidade ser tardia. A profilaxia para *H. influenzae* está indicada em contatos íntimos para erradicação da colonização nasofaríngea do Hib. O risco depende da idade, sendo maior em pacientes < 2 anos, e do tempo de pós-exposição, pois 75% dos casos secundários surgem até

6 dias do contato (até 1 mês). Está indicada para todo contactante domiciliar, se houver contato com criança < 48 meses parcialmente ou não imunizada, em creches e pré-escolares, independentemente do estado vacinal das crianças, se houver dois casos no período de 60 dias. A medicação indicada é a rifampicina 20 mg/kg/dia, 1 vez/dia, por 4 dias (Figura 2). A profilaxia para meningococo está recomendada para contactantes domiciliares, em creches e contactantes de secreções orais sem uso de equipamentos de proteção individual (EPI). Em cerca de 10% dos casos de doença meningocócica, há história de contato com doente. Os contactantes domiciliares apresentam alto índice de doença invasiva (500-800 até 3-4 mil vezes). Os casos secundários surgem geralmente dentro de 5 dias do diagnóstico do caso-índice (70 a 80% até 14 dias). As medicações usadas são rifampicina 10 mg/kg/dose, a cada 12 horas, por 2 dias (maiores de 1 mês), e 5 mg/kg/dose, a cada 12 horas, por 2 dias (menores de 1 mês); ceftriaxona 125 mg/250 mg, intramuscular, dose única; e ciprofloxacina 500 mg via oral, dose única. A precaução de gotículas deve durar até 24 horas do início da antibioticoterapia. A quimioprofilaxia para o pneumococo não está indicada.

A profilaxia para contactantes consiste na precaução de gotículas por até 24 horas de antibioticoterapia.

Contactante domiciliar ou íntimo de:

- crianças menores de 4 anos, parcialmente ou não imunizadas
- imunodeprimidos menores de 18 anos, independentemente da imunização prévia

Contactante de creches e pré-escolares:

- independentemente do estado vacinal das crianças, se houver dois ou mais casos no período de 60 dias.

Caso índice: se não recebeu ceftriaxona para tratamento e

- tem menos de 2 anos de idade
- convive com crianças menores de 4 anos, parcialmente ou não imunizadas
- convive com imunodeprimidos menores de 18 anos, independentemente da imunização prévia

Figura 2 Quimioprofilaxia para *Haemophilus influenzae b*.
Fonte: adaptada de Kim, 2019.[4]

PREVENÇÃO

- Meningococo:
  - Rifampicina: 10 mg/kg/dose, a cada 12 horas, por 2 dias (> 1 mês); 5 mg/kg/dose, a cada 12 horas, por 2 dias (< 1 mês).

- Ceftriaxona: 125 mg/250 mg, intramuscular, dose única.
- Ciprofloxacina: 500 mg, via oral, dose única.

- Hemófilo:
  - Rifampicina 20 mg/kg/dia, a cada 24 horas, por 4 dias.

Com a imunização de rotina com vacina contra Hib, a meningite foi praticamente erradicada por esse agente. A introdução da vacina PCV7 e PCV10 reduziu a incidência de meningite por penumococo em menores de 5 anos e entre não vacinados, pelo efeito rebanho. A PCV13 está recomendada e contém os sorotipos da PCV7, mais os tipos 1, 3, 5, 6A, 7F e 19A. A vacinação disponível para os sorogrupos A, C, W, Y e B, para prevenir a infecção por meningococos específicos, constitui uma medida importante para reduzir a incidência das meningites bacterianas.[2]

DESAFIOS ATUAIS

São desafios relacionados à meningite bacteriana: ampliar a cobertura vacinal para os sorotipos de pneumococo e meningococo prevalentes em nosso meio como medida preventiva na redução do número de casos de MBA; capacitar os profissionais de saúde para o diagnóstico precoce das meningites bacterianas, reconhecendo as diferenças de apresentação nas faixas etárias; disponibilizar métodos diagnósticos rápidos para identificação dos agentes etiológicos; e estabelecer protocolos na tentativa de instituir tratamento o mais rapidamente possível, de preferência na primeira hora de chegada ao hospital.

ORIENTAÇÕES AO PAIS

É essencial manter as vacinas atualizadas, reconhecer e procurar atendimento adequado quando houver manifestação clínica compatível com meningite ou bacteremia e adotar as medidas profiláticas recomendadas em caso de contato com meningite por meningo ou hemófilo.

✓ CONCLUSÃO

A MBA é uma emergência infecciosa, cujo diagnóstico precoce com instituição imediata do tratamento empírico é fundamental para o melhor prognóstico da doença. As complicações podem ser agudas e no longo prazo, ocorrem mais comumente as sequelas neurológicas. Em casos de febre com sinais e sintomas de doença do SNC, como alteração do estado mental ou qualquer evidência de disfunção neurológica na criança, deve-se obrigatoriamente considerar infecção de SNC como diagnóstico inicial. A etiologia da MBA depende da idade, do estado imune e da epidemiologia. O diagnóstico nos lactentes baseia-se na suspeita clínica diante de um quadro inespecífico, como febre e irritabilidade na ausência de sinais meníngeos. Nas crianças maiores, os sinais de irritação meníngea estão presentes. Uma causa importante de atraso no diagnóstico é a indicação de exames de imagem, como a tomografia computadorizada de crânio (TCC), antes da punção lombar. Os exames de imagem estão indicados como abordagem inicial quando existirem contraindicações de punção lombar. O tratamento empírico para MBA, nestes casos, deve ser iniciado imediatamente após a coleta das hemoculturas, e a análise liquórica deve ser realizada assim que possível.

O tratamento antibiótico empírico inicial para MBA deve ser direcionado para os patógenos mais frequentes – meningococo, pneumococo, hemófilo. As cefalosporinas de 3ª geração, como a ceftriaxona, na dose de 100 mg/kg/dia, estão indicadas. A associação com vancomicina, na suspeita de meningite pneumocócica, se justifica diante dos dados atuais no Brasil, que apontam 32% dos pneumococos em meningites resistentes à penicilina. Em 33,3% houve resistência à ceftriaxona nos menores de 5 anos e 16,7% entre 5 e 14 anos.

REFERÊNCIAS BIBLIOGRÁFICAS

1. Costerus JM, Brouwer MC, Bijlsma MW, van de Beek D. Community-acquired bacterial meningitis. Curr Opin Infect Dis. 2017;30:135-41.
2. Prober CG, Srinivas NS, Mathew R. Central nervous system infections. In: Kliegman RM, Stanton BF, St Geme JW, Schor NF. Nelson textbook of pediatrics. 20.ed. Elsevier; 2016. p.2936-48.
3. Sireva II. Pan American Health Organization. Secretaria de Estado da Saúde, Coordenadoria de Controle de Doenças, Instituto Adolfo Lutz. Informação da vigilância das pneumonias e meningites bacterianas. Brasil, 2017.
4. Kim KS. Bacterial meningitis beyond the neonatal period. In: Feigin RD, Cherry JD, Harrison GJ, Kaplan SL, Steinbach WJ, Hotez PJ. Feigin and Cherry's textbook of pediatric infectious diseases. 8.ed. Philadelphia: Elsevier Saunders; 2019. p.309.
5. Tunkel AR, Beek D, Scheld WM. Acute Bacterial Meningitis. In: Mandell Douglas and Bennet's. Principles and practice of infectious diseases. 8.ed. Elsevier; 2015.
6. Viallon A, Botelho-Nevers E, Zeni F. Clinical decision rules for acute bacterial meningitis: current insights. Open Access Emergency Medicine. 2016;8:7-16.
7. van de Beek D, Cabellos C, Dzupova O, Esposito S, Klein AT, Leib SL et al.; ESCMID Study Group for Infections of the Brain (ESGIB). ESCMID guideline: diagnosis and treatment of acute bacterial meningitis. Clin Microbiol Infect. 2016;22(Suppl. 3):S37-62.
8. Wang Y, Liu X, Wang Y, Liu Q, Kong C, Xu G. Meta-analysis of adjunctive dexamethasone to improve clinical outcome of bacterial meningitis in children. Child Nerv Syst. 2018; 34(2):217-23.

4

MENINGOENCEFALITES VIRAIS

Gloria Regina da Silva e Sá
José Gilberto de Sá

OBJETIVOS

- ✓ Identificar as principais características clínicas e laboratoriais das meningoencefalites virais.
- ✓ Diferenciar clínica e laboratorialmente as meningoencefalites virais das demais meningoencefalites por outros agentes etiológicos.

INTRODUÇÃO

Meningoencefalites são infecções do sistema nervoso central e de suas membranas externas, geralmente causadas por agentes virais ou bacterianos. As meningoencefalites virais estão incluídas no espectro das meningites assépticas, ou seja, aquelas em que, ao exame do líquido cefalorraquidiano (LCR), não é identificado crescimento bacteriano. Com frequência, evoluem de modo favorável.

São usualmente provocadas pelos vírus mais amplamente distribuídos em nosso meio, como os enterovírus (poliovírus, echovírus, coxsackievírus), os adenovírus, o vírus da caxumba (paramyxovírus), os herpes-vírus (1 e 2), o vírus da coriomeningite linfocítica e o varicela-zóster. Outros agentes etiológicos de importância são o HIV, o citomegalovírus e o vírus Epstein-Barr.[1-3] As crianças constituem o grupo mais vulnerável.[3] O Quadro 1 apresenta os principais agentes etiológicos.

Quadro 1 Principais agentes etiológicos das meningoencefalites[3]

RNA	DNA
Enterovírus (poliovírus, Cocksakie, echovírus)	Adenovírus
Arbovírus	Vírus do grupo herpes
Vírus da caxumba	Varicela-zóster
Arenavírus (coriomeningite linfocitária)	Epstein-Barr
HIV1	Citomegalovírus
Vírus do sarampo	

MODO DE TRANSMISSÃO

Nas infecções por enterovírus, predomina a via fecal-oral. Pode ocorrer também transmissão via respiratória, como nas infecções pelo vírus da caxumba e da varicela.

- Período de incubação: para os enterovírus, situa-se comumente entre 7 e 14 dias, podendo variar de 2 a 35 dias.
- Período de transmissibilidade: os enterovírus podem ser eliminados nas fezes por diversas semanas e pelas vias respiratórias superiores por períodos que variam de 10 a 15 dias.

ASPECTOS EPIDEMIOLÓGICOS

Com frequência, as meningoencefalites virais acompanham os surtos de infecções sistêmicas pelos vírus correspondentes, por exemplo, o paramixovírus (caxumba), os arbovírus (dengue, chikungunya e Zika) e o echovírus (entre outros enterovírus), podendo ocorrer situações epidêmicas, mais comumente nos meses quentes do ano (primavera e verão) e acometendo sobretudo crianças com mais de 1 ano de idade, adolescentes e adultos jovens.[2-5]

Também deve ser investigada a ocorrência anterior de exposição ou picadas de mosquitos (o que pode sugerir arbovirose), diarreia ou doença exantemática anterior (sarampo, rubéola, varicela, afecção pelo *Herpesvirus hominis* 6).

DIAGNÓSTICO CLÍNICO

Geralmente, têm curso agudo, iniciando-se com os sinais e sintomas característicos da infecção inicial: febre; diarreia, mal-estar geral, náuseas e dor abdominal (nas enteroviroses); sinais de infecção respiratória alta (adenovírus); exantema maculopapular ou petequial (nas enteroviroses e arboviroses); aumento de volume das parótidas (que, na infecção pelo vírus da caxumba, pode preceder, ser concomitante ou surgir durante a convalescença da infecção meníngea).[2,3]

O quadro clínico se assemelha ao das meningoencefalites agudas em geral, com menor comprometimento do estado geral. Após 2 a 3 dias, surgem os sinais de irritação meníngea, especialmente rigidez de nuca, acompanhada de vômitos; síndrome de irritação radicular, com sinais meníngeos característicos (rigidez de nuca, sinais de Kernig e/ou Brudzinsky); síndrome de hipertensão intracraniana (cefaleia, vômitos em jato, edema de papila observada à fundoscopia); e, às vezes, síndrome encefalítica (sonolência ou agitação psicomotora, crises convulsivas, torpor, coma).

Em geral, os sinais de irritação meníngea são menos intensos do que nas meningites bacterianas agudas.

A maioria dos casos evolui de forma autolimitada e benigna, porém alguns pacientes, notadamente os que apresentam sinais de envolvimento encefálico, podem apresentar sequelas.

As crianças muito pequenas podem evoluir sem os sinais meníngeos clássicos, apenas com sinais clínicos inespecíficos, como febre e irritabilidade.[2-5]

DIAGNÓSTICO DIFERENCIAL

- Meningoencefalites bacterianas, fúngicas ou pelo bacilo da tuberculose.
- Meningococcemia (quadro clínico de infecção aguda pela *Neisseria meningitidis* com a presença de sufusões hemorrágicas na pele e LCR normal ou apenas com pequeno aumento da celularidade).
- Meningites bacterianas parcialmente tratadas (cujo aspecto do LCR tenha sofrido modificação pelo efeito de antimicrobianos).
- Encefalites.
- Infecções parameníngeas.
- Meningite neoplásica.
- Doenças inflamatórias não infecciosas (sarcoidose, doença de Behçet).
- Meningismo – reações meníngeas induzidas por medicamentos, como ácido nalidíxico, carbamazepina e vitamina A.

A suspeita clínica pode ser reforçada pela avaliação do leucograma (inespecífico: normal ou sem grande leucocitose e desvio para a esquerda, como normalmente observado nas meningoencefalites bacterianas), mas deve ser confirmada pelo exame do LCR, obtido por punção lombar. [3]

Exames de imagem

Especialmente os pacientes com histórico de traumatismo craniano, imunodeficiência, doença maligna conhecida ou sinais neurológicos focais (edema de papila, sinais de localização da afecção neurológica) ou coma devem ser submetidos à avaliação por exame de imagem do cérebro (tomografia computorizada, ressonância magnética) antes da punção raquidiana.

Os exames de imagem servem também para o diagnóstico diferencial com os abcessos cerebrais e meningites purulentas. Na metade dos casos de encefalite herpética, são observadas sequelas necróticas e hemorrágicas uni ou bilaterais nos lobos temporais.

Punção raquidiana

Geralmente o LCR é claro (ou levemente opalescente), levemente hipertenso, com pleocitose (de 25 a 500 céls./mm^3), predomínio de células mononucleares, elevação discreta do teor de proteínas e glicorraquia normal (metade da glicemia). Na fase inicial da doença, pode-se encontrar no LCR a presença de células polimorfonucleares, principalmente nas meningoencefalites pelo vírus da caxumba.[5]

Se o paciente estiver clinicamente bem e não houver evidências clínicas ou epidemiológicas de meningoencefalite bacteriana (o que implica o início imediato da antibioticoterapia), pode ser submetido a nova punção raquidiana cerca de 12 a 24 horas após a primeira, para verificar se não houve alteração no tipo de células predominantes, confirmando a hipótese de infecção viral.[2-5]

A bacterioscopia por Gram, Nanquim da Índia e Ziehl-Neelsen, assim como as culturas, são negativas (Tabela 1).

Tabela 1 Diagnóstico diferencial das meningoencefalites

LCR	Tipo de meningite			
	Bacteriana	Tuberculosa	Fúngica	Viral
Aspecto	Turvo	Límpido ou opalescente	Límpido	Límpido
Número de células (VR = 0 a 5 céls./mm^3)	> 500 céls./mm^3	25 a 500 céls./mm^3	< 100 céls./mm^3	< 500 céls./mm^3
Tipo de células	Polimorfonucleares	Mononucleares	Mononucleares	Mononucleares
Glicose (VR = 45 a 100 mg%)	Baixa	Baixa	Normal	Normal
Proteína (VR = 20 a 40 mg%)	Aumentada	Aumentada	Levemente aumentada	Levemente aumentada

LCR: líquido cefalorraquidiano; VR: valor de referência.
Fonte: adaptada de Guia de Vigilância em Saúde/MS, 2017.[3]

DIAGNÓSTICO ETIOLÓGICO

É de extrema importância a investigação epidemiológica, como a informação se há ocorrência de surtos ou epidemias, seja na população em geral, seja na instituição onde os casos possam estar ocorrendo.

O vírus pode ser detectado por meio de sorologias pareadas (com 2 a 3 semanas de intervalo) com teste de neutralização, reação em cadeia da polimerase (PCR e RT-PCR)[1*] e/ou pesquisa de anticorpos específicos no soro, e, também, por cultura celular, no LCR, nas fezes e na secreção nasofaríngea.

TRATAMENTO

Geralmente de suporte e sintomático (controle da hipertermia, manutenção do equilíbrio hidreletrolítico) e dirigido às complicações (convulsões e edema cerebral).

Quando o agente etiológico suspeito é o herpes-vírus ou o vírus da varicela-zóster, está indicado o uso do antiviral aciclovir[5] [1ª etapa: dose de 10 a 20 mg/kg/dose, a cada 8 horas, via endovenosa, durante 14 dias; a seguir: via oral 80 mg/kg/dia, a cada 4 horas (5 vezes/dia: 8 – 12 – 16 – 20 – 24 horas), durante mais 7 dias].

ISOLAMENTO

Em geral, os pacientes com meningoencefalites virais devem ser submetidos às medidas de controle de isolamento-padrão, sem necessidade de cuidados especiais, a não ser aqueles com infecção pelo vírus da caxumba, para os quais se recomenda isolamento respiratório, enquanto houver aumento de volume das parótidas ou até 10 dias após o início do quadro.[2-4]

NOTIFICAÇÃO

Todos os casos suspeitos de meningoencefalites são de notificação compulsória, portanto devem ser imediatamente notificados às autoridades municipais de saúde, para que se realize a investigação epidemiológica e sejam desencadeadas as medidas profiláticas indicadas pertinentes a cada etiologia.[3]

DESAFIOS ATUAIS

No Brasil, o grande desafio baseia-se na melhoria da capacidade laboratorial e da vigilância dos casos de meningoencefalites de etiologia viral, pois sabe-se

* A *polimerase chain reaction* (PCR) é uma técnica que se baseia na amplificação de sequências nucleotídicas definidas presentes no DNA ou RNA viral.

das dificuldades desse diagnóstico pelo alto custo de exames específicos para confirmação de agentes etiológicos virais.

ORIENTAÇÕES AO PAIS

Tranquilizar os pais/responsáveis no sentido de não promover preocupações exacerbadas em relação ao diagnóstico de meningoencefalite, minimizando impactos negativos, principalmente em ambientes escolares.

✓ CONCLUSÃO

É importante destacar que, diante de um paciente com quadro clínico de meningoencefalite, o pediatra deve suspeitar de etiologia viral solicitando exames de rotina no LCR para afastar a etiologia bacteriana e, de maneira mais específica, pedindo PCR (LCR, sangue, secreção nasofaríngea, urina, fezes) para o vírus suspeito, além de realizar a pesquisa de anticorpos específicos no soro. O pediatra deve estar atento à história epidemiológica do paciente para suspeitar da etiologia viral, a partir de antecedentes de casos de diarreia e/ou exantema, ou, ainda, parotidite epidêmica, que estejam prevalentes na área de residência do paciente.

REFERÊNCIAS BIBLIOGRÁFICAS

1. Damiani D, Furlan MC. Meningite asséptica. Rev Bras Clin Med. 2012;10(1):46-50.
2. Farhat CK, Carvalho LHFR, Succi RC. Infectologia pediátrica. 3. ed. São Paulo: Atheneu; 2007.
3. Ministério da Saúde/Secretaria de Vigilância em Saúde/Coordenação Geral de Desenvolvimento da Epidemiologia e Serviços. Guia de Vigilância em Saúde. v. 1 Brasília; 2017.
4. Divisão de Doenças de Transmissão Respiratória do Centro de Vigilância Epidemiológica "Prof. Alexandre Vranjac", Coordenação de Controle de Doenças da Secretaria de Estado de Saúde de São Paulo e Instituto Adolfo Lutz (Laboratório de Vírus Entéricos). Viral Meningitis. Rev Saúde Pública. 2006;40(4):748-50.
5. Kasper DL, Fauci AS, Hauser SL, Longo DC, Jameson JL, Loscalzo J. Harrison's Manual of Medicine. 19. ed. McGraw-Hill; 2016.

SEÇÃO III

ARBOVIROSES E DOENÇAS EXANTEMÁTICAS

5

DENGUE

Meri Baran
Tânia Cristina de Mattos Barros Petraglia

OBJETIVOS

- ✓ Definir caso suspeito de dengue.
- ✓ Classificar casos de acordo com a gravidade.
- ✓ Identificar sinais de alarme e choque.
- ✓ Instituir tratamento adequado.
- ✓ Realizar medidas para profilaxia.

INTRODUÇÃO

A dengue é uma doença viral, de caráter endêmico-epidêmico, transmitida por mosquitos do gênero Aedes, principalmente pela fêmea do *Aedes aegypti*, com quatro sorotipos e que se constitui hoje na arbovirose mais importante em nível mundial por sua alta carga de doença e implicações sociais.[1]

É considerada pela Organização Mundial da Saúde (OMS) um dos principais problemas de saúde pública no mundo, pois, além do comprometimento da saúde física e dos óbitos, produz grande transtorno social e econômico. A prevalência mundial aumentou enormemente. A virose se difundiu nas Américas com predominância na América do Sul. O Brasil apresenta o maior número de casos notificados de dengue e é considerado o país com mais alto risco para a doença.

Fatores que condicionam a ocorrência da infecção pelo vírus da dengue – além das características biológicas do vírus (quatro sorotipos, virulência das cepas), das características do hospedeiro (raça, idade, sistema imunológico) e do vetor (*Ae-*

des aegypti) – encontraram no mundo moderno condições socioambientais muito favoráveis para uma rápida expansão: crescimento acelerado de urbanização, resultando em cidades com deficiência no abastecimento de água, obrigando a população a buscar formas de armazenamento que se transformaram em criadouros de mosquitos; intensa utilização de materiais não biodegradáveis com recipientes descartáveis de plástico, vidro etc.; mudanças climáticas e aquecimento global.[2] Deve-se citar também a dificuldade dos programas nacionais e internacionais para serem efetivos no combate ao vetor.

Até o início da década de 1990, os programas ainda davam ênfase à erradicação do vetor. Ao se confrontar com as características dos grandes centros urbanos, que se tornaram importantes criadouros do mosquito, a resistência deste aos inseticidas e a necessidade de investimentos financeiros pesados, o mundo desistiu de investir na erradicação do vetor e os investimentos passaram a visar ao seu controle.

Os programas de controle adotados por diversos países e pelo Brasil não conseguiram até agora obter bons resultados no sentido de impedir a ocorrência de epidemias.[1-3]

EPIDEMIOLOGIA

O agente causal da dengue é um arbovírus do gênero Flavivirus com quatro sorotipos – dengue 1, 2, 3 e 4 –, transmitido pela fêmea do mosquito *Aedes aegypti*.

A OMS estima que 50 milhões de casos ocorrem a cada ano no mundo, 500 mil deles exigindo internação. A dengue representa, entre as arboviroses, a principal causa de morbidade e mortalidade nas regiões tropical e subtropical e requisita grandes esforços e investimentos dos países nos quais é endêmica.

Até meados da década de 1990, o Sudeste Asiático era a região mais afetada pela dengue. Desde então, a doença cresceu em países das Américas Central e do Sul.

No Brasil, em 1981, houve um surto de dengue em Roraima com circulação dos sorotipos 1 e 4 sem ter havido transmissão autóctone contínua. Por alguns anos, não foram detectados casos de dengue no Brasil. A partir da introdução do sorotipo 1 em 1986, no Estado do Rio de Janeiro, passaram a ocorrer epidemias nesse estado, expandindo-se para algumas capitais da Região Nordeste. Assim, a dengue vem se manifestando no Brasil de forma endêmica, intercalando-se com epidemias geralmente associadas à introdução de novos vírus. Em 1991, houve a introdução do vírus tipo 2, também no Rio de Janeiro. A partir de então, esses dois sorotipos expandiram-se para 20 dos 27 estados do Brasil. O sorotipo 3 foi identificado pala primeira vez no ano de 2001, no município do Rio de Janeiro, ocasionando uma importante epidemia em 2002.[3]

Os casos de dengue surgiam com maior frequência em adultos do que em crianças, porém, na epidemia do verão de 2008 causada por dengue 2, no Município do Rio de Janeiro, verificou-se uma súbita elevação da incidência entre menores de 15 anos, tanto de dengue clássica quanto do tipo grave, característica também presente em outros municípios do Estado do Rio de Janeiro naquele ano.

A ocorrência de epidemias tem grande variação regional e temporal. A cocirculação de diferentes sorotipos representa um risco para o desencadeamento de casos graves, pelo aumento do risco de infecção secundária e pela emergência de sorotipos mais virulentos. A resistência e a suscetibilidade imune da população aos diferentes sorotipos são dois dos fatores que modulam a intensidade da circulação viral e o surgimento de epidemias.[1-4]

Em um trabalho de carga da doença no Brasil, no período de 2000 a 2015, verificou-se aumento de 232,7% no número de casos e de 639% no número de mortes no país. A taxa de incidência variou de 184,3% e a de mortalidade mostrou-se baixa, mas com aumento de 500% no período avaliado. Apesar da baixa taxa de mortalidade, a dengue contribui para uma considerável perda de anos saudáveis de vida no Brasil, por acometer um elevado número de pessoas, de todas as faixas etárias, o que resulta em algum grau de incapacidade durante a infecção sintomática, e pelos óbitos, principalmente de crianças.[5]

FISIOPATOLOGIA

O período de incubação é de 2 a 7 dias, podendo se estender por 14 dias, e a viremia pode durar de 2 a 12 dias, com média de 6 dias.

Os principais locais de replicação do vírus da dengue são as células de linhagem fagocítica mononuclear.

A ativação do monócito é capaz de acionar o sistema complemento, liberar proteases, tromboplastina, fator de necrose tumoral e substâncias vasoativas, desencadeando a endotelite capilar responsável pela síndrome de extravasamento vascular e a disfunção orgânica (cardiovascular, respiratória, hepática, neurológica, renal e hematológica).

A hipótese mais aceita para explicar a patogenia da dengue capaz de levar a quadros graves com síndrome do choque é a "teoria sequencial" proposta por Halstead (teoria de Halstead). A dengue grave se apresenta em pessoas que já têm anticorpos para um sorotipo de dengue, os quais, em presença de uma segunda infecção por outro sorotipo, formam imunocomplexos com o vírus infectante, que facilitariam a penetração viral no fagócito mononuclear. No interior dessa célula, haveria a multiplicação do vírus, sua posterior liberação (viremia aumentada) e a disseminação aos tecidos. O fenômeno é descrito como uma imunoamplificação que explicaria o maior número de células infectadas na dengue secundária. Os monócitos infectados liberam mediadores vasoativos, promovendo aumento de permeabilidade vascular, extravasamento capilar e manifestações hemorrágicas.[2]

Cada sorotipo do vírus confere imunidade permanente contra o mesmo sorotipo e imunidade de curto prazo contra os outros sorotipos.

Algumas variantes genéticas de cada sorotipo parecem ser mais virulentas ou ter maior potencial epidêmico.

Todos os quatro sorotipos podem causar doença grave e fatal.[2-4]

DEFINIÇÃO DE CASO DA DOENÇA

Segundo o Ministério da Saúde do Brasil, a definição de caso suspeito de dengue é febre, usualmente entre 2 e 7 dias de duração, e duas ou mais das seguintes manifestações: náuseas e vômitos, exantema, mialgias, artralgia, cefaleia, dor retro-orbital, petéquias, prova do laço positiva e leucopenia. Também pode ser considerado caso suspeito toda criança com quadro febril agudo, em geral entre 2 e 7 dias de duração, e sem foco de infecção aparente.[6]

MANIFESTAÇÕES CLÍNICAS

A infecção pelo vírus dengue pode variar desde assintomática até formas graves, que podem ocasionar óbito. As formas assintomáticas são as mais frequentes (75% dos casos).[7] Quando sintomática, são possíveis três fases clínicas – febril, crítica e de recuperação. A evolução favorável ou o óbito dependem de vários fatores, como variantes genéticas do vírus, fatores ligados ao hospedeiro e o adequado manejo da doença pelos serviços de saúde.

A febre com duração de no máximo 7 dias em geral é alta, acompanhada por cefaleia, dor retro-orbitária, mialgia e artralgias, podendo surgir exantema em 50% dos casos, atingindo face, tronco e membros, sem poupar palmas das mãos e plantas dos pés. O prurido é variável, e alterações gastrintestinais, como náuseas, vômitos e diarreia, podem ocorrer.

A fase crítica pode estar presente em alguns pacientes e surge após a defervescência da febre, entre o 3º e o 7º dia do início da doença, eventualmente evoluindo para o surgimento dos sinais de alarme.

Após a fase febril, grande parte dos pacientes recupera-se gradativamente, com estabilização hemodinâmica, melhora do estado geral e retorno do apetite.

A dengue na criança pode ser assintomática ou apresentar-se como uma síndrome febril viral, com sinais e sintomas inespecíficos. Quanto mais tenra a idade, mais dificultoso é o diagnóstico, e os aspectos epidemiológicos podem auxiliar no diagnóstico. O início da doença pode passar despercebido e o quadro grave ser identificado como a primeira manifestação clínica.[6,7] Mais raramente, pode causar miocardite, pancreatite, hepatite e doença neuroinvasiva.[7]

Um exame físico minucioso é fundamental e a prova do laço deve ser realizada em todos os pacientes com suspeita de dengue. O manguito deve ser insuflado até o valor da média da pressão arterial e mantido por 5 minutos em adultos e 3 minutos em crianças ou até o aparecimento de petéquias ou equimoses. O número de petéquias deve ser contado em uma área de 2,5 cm^2. A prova do laço será positiva se houver mais de 20 petéquias no adulto e mais de 10 na criança.[6]

CLASSIFICAÇÃO DA DOENÇA ADOTADA PELA ORGANIZAÇÃO MUNDIAL DE SAÚDE

A nova classificação da doença adotada pela OMS, sob a óptica de uma apresentação clínica variável e geralmente com desfecho evolutivo imprevisível, é dengue sem sinais de alarme, dengue com sinais de alarme e dengue grave, conforme mostrado a seguir.[8]

Dengue sem sinais de alarme

Compreende os critérios de definição de caso suspeito, com febre que dura até 7 dias, podendo apresentar uma curva térmica bimodal com apirexia de 1 ou 2 dias. Ao cessar a febre, as 48 horas seguintes compreendem o período crítico da doença, que pode evoluir para convalescença ou para formas graves.[6,8]

Dengue com sinais de alarme

O surgimento de alguns sinais e/ou sintomas ou mesmo alteração laboratorial listados no Quadro 1 sugerem risco de evolução para formas graves, o que implica a internação da criança ou do adolescente, além de pronta intervenção, com manejo terapêutico adequado e hidratação vigorosa.[6]

Quadro 1 Dengue com sinais de alarme

Sinais de alarme
Dor abdominal intensa (relatada ou à palpação) e contínua
Vômitos persistentes
Acúmulo de líquidos (ascite, derrame pleural, derrame pericárdico)
Hipotensão postural e/ou lipotimia
Hepatomegalia > 2 cm abaixo do rebordo costal
Sangramento de mucosa
Letargia e/ou irritabilidade
Aumento progressivo do hematócrito

Fonte: Ministério da Saúde, 2016.[6]

Dengue grave

As formas graves da doença podem manifestar-se com extravasamento de plasma, resultando em choque ou acúmulo de líquidos com desconforto respiratório, derrame pleural, sangramento grave ou sinais de disfunção de órgãos e sistemas, como coração, pulmões, rins, fígado e sistema nervoso central (SNC).[6,8]

DIAGNÓSTICO LABORATORIAL

Para fins de diagnóstico, durante a fase febril, quando há viremia, o diagnóstico da infecção pode ser realizado para detecção de RNA, por RT-PCR (reação da transcriptase reversa seguida de reação em cadeia da polimerase), para detecção de antígenos virais, como a proteína não estrutural NS1 ou, ainda, por isolamento do próprio vírus, até o 5º dia de doença. A partir dessa fase, utilizam-se os testes sorológicos para detecção de IgM e IgG, pelo método Elisa, por inibição da hemaglutinação etc. Os anticorpos da classe IgM são detectados a partir do 5º dia do início dos sinais e sintomas, e, na fase de convalescença, anticorpos da classe IgG passam a ser detectados.

O hemograma é recomendado para todo paciente com suspeita de dengue, tornando possível classificar seu risco, monitorar sua evolução e auxiliar no diagnóstico diferencial. O controle do hematócrito é fundamental para o monitoramento da hemoconcentração, em consequência da perda de líquidos para o interstício. Pode haver ainda leucopenia e trombocitopenia.

Em pacientes com suspeita ou diagnóstico confirmado de dengue, que necessitem de avaliação da função hepática, nos casos de hepatomegalia dolorosa, por exemplo, a dosagem de transaminases está indicada.[9] Outros exames, como eletrólitos, gasometria, avaliações de funções renais e hepáticas, são necessários em caso de choque. Radiografia simples e ultrassografia de tórax podem ser necessárias.[8] A ultrassonografia de abdome pode revelar espessamento da parede da vesícula biliar e colecistite sem litíase.[10]

ESTADIAMENTO CLÍNICO E TRATAMENTO

Até o momento, não existe tratamento específico para dengue, sendo indicados sintomáticos e medidas de suporte, de acordo com a classificação de risco que a criança recebeu durante a avaliação pediátrica.

Durante a fase crítica, é fundamental manter boa oferta de líquidos e estabilidade hemodinâmica, evitando evolução para formas mais graves e choque. O reconhecimento precoce do choque reduz o risco de morte de 10% para 1% nos casos graves.[7]

O Ministério da Saúde tem uma proposta de tratamento para a doença com base em recomendações da OMS, que a divide em quatro grupos de risco, crescentes em gravidade: A, B, C e D.

- Grupo A: pacientes sem riscos, que estejam sem sinais de alarme e/ou de choque e sem sangramentos espontâneos de pele (prova do laço negativa), devem ser acompanhados ambulatoriamente com hidratação oral (um terço do volume total com soro de reidratação oral e o restante com líquidos em geral), que deverá ser mantida até 48 horas após o término da febre, antitérmicos e analgésicos (paracetamol ou dipirona). A solicitação do hemograma é opcional. É importante orientar sobre retorno imediato à unidade de saúde em caso de aparecimento de sinais de alarme.
- Grupo B: pacientes sem sinais de alarme e/ou de choque, podendo apresentar sangramento de pele espontâneo ou induzido (prova do laço positiva), condição clínica especial (comorbidades, lactentes etc.) ou risco social. Caso o hematócrito esteja normal, tratar como no grupo A, mas, se houver hemoconcentração, fazer reposição hídrica oral supervisionada ou venosa com solução salina ou Ringer (10 mL/kg/hora). Havendo melhora, a criança é liberada, como no grupo A, para tratamento domiciliar, porém, se apresentar hemoconcentração mantida ou sinais de alarme, realizar a conduta do grupo C.
- Grupo C: para pacientes com algum sinal de alarme, está indicada a internação. Realizar exames obrigatórios, hidratação venosa imediata com solução salina ou Ringer (10 a 20 mL/kg/hora). Se não houver melhora após três etapas de expansão de 2 horas, conduzir como o grupo de risco D. Os critérios de alta estão explicitados a seguir.
- Grupo D: para pacientes com sinais de choque, hemorragia grave e disfunção grave de órgãos, está indicada internação em unidade de terapia intensiva. Devem ser investigadas hemorragias, coagulopatias de consumo, alterações metabólicas etc. A hidratação venosa é vigorosa, com 20 mL/kg em 20 minutos, mantida até que haja estabilidade hemodinâmica. Pode estar indicado o uso de hemotransfusão, vitamina K, crioprecipitado, albumina etc.[6,8]

O reconhecimento precoce da doença, da tendência de sangramento e dos sinais de colapso circulatório reduzirá as taxas de mortalidade em pacientes com dengue,[11] em especial crianças, que podem apresentar um quadro inespecífico, como uma síndrome febril clássica viral, ou com sinais e sintomas comuns a inúmeras outras doenças.[6]

Critérios de alta

- Estabilização hemodinâmica durante 48 horas.
- Ausência de febre por 48 horas.
- Melhora visível do quadro clínico.
- Hematócrito normal e estável por 24 horas.
- Plaquetas em elevação e acima de 50.000/mm³.[3,6,8]

A Figura 1 resume cronologicamente os achados clínicos e laboratoriais.[8]

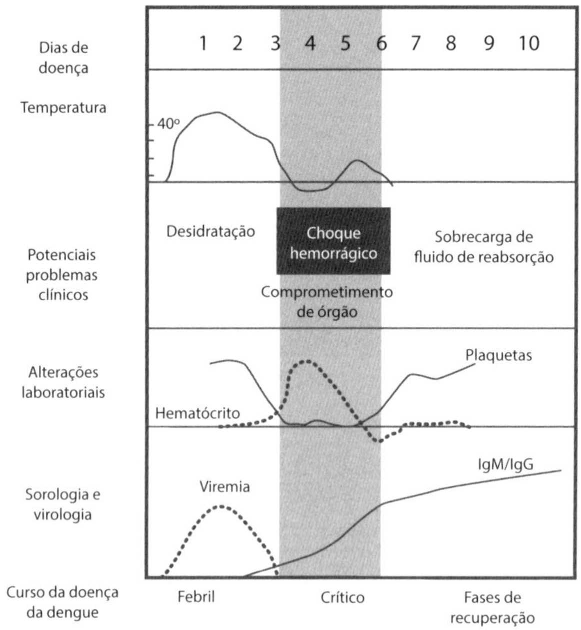

Figura 1 Resumo cronológico dos achados clínicos e laboratoriais.
Fonte: WHO, 2009.[8] Adaptada de: Yip WCL. Dengue haemorrhagic fever: current approaches to management. Medical Progress, 1980.

DIAGNÓSTICOS DIFERENCIAIS

Os médicos devem ficar atentos para os diagnósticos diferenciais, em virtude das dificuldades inerentes às semelhanças dos sinais e sintomas, também encontrados em diversas outras doenças, o que pode levar a diagnósticos equivocados. Cabe ressaltar que rinorreia e congestão nasal não fazem parte do quadro clínico de dengue. O Quadro 2 descreve alguns dos diagnósticos diferenciais,[6,7] lembrando que febre amarela, zika e chikungunya são abordados em capítulos à parte.

Quadro 2 Diagnósticos diferenciais da dengue

Síndrome febril	Enteroviroses, *influenza* e outras viroses respiratórias, hepatites virais, malária, febre tifoide, chikungunya, oropouche e zika
Síndrome exantemática febril	Rubéola, sarampo, escarlatina, eritema infeccioso, exantema súbito, enteroviroses, mononucleose infecciosa, parvovirose, citomegalovirose, farmacodermias, doença de Kawasaki, doença de Henoch-Schönlein, chikungunya, zika, mayaro etc.
Síndrome hemorrágica febril	Hantavirose, febre amarela, leptospirose, malária grave, rickettsioses e púrpuras
Síndrome dolorosa abdominal	Apendicite, obstrução intestinal, abscesso hepático, abdome agudo, pneumonia, infecção urinária, colecistite aguda etc.
Síndrome do choque	Meningococcemia, septicemia, meningite por *influenza* tipo B, febre purpúrica brasileira, síndrome do choque tóxico e choque cardiogênico (miocardites)
Síndrome meníngea	Meningites virais, meningite bacteriana e encefalite

Fonte: adaptada de Ministério da Saúde, 2016; American Academy of Pediatrics, 2018.[6,7]

MEDIDAS DE PREVENÇÃO

1. Controle de vetores.
2. Uso de roupas cobrindo braços e pernas, principalmente no início e no final do dia.
3. Uso de repelentes.[6-8]
4. Vacinação: a vacina dengue tetravalente (dengues 1, 2, 3 e 4), recombinante e atenuada está disponível no Brasil e indicada para crianças e adolescentes a partir de 9 anos de idade, que já tiveram infecção prévia pelo vírus da dengue (soropositivo). A vacina não deve ser administrada simultaneamente com outras vacinas do calendário e é contraindicada para soronegativos e imunodeprimidos.[12] O esquema de aplicação é 0-6-12 meses.[13]

DESAFIOS ATUAIS

Com a situação epidemiológica de circulação de várias arboviroses, o próprio diagnóstico da doença tornou-se um grande desafio, principalmente em crianças de tenra idade. Além das dificuldades do diagnóstico clínico, ainda é necessário vencer o desafio da necessidade de novos exames laboratoriais mais precisos, minimizando as reações cruzadas para outras arboviroses e melhorando a qualidade dos diagnósticos etiológicos.

ORIENTAÇÕES AO PAIS

Em caso de suspeita da doença, deve-se procurar atendimento médico, principalmente em crianças pequenas incapazes de se expressar, apresentando choro persistente, adinamia ou irritabilidade. Sempre manter hidratação, inclusive por 48 horas após a febre ceder, não usar ácido acetilsalicílico e, em caso de aparecimento de sinais de alarme, procurar imediatamente unidade de urgência.[6-8]

✓ CONCLUSÃO

Grandes investimentos de governos foram realizados no sentido da prevenção da dengue, porém não conseguiram evitar a ocorrência de epidemias. O controle de vetores é importante, mas, por si só, não permitirá o controle da dengue. A implementação de medidas efetivas de controle de vetor, em associação à vacinação, constitui a melhor ferramenta para a prevenção e o controle da doença.[11]

REFERÊNCIAS BIBLIOGRÁFICAS

1. Teixeira MG. Dengue: twenty-five years since reemergence in Brazil. Cad S Publ Rio de Janeiro. 2009;25(Suppl.).
2. Torres EM. Dengue. Estud Av. 2008;22(64):33-52.
3. Barreto ML, Teixeira MG. Dengue no Brasil: situação epidemiológica e contribuições para uma agenda de pesquisa. Estud Av. 2008;22(64).
4. Torres EM. Dengue. Rio de Janeiro: Editora Fiocruz; 2005.
5. Araujo VEM, Bezerra JMT, Amâncio FF, Passos VMA, Carneiro M. Aumento da carga de dengue no Brasil e unidades federadas, 2000 e 2015: análise do Global Burden of Disease Study 2015. Rev Bras Epidemiol. 2017; 20(Suppl. 1):205-16.
6. Brasil. Ministério da Saúde. Dengue diagnóstico e manejo clínico adulto e criança. 5. ed. Brasília; 2016.
7. American Academy of Pediatrics. In: Kimberlin DW et al. (ed.). Red book: report of the Committee on Infectious Diseases. 31. ed. Itasca, IL: American Academy of Pediatrics; 2018.
8. World Health Organization, Pan American Health Organization. Dengue: general information. Disponível em: https://www.paho.org/hq/index.php?option=com_content&view=article&id=4493:2010-informacion-general-dengue&Itemid=40232&lang=en. Acesso em: 20 nov. 2018.
9. Oliveira EC, Pontes ER, Cunha RV, Fróes IB, Nascimento D. Hematological abnormalities in patients with dengue. Rev Soc Bras Med Trop. 2009;42(6):682-5.

10. Venkata SAI PM, Dev B, Krishnan R. Role of ultrasound in dengue fever. Br J Radiol. 2005;78(929):416-8.
11. Tantawichien T, Thisyakorn U. Dengue: an overview. Southea St Asian J Trop Med Public Health. 2017;48(Suppl. 1).
12. Sociedade Brasileira de Pediatria. Calendário de vacinação de 2018. Disponível em: http://www.sbp.com.br/imprensa/detalhe/nid/sbp-divulga-calendario-de-vacinacao-2018/. Acesso em: 11 nov. 2018.
13. Sociedade Brasileira de Imunizações. Calendário de vacinação da criança de 2018. Disponível em: https://sbim.org.br/images/calendarios/calend-sbim-crianca.pdf. Acesso em: 11 nov. 2018.

6

ZIKA

Charbell Miguel Haddad Kury
Tânia Cristina de Mattos Barros Petraglia

OBJETIVOS

- ✓ Reconhecer o vírus Zika como entidade mórbida responsável por diferentes espectros clínicos com graus diversos de morbidade.
- ✓ Entender os mecanismos de agressão viral e os aspectos fisiopatológicos, diagnósticos e de tratamento dessa condição.
- ✓ Descrever a síndrome da Zika congênita (SZC) como manifestação não usual da doença e que resulta em complicações com elevado risco de mortalidade.

INTRODUÇÃO

O processo de globalização traz consigo o incremento de deslocamentos populacionais, o que leva a um número crescente de viagens internacionais. Inevitavelmente, esse processo faz ressurgir algumas doenças infecciosas já erradicadas naquele território ou traz novas doenças até então desconhecidas – este é o conceito atualmente aceito na medicina de viagem para as doenças emergentes e reemergentes.[1]

O vírus Zika (ZIKV), descoberto na floresta de mesmo nome em Uganda, em 1947, em um macaco *Rhesus*, compreende um arbovírus (vírus transmitido por artrópodes). Assim como o vírus da dengue, da febre amarela e da encefalite japonesa, faz parte dos flavivírus (família Flaviviridae).[2,3]

Trata-se de uma doença infecciosa febril, exantemática, transmitida principalmente por insetos do gênero Aedes contaminados pelo vírus. Adicionalmente, sabe-se da possibilidade da transmissão via sexual por meio de relatos de transmissão e isolamento viral em fluido seminal e urina; ainda, outras formas de transmissão já estão documentadas, como a transfusão sanguínea e a vertical.[2-6]

O VÍRUS

O Quadro 1 resume as características virológicas e genômicas do ZIKV.

Quadro 1 Características virológicas e genômicas do vírus Zika[2]

Genoma	RNA fita simples – 10.794 nucleotídeos
Proteínas estruturais	C (core); PrM/M (membrana); E (envelope)
Proteínas não estruturais	NS1, NS2A, NS2B, NS3, NS4A, NS4B, NS5
Envelope/simetria	Presença de envelope; simetria icosaédrica
Genótipos principais	Linhagem africana e asiática

Vale ressaltar que o genoma viral codifica uma série de proteínas estruturais e não estruturais com diferentes funções na patogenia viral, em especial a proteína E, que tem participação na fusão do vírus com a célula, bem como nos eventos de replicação viral. Outras porções virais podem estar envolvidas em outras ações do ciclo biológico do ZIKV.[2,7]

Um artigo de revisão abordou diferentes padrões de patogenia e fisiopatologia do ZIKV obtidas pelas análises de filogenia, em que duas linhagens distintas são descritas na literatura: a linhagem africana e a asiática. Apesar de já se saber que a linhagem asiática evoluiu a partir de mutações da linhagem africana e até mesmo de possíveis mecanismos adaptativos virais ao vetor *Aedes*, os novos estudos hoje demonstram que a linhagem asiática da qual descende o ZIKV brasileiro tem menor potencial para causar replicação celular e, consequentemente, promove menor morte celular.[2,8]

Esse conhecimento permitiu entender que a linhagem asiática e seu comportamento mais lento de replicação possibilitariam a infecção latente de fetos, de modo a ser possível até mesmo encontrar o vírus em recém-nascidos infectados por transmissão vertical. Além disso, os estudos demonstraram o elevado tropismo viral nas células precursoras neuronais e células-tronco neuronais humanas. Assim, mais amiúde, esse artigo demonstrou que, quando comparadas as linhagens africanas e asiáticas em termos de neurovirulência, verificou-se uma incrível diferença de patogenias: por um lado, a linhagem africana demonstrava maior infectividade e induzia a maior apoptose, levando a célula a induzir uma forte geração de resposta imune antiviral e, consequentemente, morte celular; a linhagem asiática, por sua vez, permitia a infecção persistente, evitando-se a apoptose, mas promovendo malformações, em especial a microcefalia.[2,8]

EPIDEMIOLOGIA

O padrão de distribuição mundial do ZIKV na atualidade nem de longe lembra seu padrão de doença exótica e restrita a uma população específica, fato que ocorreu no passado. Dessa forma, o isolamento viral em 1947 foi seguido em 1948 pelo isolamento em mosquitos do gênero Aedes. Logo, as evidências entomológicas associadas aos achados clínicos com poucos comemorativos clínicos possibilitaram demonstrar os primeiros casos da doença logo no início dos anos 1950.[2-4] A despeito das evidências sorológicas e clínicas da distribuição da doença na África e na Ásia, o seu padrão de distribuição era endêmico até 2007, com a eclosão de uma epidemia com mais de 5 mil casos na população da Ilha de Yap, na Micronésia.[9] Logo depois, outras epidemias eclodiram, dessa vez em outros continentes e com novos e preocupantes comemorativos clínicos. Em 2008, o Centers for Disease Control and Prevention (CDC) iniciou a investigação da hipótese de transmissão sexual do vírus, em virtude de um caso-índice de um norte-americano advindo do Senegal com ZIKV que o transmitiu à sua esposa via sexual, a despeito de esta não ter viajado e seu local de moradia não ter índice de infestação predial de Aedes.[10] O Quadro 2 apresenta um resumo da linha do tempo global da infecção por ZIKV.

Quadro 2 Linha do tempo global da infecção por ZIKV – dos primeiros casos à microcefalia[2,4,9]

1947	Isolamento do ZIKV em macacos e, depois, em mosquito do gênero Aedes
1953	Primeiros casos humanos da doença na Nigéria
2007	Epidemia de ZIKV na Ilha de Yap, Micronésia
2008	Caso de ZIKV em entomologista norte-americano abre caminho para comprovar transmissão sexual
2013	Epidemia na Polinésia Francesa – primeira descrição da associação ZIKV com síndrome de Guillain-Barré
2015	Epidemia de ZIKV no Brasil; especulações sobre a relação causal entre ZIKV e casos crescentes de microcefalia
2016	Organização Mundial da Saúde declara a epidemia de ZIKV "emergência de saúde pública de interesse Internacional"; demonstração da relação do ZIKV com microcefalia
2017	Números de casos de ZIKV continuam elevados no Brasil
2018	Os casos de ZIKV sofrem importante redução, mas o vírus continua endêmico

Em relação à amamentação, apesar de o ZIKV já ter sido isolado em leite materno, não houve comprovação de capacidade transmissiva para recém-nascidos. Portanto, a amamentação não deve ser proibida em casos de mães com ZIKV.[11,12]

O caso ilustrativo do Brasil representa uma situação inusitada: a identificação de mais de mil casos neonatais de microcefalia nos Estados de Pernambuco e Bahia, número superior a 400% em relação ao mesmo período do ano anterior. Desde o início de 2015, o ZIKV havia se espalhado de forma epidêmica pelos estados do Nordeste, promovendo naquele ano mais de 27 mil casos; depois, foram mais de 200 mil casos, em 2016, e cerca de 17.594 casos, em 2017.[13] Em 2018, até a semana epidemiológica número 10, foram notificados cerca de 1.174 casos de ZIKV, sendo apenas 16,8% dos casos confirmados (197 casos).[14]

Esse explosivo número de casos associado à ocorrência de microcefalia fora dos padrões fez o governo brasileiro notificar a Organização Mundial da Saúde (OMS) uma emergência de saúde pública de importância nacional (Espin). Em 3 meses, a OMS disparou uma emergência internacional que persistiria até novembro de 2016, encerrando-se em maio de 2017.[2,13]

De acordo com o boletim "Monitoramento integrado de alterações no crescimento e desenvolvimento relacionados à infecção do ZIKV e outras etiologias infecciosas", publicado até a última semana epidemiológica de 2017, foram notificados mais de 15.298 casos de microcefalia (mais de 60% na região Nordeste do país) desde o início da Espin em novembro de 2015 até o fim de 2017. Desses casos, os resultados são assim descritos:[13]

- 1.999 casos (13%) foram excluídos por não estarem adequados mais às definições de casos vigentes.
- 2.869 casos (28,8%) permaneciam em investigação.
- 3.071 casos (20,1%) foram confirmados. Destes, 1.646 casos estavam em puericultura, 982, em estimulação precoce e 1.694, em atendimento especializado.

MANIFESTAÇÕES CLÍNICAS

A infecção aguda se caracteriza principalmente por manifestações clínicas brandas e autolimitadas, e o prurido quase sempre compreende o sintoma que leva a buscar o serviço. O período de incubação médio é de 7 dias (variando de 3 a 12 dias); apesar de cerca de 80% das infecções serem assintomáticas, as manifestações neurológicas ocorrem rapidamente, em até 6 dias após o início do quadro clínico.[2,15,16]

Infecção pós-natal

A infecção pelo ZIKV, assim como ocorre na dengue, pode ser assintomática ou apresentar-se como um quadro clínico variável, desde manifestações brandas, que se resolvem espontaneamente, até complicações neurológicas e malformações congênitas. Em cerca de 70 a 80% dos casos de pacientes infectados pela ZIKV, o quadro é assintomático.

Na maioria das vezes, a doença é autolimitada, com duração aproximada de 4 a 7 dias, podendo estar acompanhada das seguintes manifestações mais comuns: exantema maculopapular, febre, artralgia, conjuntivite não purulenta, cefaleia, mialgia e prurido. Os casos de síndrome de Guillain-Barré e outras manifestações neurológicas têm sido associados à linhagem asiática encontrada nos surtos por ZIKV no Brasil. Na literatura, há referência de poucos casos apresentando icterícia, constipação e hematúria.[2,15,16]

O Quadro 3 contém os principais diagnósticos diferenciais da infecção pós-natal pelo ZIKV.

Quadro 3 Diagnóstico diferencial da infecção por ZIKV[2,16]

Infecções virais	Dengue, chikungunya, parvovirose, sarampo, rubéola, hepatites virais, enterovírus, vírus respiratórios
Infecções bacterianas	Rickettsioses, leptospirose
Infecções por protozoários	Malária

SÍNDROME DA ZIKA CONGÊNITA (SZC)

Trata-se de um conjunto de anormalidades congênitas associadas à exposição fetal ao ZIKV durante a gestação. Essa associação foi suspeitada e logo comprovada entre os anos de 2015 e 2016, após os primeiros relatos de casos isolados da microcefalia e a detecção do ZIKV.

Estudos em gestantes demonstraram achados de alterações congênitas associadas a ZIKV da ordem de 5 a 7%, de forma que, quando estratificado pelo período gestacional, o percentual se elevava para 12,7 a 15% quando a infecção ocorria no 1º trimestre.

Microcefalia

Desde o fim de 2015, quando da deflagração da Espin pela OMS/OPAS, diversos protocolos nacionais foram disponibilizados e continuamente atualizados aos profissionais de saúde no sentido de aprimorar as definições de caso suspeito de microcefalia e sua relação com a ZIKV. Após diversas alterações em sua metodologia, persiste a definição atual, de que corresponde ao achado de valores de perímetro cefálico (PC) inferior a dois desvios-padrão (DP) para a média do sexo e da idade gestacional (IG). Vale ressaltar que, de acordo com os atuais protocolos do Ministério da Saúde, devem ser seguidas as curvas de crescimento padronizadas pelo Consórcio Internacional de Crescimento Fetal e Neonatal para o Século 21 (Intergrowth 21st), independentemente da IG.[17,18]

Didaticamente, as microcefalias se classificam em primárias, em que pese a etiologia genética (p. ex., trissomias, erros inatos do metabolismo), e secundárias, cuja etiologia varia desde infecções congênitas, doenças perinatais até exposição teratogênica a drogas.[17,18]

A microcefalia decorrente da infecção por ZIKV é do tipo congênita e resulta principalmente da inibição da fase de formação do encéfalo, conhecida como proliferação neuronal, levando ao déficit de crescimento cerebral e à redução do volume encefálico, acarretando atraso no desenvolvimento neuropsicomotor. Deve-se sempre lembrar que nem sempre a infecção por ZIKV promoverá microcefalia.[2,17-18]

A Tabela 1 contém as definições de caso da OMS/OPAS e do Ministério da Saúde (MS) brasileiro.

Tabela 1 Definição de casos de síndrome da Zika congênita (SZC)[16,17,18]

Critério OMS / OPAS	
Caso suspeito	▪ Recém-nascido (RN) que se apresente com microcefalia – perímetro cefálico (PC) abaixo de dois desvios-padrão medido 24 horas após o nascimento de acordo com *guidelines* padronizados para idade gestacional (IG) e sexo OU outras malformações congênitas do sistema nervoso central E ▪ Residente ou viajante de áreas com presença de vetores do ZIKV OU teve relação sexual desprotegida com parceiro que residiu ou viajou para uma área com presença de vetores de ZIKV
Caso provável	▪ RN que encontra critério para ser considerado suspeito de SZC E possui alterações morfológicas intracranianas diagnosticadas por um método de imagem e excluindo outras causas possíveis OU cuja mãe teve exantema durante a gravidez
Caso confirmado	▪ RN de qualquer IG que encontra critério de caso de SZC E possui confirmação laboratorial de infecção por ZIKV, independente da detecção de outros agentes

(continua)

Tabela 1 Definição de casos de síndrome da Zika congênita (SZC)[16,17,18] (continuação)

Critério Ministério da Saúde (MS)	
Caso provável	▪ Critério de imagem ou clínico: mãe com relato de exantema ou febre durante a gestação sem causa definida E 2 ou mais sinais ou sintomas clínicos apresentados ▪ Critério laboratorial – resultado INCONCLUSIVO para ZIKV no RN e resultado POSITIVO ou REAGENTE em amostra para a mãe (durante a gestação) E resultado inconclusivo em pelo menos 1 STORCH (sífilis, toxoplasmose, rubéola, CMV ou HSV) em amostra do RN e resultado positivo ou reagente para pelo menos 1 STORCH em amostra da mãe (durante a gestação)
Caso Confirmado	▪ Critério de imagem ou clínico: 2 ou mais dos sinais e sintomas (em exames de imagem ou clínicos) ▪ Critério laboratorial – resultado POSITIVO ou reagente para ZIKV no teste com melhor desempenho em amostra do RN E resultado negativo ou inconclusivo em pelo menos um STORCH (sífilis, toxoplasmose, rubéola, CMV ou HSV) em amostra do RN ou da mãe (durante a gestação)
Caso descartado	▪ Caso notificado que cumpre a definição para notificação e que após a investigação não se enquadrou nas definições de confirmado, provável, inconclusivo ou excluído/inativo

Características clínicas e epidemiológicas da SZC

Entende-se que do ponto de vista fisiopatológico as sequelas decorrentes da microcefalia são dependentes da época de acometimento do sistema nervoso fetal, isto é, quanto mais precoce a transmissão, piores as sequelas neurológicas. Isso se dá pela capacidade de o ZIKV atravessar não apenas a placenta, mas também a barreira hematoencefálica.[2-17]

Um estudo esloveno de 2016 demonstrou a agressão causada pelo ZIKV em uma gestante com 28 semanas e 25 anos de idade, que evoluiu com febre alta, dor retrorbitária, mialgias e exantema. A avaliação obstétrica comprovou a morte fetal. Foram colhidas amostras de soro fetal e realizadas análises da placenta. As amostras foram positivas para o ZIKV pelo método RT-PCR, bem como foram demonstradas alterações histológicas como agiria, hidrocefalia, calcificações distróficas no córtex e na substância branca, demonstrando a relação entre microcefalia e ZIKV.[19]

Em relação ao peso de nascimento, apesar de naturalmente os bebês portadores de SZC apresentarem peso menor ao nascimento em até 40% dos casos, por influência da microcefalia, já está provado que uma quantidade considerável de bebês portadores de SZC nascem pequenos para a idade gestacional (PIG), denotando que essa infecção viral possa acarretar dano ao crescimento fetal de forma global.[18]

Microcefalia e outras anormalidades neurológicas

A microcefalia como principal achado neurológico geralmente indica a inibição causada pelo ZIKV na fase embrionária de proliferação neuronal. A manifestação anatômica dessa falha reside no encontro de uma redução no PC inferior a 3 DP para a média de sexo e IG.[2,17,18]

Os achados mostram que os pacientes com microcefalia apresentarão fronte pequena, achatamento biparietal, colapso de ossos cranianos, protuberância occipital, fechamento da fontanela posterior e dobras da pele no couro cabeludo.[2,17,18]

Deve-se atentar para recém-nascidos filhos de mães com infecção comprovada pelo ZIKV e cujos filhos apresentam IgM positivo para ZIKV em soro ou líquido cefalorraquidiano, mas não microcefalia. Esses indivíduos devem necessariamente ser acompanhados idealmente com solicitação precoce de exames de imagem, pois, a despeito de não apresentarem microcefalia, podem evoluir para dano neurológico posterior.[18]

Do ponto de vista neurológico, os pacientes com SZC, portadores ou não de microcefalia, poderão evoluir para quadros convulsivos, desenvolver espasticidade e hipertonia, bem como discinesia e distonia. Nota-se que os reflexos primitivos estarão sempre presentes e exacerbados.[2,18]

As convulsões ocorrem na evolução do quadro e em torno do 3º mês, caracterizando-se por quadros semelhantes a espasmos epiléticos com movimentos bruscos de contração com o corpo para a frente, além de espasmos e choro com irritabilidade.[2,18]

Artrogripose múltipla congênita

Refere-se a contraturas articulares presentes ao nascimento, de acometimento articular variável, não progressivas e que podem se manifestar por displasia do desenvolvimento do quadril ou por pé torto.[2,18]

Alterações visuais

São muito frequentes na SZC, em especial no 1º trimestre. Muitas vezes, constituem o único achado na infecção por ZIKV. Estudos demonstram que cerca de 30% dos pacientes com SZC terão anormalidades no exame de fundo de olho, geralmente bilaterais e que se caracterizam por depósito pigmentar grosseiro na área macular, cicatrizes coriorretinianas, hipoplasia de nervo óptico, palidez do disco óptico e escavação papilar. Raramente observam-se anormalidades como microftalmia e glaucoma.[2,18]

Logo, todo paciente com suspeita ou confirmação da exposição fetal ao ZIKV deve fazer o exame de fundo de olho, independentemente da presença ou não de microcefalia.[18]

Alterações auditivas

Apesar de todo o dano neurológico causado pelo ZIKV, ainda existem poucos estudos que comprovem a relação entre o ZIKV e a surdez neurossensorial, apesar de alguns relatos já falarem a favor dessa hipótese. De todo modo, deve-se solicitar em todo paciente com SZC com ou sem microcefalia o teste de potencial evocado auditivo do tronco encefálico (PEATE), também conhecido como BERA.[2,18]

Outras alterações

Destacam-se outras alterações também importantes, como a paralisia diafragmática, geralmente associada a artrogripose e que apresenta acometimento unilateral.[2,18]

Achados dos exames de imagem da SZK

Investigação na gestação

Deve ser realizada por ultrassonografia obstétrica (US). A detecção precoce de redução inferior a 2 DP para a média da IG para a circunferência craniana (CC), bem como o achado de alterações patológicas, como calcificações, ventriculomegalias etc., abre o protocolo de investigação para a SZC, idealmente a partir de 15 semanas, com punção de líquido amniótico para a realização de RT-PCR para ZIKV; contudo, na impossibilidade desse exame, outros métodos não invasivos devem ser testados na gestante.

Ressalta-se que nos casos em que se objetiva um diagnóstico de maior acurácia na gestação, pode-se proceder à ressonância magnética da gestante.

Investigação neonatal

Deve ser realizada idealmente pela ultrassonografia transfontanela (USTF). Na maioria dos casos, o diagnóstico por imagem usando essa técnica é bem satisfatório. Os achados mais comuns compreendem calcificações cerebrais e ventriculomegalias.[2,18]

Por sua vez, a tomografia computadorizada (TC) de crânio (Figura 1) deve ser reservada para casos de maior gravidade ou situações em que a janela da observação pela fontanela não estiver satisfatória, ou mesmo situações para ava-

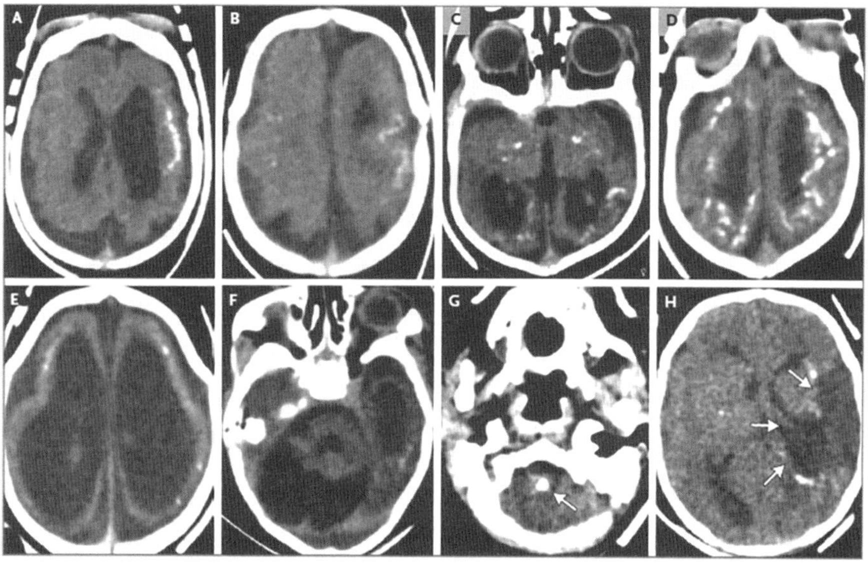

Figura 1 Achados tomográficos da SZC.
Fonte: Hazin et al., 2016.[20]

liar graus mais avançados de lesão, como distúrbios de migração neuronal (p. ex., lisencefalia) ou mau desenvolvimento do cerebelo ou do vermis cerebelar. Nesses casos, a TC tem maior capacidade de identificar essas lesões. Em carta ao editor, autores brasileiros do Instituto Fernandes Figueira (IFF-Fiocruz) publicaram em abril de 2016 resultados de diversos achados de TC de crânio de bebês com microcefalia internados nesse hospital – em que pese o achado de 100% de casos de ventriculomegalia e densidade dimimuída da substância branca, 78% tinham calcificações cerebrais, 74% tinham hipoplasia cerebelar, entre outros achados.[20]

DIAGNÓSTICO

Do ponto de vista laboratorial, a infecção pelo ZIKV apresenta diversas semelhanças com outras arboviroses, de modo que a árvore propedêutica de decisão envolverá o conhecimento de diversas variáveis que servirão de suporte do fluxograma diagnóstico para o ZIKV. Essas variáveis incluem a imunidade já conhecida a outras arboviroses, o quadro clínico diversas vezes assintomático ou oligossintomático e a idade gestacional de acometimento fetal.[15,16,18]

A Tabela 2 contempla os principais testes laboratoriais para o diagnóstico do ZIKV e o período ideal de coleta para cada material biológico.

Tabela 2 Diagnóstico do ZIKV[2,15,16,18]

Material biológico	Exame a ser solicitado	Recomendações para a coleta	Sensibilidade/ especificidade
Sangue	Teste imunocromatrográfico para pesquisa de anticorpos IgM e IgG Combo (triagem)	Coletar amostra de sangue após 5 dias da infecção por ZIKV para detecção de IgM para ZIKV	IGM – sensibilidade de 94%, especificidade de 94% IGG – sensibilidade de 94%, especificidade de 93%
Sangue	Teste imunocromatrográfico para pesquisa de NS1 (triagem)	Coletar amostra de sangue entre 1 e 5 dias após o início da infecção por ZIKV	Sensibilidade de 90,2%, especificidade de 99,5%
Sangue	Sorologia IgM e IgG	Volume a ser coletado – 2 a 3 mL de sangue sem anticoagulante. A primeira coleta deve acontecer 3 a 5 dias após o início dos sintomas e a segunda após 3 a 4 semanas	Sensibilidade de 96,8 a 100%, especificidade de 96,6 a 100%
Líquido cefalorraquidiano (LCR)	Sorologia IgM e IgG	Volume a ser coletado – 1 mL de LCR em frasco estéril, conservando-o em caixa de material biológico com gelo reciclável	Sensibilidade de 96,8 a 100%, especificidade de 96,6 a 100%
Sangue/ LCR	Teste de neutralização por redução de placas – anticorpos específicos anti-Zika	Trata-se do método sorológico de maior especificidade e que tem sido usado como marcador da infecção pelo vírus específico. A interpretação do exame positivo refere-se ao achado de quatro ou mais vezes o título de anticorpos neutralizantes para ZIKV em relação aos outros flavivírus	Sensibilidade de 99,9%, especificidade de 99,9%
Sangue	RT-PCR (reação em cadeia da polimerase associada a uma transcriptase reversa)	Volume a ser coletado – 2 a 3 mL de soro sem anticoagulante. Fazer a coleta 3 a 5 dias após o início dos sintomas e conservar entre –20 e –70°C. Transportar em gelo seco	Sensibilidade de 99,9%, especificidade de 99,9%
LCR/urina	RT-PCR	Volume a ser coletado – 1 mL de LCR e 10 mL de urina em frasco estéril. Obs.: em caso de urina ou líquido amniótico, fazer coleta até 8 dias do início dos sintomas. Conservar entre –20 e –70°C	Sensibilidade de 99,9%, especificidade de 99,9%

TRATAMENTO

Em primeiro lugar, deve-se lembrar que a maioria dos indivíduos infectados pelo ZIKV é assintomática ou oligossintomática, de modo que os pacientes sintomáticos são tratados com medicações de suporte para os sintomas mais evidentes. Os cuidados gerais sugeridos pela Sociedade Brasileira de Infectologia, que lançou em 2016 um protocolo específico para o tratamento de indivíduos acometidos pela infecção pelo ZIKV, são:[15]

- Repouso enquanto durar a febre; hidratação em casos específicos.
- Uso de sintomáticos, como analgésicos, antitérmicos e anti-histamínicos.
- Evitar uso de ácido acetilsalicílico.
- Alguns indivíduos podem evoluir para a síndrome de Guillain-Barré e devem ser internados em unidades com vigilância clínica rigorosa, uso de imunoglobulina ou plasmaférese e avaliação de suporte respiratório.
- Em caso de suspeita de neurite óptica, encaminhar ao oftalmologista.
- Demais encaminhamentos importantes – infectologista, reumatologista.

Quanto à infecção pelo ZIKV na gravidez, que culminou no nascimento de um bebê com microcefalia, essa abordagem é multidisciplinar. Nota-se que, dados o número e o grau de comorbidades que um paciente com microcefalia apresenta – desde as convulsões de difícil controle até graus variados de disfagia, podendo evoluir para gastrostomia –, o Ministério da Saúde lançou a cartilha "Plano Nacional de enfrentamento à microcefalia – Diretrizes de estimulação precoce", que orienta as linhas de cuidado específicas para a redução de danos aos pacientes com microcefalia, com a união de profissionais como neurologistas, fisioterapeutas, terapeutas ocupacionais, pediatras, odontologistas, entre outros. É importante iniciar as atividades de reabilitação tão logo os pacientes estejam estáveis, de modo a não perder as janelas de desenvolvimento cognitivo, motor e de linguagem, em especial nos primeiros 2 anos de vida.[21]

PREVENÇÃO

Controle do vetor

A despeito das mais avançadas alternativas em desenvolvimento para o controle das arboviroses, não se pode deixar de lado o papel desempenhado por governos e pela sociedade no sentido de evitar a proliferação dos mosquitos vetores do ZIKV. Isso se dá pelas estratégias governamentais de combate ao vetor, por meio de ações publicitárias, medidas de controle biológico de crescimento de larvas e educação da população, pois sabe-se que mais de 80% dos focos do mosquito Aedes estão nas residências.[16,18]

Em relação ao ZIKV, tem-se um componente adicional: a transmissão via sexual. Portanto, deve-se fortalecer o uso do preservativo, em especial em áreas endêmicas, e estimular o uso de medidas contraceptivas em casos de cônjuges infectados. Além disso, é preciso estar atento às recomendações dos CDC diante de viagem de um cônjuge a uma área de transmissão de ZIKV: se o cônjuge for mulher e retornar de uma área exposta ao ZIKV, deve-se usar preservativos ou evitar relações sexuais por 2 meses; caso seja homem, a prevenção deve ser por 6 meses.[5]

Vigilância epidemiológica sensível

Trata-se de uma medida fundamental em épocas de grande número de doenças emergentes e reemergentes, no tocante ao fortalecimento de redes sentinela de vigilância de casos e isolamento viral, para conhecer a epidemiologia local, e da vigilância entomológica.[16]

Vacinas

Diversos estudos têm sido conduzidos em todo o mundo para criar uma vacina específica contra o ZIKV. A despeito de ser um vírus de apenas um genótipo, o real mecanismo imunológico de proteção contra o ZIKV ainda não é totalmente conhecido, o que impede o desenvolvimento pleno de vacinas em tempo mais curto do que o inicialmente previsto. Deve-se destacar uma vacina quimérica chinesa que se encontra em estudos pré-clínicos.[7]

DESAFIOS ATUAIS[17,21]

- Implementar politicas públicas para o controle adequado do vetor, além da padronização de testes diagnósticos fidedignos, de simples execução e gratuitos para o usuário do Sistema Único de Saúde (SUS).
- Aparelhar o sistema de saúde em níveis de complexidade crescente para fortalecer o controle da transmissão do ZIKV por transmissão sexual e hemoderivados.
- Capacitar e organizar o itinerário de serviços, em nível primário, secundário, terciário ou em reabilitação para redução de danos e morbidade dos pacientes portadores de microcefalia.

ORIENTAÇÕES AO PAIS[5]

- Utilização de preservativos para prevenção de transmissão sexual do ZIKV quando advindos de áreas endêmicas.
- Uso de repelentes específicos para cada idade (http://www.sbp.com.br/fileadmin/user_upload/2012/12/Repelentes-2015.pdf).

✓ CONCLUSÃO

A infecção pelo ZIKV compreende um desafio, por conta do elevado número de casos assintomáticos e a miscelânea de diagnósticos diferenciais, mas deve ser suspeitada em uma criança com febre baixa, exantema pruriginoso, conjuntivite, artralgia e/ou edema simétrico nas extremidades sem outra possível causa infecciosa. Ainda, a infecção perinatal pelo ZIKV é um grande desafio em saúde pública pelas complicações graves, como a microcefalia, o que requer uma equipe multidisciplinar de suporte.

REFERÊNCIAS BIBLIOGRÁFICAS

1. Centers for Disease Control and Prevention (CDC). CDC Yellow Book 2018: Health Information for International Travel. New York: Oxford University Press; 2017.
2. Salomão R. Infectologia: Bases clínicas e tratamento. Rio de Janeiro: Guanabara Koogan; 2017.
3. Fauci AS, Morens DM. Zika Virus in the Americas - Yet Another Arbovirus Threat. N Engl J Med. 2016;374;7.
4. Petersen LR, Jamieson DJ, Powers AM, Honein MA. Zika virus: article review. N Engl J Med. 2016;374.
5. OSTER AM, Russel K, Stryker JE et al. Update: Interim Guidance for Prevention of Sexual Transmission of Zika Virus - United States, 2016 - Morbidity and Mortality Weekly Report (MMWR). Centers for Disease Control and Prevention (CDC). 2016;65.
6. Armstrong P, Hennessey M, Adams M, et al. Travel - associated Zika virus disease cases among U.S. residents - United States, January 2015-february 2016 Morbidity and Mortality Weekly Report (MMWR). Centers for Disease Control and Prevention (CDC). 2016;65(11).
7. Li XF, Dong HL, Wang HJ, Huang XY, Qiu YF, Ji X et al. Development of a chimeric Zika vaccine using a licensed live-attenuated flavivirus vaccine as backbone. Nature Communications. 2018;9:673.
8. Simonin Y, van Riel D, Van de Perre P, Rockx B, Salinas S. Differential virulence between Asian and African lineages of Zika virus. PLoS Negl Trop Dis. 2017;11(9):e0005821.
9. Duffy MR, Chen TH, Hancock WT, Powers AM, Kool JL, Lanciotti RS et al. Zika Virus outbreak in Yap Island, federate States of Micronesia. N Engl J Med. 2009;360;24.
10. Musso D, Roche C, Robin E, Nhan T, Teissier A, Cao-Lormeau VM. Potential sexual transmission of Zika virus. Emerg Infect Dis. 2015;21:359-61.

11. Organização Mundial da Saúde (OMS). Amamentação no contexto do Zika vírus. Orientações provisórias. 25 de fevereiro de 2016.
12. Carvalho MR, Gomes CF. Amamentação: bases científicas. 4. ed. Rio de Janeiro: Guanabara Koogan; 2017.
13. Brasil. Ministério da Saúde. Secretaria de Vigilância em Saúde. Boletim Epidemiológico: Monitoramento integrado de alterações no crescimento e desenvolvimento relacionadas à infecção pelo vírus Zika e outras etiologias infecciosas, até a semana epidemiológica 52 de 2017. 2018;49(6).
14. Brasil. Ministério da Saúde. Secretaria de Vigilância em Saúde. Boletim Epidemiológico: Monitoramento dos casos de dengue, febre de chikungunya e febre pelo vírus Zika até a semana epidemiológica 10 de 2018. Volume 49. Abril 2018.
15. Sociedade Brasileira de Infectologia. Guia de manejo da infecção pelo vírus Zika. 2016. Disponível em: https://www.infectologia.org.br/admin/zcloud/125/2016/07/Guia_Manejo_Zika_SBI. pdf. Acesso em: 10 abr. 2018
16. Brasil. Ministério da Saúde. Secretaria de Vigilância em Saúde. Coordenação-geral do desenvolvimento da Epidemiologia em serviços. Guia de Vigilância em Saúde. 3. ed. Brasília; 2019.
17. Brasil. Ministério da Saúde. Secretaria de Vigilância em Saúde. Secretaria de Atenção à Saúde. Orientações integradas de vigilância e atenção à saúde no âmbito da Emergência de Saúde Pública de Importância Nacional: procedimentos para o monitoramento das alterações no crescimento e desenvolvimento a partir da gestação até a primeira infância, relacionadas à infecção pelo vírus Zika e outras etiologias infecciosas dentro da capacidade operacional do SUS [recurso eletrônico]/Ministério da Saúde, Secretaria de Vigilância em Saúde, Secretaria de Atenção à Saúde. Brasília: Ministério da Saúde; 2017.
18. Meneses JA, Alvino ACMI, Melo LRM. Síndrome da Zika congênita. In: Procianoy RS, Leone CR (orgs.). Sociedade Brasileira de Pediatria. PRORN – Programa de Atualização em Neonatologia. Ciclo 14. Porto Alegre: Artmed; 2017. p. 75-108 (Sistema de educação a distância, v.3)
19. Mlakar J, Korva M, Tul N, Popovic M, Poljsak-Prijatelj M, Mraz J et al. Zika virus associated with microcephaly. N Engl J Med 2016;374:951-8. DOI: 10.1056/NEJMoa1600651
20. Hazin AN, Poretti A, Souza-Cruz DDC, Tenorio M, van der Linden A, Pena LJ et al. Computed tomographic findings in microcephaly associated with Zika virus. N Engl J Med. 2016;374:951-8
21. Brasil. Ministério da Saúde. Secretaria de Atenção à Saúde. Diretrizes de estimulação precoce: crianças de zero a 3 anos com atraso no desenvolvimento neuropsicomotor decorrente de microcefalia/Ministério da Saúde, Secretaria de Atenção à Saúde. Brasília: Ministério da Saúde; 2016. 123 p..: il.

7

CHIKUNGUNYA

Regina Célia de Souza Campos Fernandes
Denise Cardoso das Neves Sztajnbok
Charbell Miguel Haddad Kury

OBJETIVOS

- ✓ Identificar a infecção por Chikungunya na criança e suas fases clínicas.
- ✓ Conhecer o diagnóstico diferencial e os exames complementares necessários.
- ✓ Reconhecer as manifestações graves e atípicas.
- ✓ Manejar adequadamente a doença.

INTRODUÇÃO

Chikungunya, na língua Makonde, significa "que se contorce" ou "se curva". A doença é causada pelo vírus Chikungunya (CHIKV), um vírus de RNA fita única, do gênero *Alphavirus* e da família Togaviridae, que é transmitido ao homem pela picada de mosquitos *Aedes aegypti* e *albopictus*, descrita pela primeira vez no sudoeste da Tanzânia em 1952. Ela chegou à América em dezembro de 2013 e apresenta risco significativo de pandemia e de endemicidade. O quadro clínico pode ser agudo, com possibilidade de evolução subaguda e crônica, a qual pode durar anos.[1] Caracteriza-se clinicamente por poliartralgia aguda febril e artrite inflamatória, erupções cutâneas e outras manifestações sistêmicas.[2] O primeiro caso de transmissão maternoinfantil foi confirmado em 2005.[3,4] Raramente pode ocorrer transmissão por via transfusional.

PATOGENIA

Após a picada do mosquito infectado, o CHIKV é injetado na derme e nas células epiteliais e fibroblastos, onde ocorre a replicação, com os monócitos contribuindo para a disseminação sanguínea durante a fase virêmica, principalmente para fígado, baço, músculos, articulações, linfonodos e cérebro.[1]

MANIFESTAÇÕES CLÍNICAS

A infecção por CHIKV é sintomática em sua maioria e as manifestações clínicas apresentam espectro de doença de leve a grave. A soroconversão assintomática ocorre em menos de 15% dos casos. O período de incubação é de 1 a 14 dias. As comorbidades são fatores de risco para formas graves e a infecção pode inclusive levar à descompensação da doença de base. A Chikungunya pode ser classificada em três fases: aguda, subaguda e crônica, além das formas graves e atípicas (Figura 1):[5]

- Fase aguda ou febril: duração de até 14 dias.
- Fase subaguda: persistência do quadro após 14 dias, com duração de até 90 dias.
- Fase crônica: os sintomas persistem além dos 90 dias.[5]

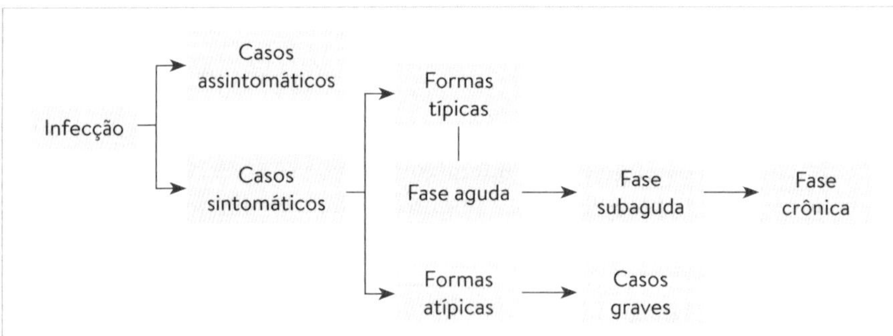

Figura 1 Espectro clínico chikungunya.
Fonte: SVS/Ministério da Saúde, 2017.[5]

Fase aguda ou febril

- Febre: início súbito, elevada (> 38,9°C) e que pode durar 1 a 8 dias, muitas vezes complicada por convulsões febris. Pode ser contínua, intermitente ou bifásica.

- Manifestações cutâneas e hemorrágicas: exantema maculopapular em tronco e membros (33 a 60%), que dura 5 dias seguido por hiperpigmentação (42%) ou hipopigmentação.[1] Eritema difuso, edema facial, vesículas ou bolhas podem ser encontrados, assim como dermatite exfoliativa, eritema nodoso, exacerbação de dermatoses preexistentes e úlceras orais. Nos menores de 6 meses de idade podem ocorrer lesões bolhosas extensas cobrindo até 35% do corpo (38 a 48%).[6] Epistaxes, sangramentos gengivais e púrpuras são observadas em 10% dos casos pediátricos.
- Manifestações musculoesqueléticas: mialgias, artralgias e artrite são menos comuns nas crianças (30 a 50%), apresentando padrão poliarticular distal, simétrico, com edema e sem sinovite. Cronificação não é comum como no adulto (5 a 11%).[1]
- Manifestações adicionais: cefaleia, dor retrocular, hiperemia conjuntival, faringite, náuseas, vômitos, diarreia, dor abdominal, linfadenopatia cervical, retroauricular e inguinal.

Formas graves ou atípicas

As causas podem ser por ação viral direta, resposta imunológica ou toxicidade medicamentosa. Os grupos de risco para o desenvolvimento de formas graves são as gestantes, menores de 2 anos e presença de comorbidades. Essas formas podem ocorrer na ausência de outras manifestações, como febre ou artralgia. As principais são insuficiência respiratória, descompensação cardiovascular, miocardite, hepatite aguda, insuficiência renal, hemorragia e acometimento neurológico:[5]

- Neurológicas: presentes em 14 a 25% dos casos, incluindo convulsões, encefalopatia aguda e meningoencefalite, síndrome de Guillain-Barré, síndrome cerebelar, paresias, paralisias e neuropatias.[5]
- Deficiência de atenção e memória são relatadas em 75% das crianças e desordens neurossensoriais (visão borrada e deficiência auditiva) em 5%, após 2 anos da infecção, ressaltando a morbidade da doença.[7,8]
- Renais: nefrite e insuficiência renal aguda.[5]
- Cardiovascular: miocardite, pericardite, insuficiência cardíaca, arritmia, instabilidade hemodinâmica.[5]
- Outros sistemas: pneumonia, insuficiência respiratória, hepatite, pancreatite, secreção inadequada do hormônio antidiurético (SIADH), insuficiência adrenal, discrasia sanguínea.[5]
- Olhos: neurite óptica, iridociclite, episclerite, retinite e uveíte.[5]

Forma subaguda

Esta fase ocorre após a aguda e pode durar até 3 meses da doença. O acometimento articular persiste ou piora. Há poliartrite distal, dor articular exacerbada e tenossinovite hipertrófica subaguda e edema. Pode haver recorrência da febre, exantema maculopapular, purpúrico ou vesicobolhoso.[5]

Forma crônica

Após 3 meses de doença, o acometimento articular persiste ou recidiva. Outras manifestações clínicas associadas são descritas.[5]

DIAGNÓSTICO

Baseia-se no contexto epidemiológico e diante de uma criança com febre elevada de início súbito, exantema, artralgia e edema simétrico de extremidades, sem outra explicação possível.

Nos cinco primeiros dias, o diagnóstico pode ser feito por RT- PCR no soro e/ou líquor.

Sorologia: IgM detectável entre 2 e 7 dias após o início da doença e com pico entre 3 e 5 semanas. IgG específica com positividade a partir da segunda semana, podendo persistir ao longo da vida.[1]

As alterações nos exames inespecíficos encontradas na fase aguda são leucopenia com linfopenia menor que 1.000 céls./mm^3. Raramente a plaquetopenia é inferior a 100.000 céls./mm^3. Velocidade de hemossedimentação (VHS) e proteína C-reativa (PCR) elevadas. Há elevação discreta das enzimas hepáticas e da creatinofosfoquinase (CPK).[5]

DIAGNÓSTICO DIFERENCIAL

Deve ser feito principalmente com dengue, cujo exantema tem aparecimento mais tardio e determina trombocitopenia mais acentuada.[1] Diferenciar de outras doenças febris agudas, Zika, Mayaro, malária, leptospirose, febre reumática, artrite séptica, etc. Considerar o CHIKV no diagnóstico diferencial dos exantemas vesiculares e bolhosos como varicela, enteroviroses e estafilococcias.

TRATAMENTO

Sintomático e sempre levando em conta o diagnóstico diferencial com dengue, que pode ser potencialmente fatal. Deve se realizado de acordo com a fase clínica da doença. A avaliação da dor é feita pelas escalas próprias e padrões comportamentais, de acordo com a faixa etária, que devem ser utilizados para otimizar o uso da analgesia. A mais utilizada é a escala analógica visual (EVA, sendo 0 = nenhuma dor e 10 = dor máxima) associada à escala de faces, geralmente a partir dos 5 anos de idade, e os indicadores comportamentais, nas crianças menores.[5]

São necessários hidratação adequada e repouso. Antitérmicos e analgésicos em intervalos fixos. Evitar salicilatos e anti-inflamatórios não hormonais, que podem precipitar manifestações hemorrágicas[1] e complicações renais em formas graves de Chikungunya, além da possibilidade do diagnóstico de dengue. Os corticoides também não devem ser utilizados na fase aguda, por causa do risco de complicações. Na fase aguda pode-se utilizar:[5]

- Dor leve (EVA de 1 a 3): dipirona ou paracetamol.
- Dor moderada (EVA de 4 a 6): dipirona e paracetamol intercalados.
- Dor intensa (EVA 7 a 10): internação, dipirona e paracetamol intercalados, associados a opioides como codeína.

Compressas frias nas articulações dolorosas até a cada 4 horas, por 20 minutos, e estímulo a exercícios ativos com brincadeiras próprias da idade e respeitando o limite de tolerância da dor.[9]

Até o momento, não há tratamento específico. Recentemente, estudos *in vitro* atestaram a eficácia da medicação sofosbuvir, utilizada contra o vírus da hepatite C, que foi capaz de reduzir a viremia por CHIKV, com resultados promissores. Mais estudos devem ser realizados para atestar a segurança desta medicação para uso humano.[10]

As manifestações graves e atípicas devem receber manejo específico.

Os critérios de internação são baseados na presença dos sinais de gravidade: acometimento neurológico, sinais de choque, dispneia, dor torácica, vômitos persistentes, neonatos, descompensação da doença de base e sangramentos de mucosas.[5] Outras indicações podem ser necessárias, dependendo da avaliação da criança.

PREVENÇÃO

- Medidas gerais de controle do vetor, proteção individual com repelentes e roupas apropriadas.
- Perspectivas para o uso de vacinas contra a infecção por CHIKV: no momento estão em diversos estágios de desenvolvimento e utilizam-se diferentes estratégias de geração de imunidade, como vacinas de VLP; quiméricas; de subunidade; de ácidos nucleicos e vacinas vivas atenuadas, mas nenhuma ainda licenciada para uso humano.[11]

TRANSMISSÃO MATERNOINFANTIL DO CHIKV

A epidemia de Chikungunya, que ocorreu na Ilha de La Reunion, na França, entre 2005 e 2006, revelou pela primeira vez a possibilidade da transmissão maternoinfantil e com elevada morbidade neonatal.[3,9]

Embora rara, a transmissão intrauterina sobe para 50% no caso de mães virêmicas na semana anterior ao parto, sendo atribuída a prováveis microtransfusões.[1,3,8,9] O parto cesáreo não apresentou efeito protetor.[3,8] Não foi comprovada transmissão pelo leite materno.[5] No Brasil, o primeiro caso foi relatado em 2016, na Bahia.[12]

Os bebês afetados desenvolvem manifestações ao redor do quarto dia de vida (3 a 7 dias), sendo necessária a permanência hospitalar até o sétimo dia. As manifestações mais comuns são:[1,3,9,12]

- Febre.
- Exantema, que pode ser petequial, bolhoso, descamativo e maculopapular.
- Irritabilidade e choro intenso, como tradução da dor.
- Recusa alimentar.
- Edema.
- Convulsões.
- Manifestações hemorrágicas.
- Desordens hemodinâmicas.

Em 39% dos casos há graves manifestações hemorrágicas, cardíacas e neurológicas.[3] Acompanhamento em unidades de tratamento intensivo é imprescindível. O desempenho neurocognitivo é diminuído aos 2 anos, mesmo na ausência de encefalopatia.[8]

DESAFIOS ATUAIS

A circulação de várias arboviroses impõe dificuldades para o diagnóstico clínico, além do desafio da disponibilidade de novos exames laboratoriais mais precisos, melhorando a qualidade dos diagnósticos etiológicos.

ORIENTAÇÕES AOS PAIS

Por se tratar de doença sem tratamento específico, a prevenção da infecção é a principal meta. Assim, é importante o controle de vetores no domicílio, o uso de roupas cobrindo braços e pernas, uso de outros métodos de barreira para evitar a picada do vetor, além da administração de repelentes apropriados para a idade.

✓ CONCLUSÃO

A infecção pelo CHIKV deveria ser suspeitada em uma criança com febre elevada, exantema, artralgia e/ou edema simétrico nas extremidades, sem outra possível causa infecciosa e dentro de um contexto epidemiológico. No neonato ela entra no diagnóstico diferencial da sepse neonatal, quando a mãe apresenta manifestações clínicas compatíveis no periparto e mora em área de circulação do vírus.

REFERÊNCIAS BIBLIOGRÁFICAS

1. Ritz N, Hufnagel M, Gerardin P. Chikungunya in children. Pediatr Infect Dis J. 2015; 34(7):789-91.
2. Weaver SC, Lecuit M. Chikungunya virus and the global spread of a mosquito-borne disease. N Engl J Med. 2015; 372(13):1231.
3. Ramful D, Carbonnier M, Pasquet M, Bouhmani B, Ghazouani J, Noormahomed T et al. Mother-to-child transmission of Chikungunya virus infection. Pediatr Infect Dis J. 2007; 26(9):811-5.
4. Robillard PY, Boumahni B, Gerardin P, Michault A, Fourmaintraux A, Schuffenecker I et al. Vertical maternal fetal transmission of the chikungunya virus. Ten cases among 84 pregnant women. Presse Med. 2006; 35(5 Pt 1):785-8.
5. Brasil. Ministério da Saúde. Secretaria de Vigilância em Saúde. Departamento de Vigilância das Doenças Transmissíveis. Chikungunya : manejo clínico. Brasília: Ministério da Saúde; 2017. Disponível em: http://bvsms.saude.gov.br/bvs/publicacoes/chikungunya_manejo_clinico.pdf. Acesso em: 25 dez. 2019.
6. Garg T, Sanke S, Ahmed R, Chander R, Basu S. Stevens-Johnson syndrome and toxic epidermal necrolysis-like cutaneous presentation of chikungunya fever: A case series. Pediatr Dermatol. 2018; 35(3):392-6.
7. Rajapakse S, Rodrigo C, Rajapakse A. Atypical manifestations of chikungunya infection. Trans R Soc Trop Med Hyg. 2010; 104(2):89-96.
8. Mehta R, Gerardin P, de Brito CAA, Soares CN, Ferreira MLB, Solomon T. The neurological complications of chikungunya virus: A systematic review. Rev Med Virol. 2018; 28(3):e1978.
9. Gerardin P, Barau G, Michault A, Bintner M, Randrianaivo H, Choker G, et al. Multidisciplinary prospective study of mother-to-child chikungunya virus infections on the island of La Reunion. PLoS Med. 2008; 5(3):e60.
10. Powers AM. Vaccine and therapeutic options to control chikungunya virus. Clin Microbiol Rev. 2017; 31(1):pii:e00104-16.
11. Ferreira AC, Reis PA, de Freitas CS, Sacramento CQ, Villas Bôas Hoelz L, Bastos MM et al. Beyond members of the Flaviviridae family, sofosbuvir also inhibits chikungunya virus replication. Antimicrob Agents Chemother. 2019; 63(2):pii:e01389-18.
12. Bandeira AC, Campos GS, Sardi SI, Rocha VF, Rocha GC. Neonatal encephalitis due to Chikungunya vertical transmission: First report in Brazil. IDCases. 2016; 5:57-9.

8

FEBRE AMARELA

Tânia Cristina de Mattos Barros Petraglia

OBJETIVOS

- ✓ Discutir aspectos epidemiológicos da doença no Brasil de interesse da Pediatria.
- ✓ Identificar os ciclos silvestre e urbano de transmissão.
- ✓ Caracterizar os estágios da doença.
- ✓ Discutir a profilaxia pela imunização.

INTRODUÇÃO

A febre amarela é uma virose de humanos e outros primatas transmitida por mosquitos infectados. A Organização Mundial da Saúde (OMS) estima que a doença circule em 44 países da África e da América do Sul, com uma expectativa de 200 mil casos por ano e 30 mil mortes em todo o mundo.[1]

A história inicial da doença é desconhecida, com o primeiro relato sugestivo em Yucatán, México, em 1648.[2] O termo "febre amarela" foi usado pela primeira vez em Barbados, em 1750.[3]

Em 1937, a vacina 17D foi testada no Brasil[4] e, em 1939, mais de 1 milhão de pessoas foram vacinadas. Apesar da disponibilidade de uma vacina eficaz e efetiva, o controle total da doença é inviável em virtude da migração de pessoas não vacinadas para áreas enzoóticas, onde o vírus se mantém.

Desde a década de 1980, vários surtos têm sido relatados no mundo, tornando a doença a primeira a exigir um certificado internacional de vacinação para viajantes.[5]

O último caso de febre amarela urbana registrado no Brasil foi em 1942, e todos os casos confirmados desde então decorrem do ciclo silvestre de transmissão.

A febre amarela tem importância epidemiológica por sua gravidade clínica e potencial de disseminação em áreas urbanas infestadas pelo mosquito *Aedes aegypti*.[6]

AGENTE ETIOLÓGICO

Trata-se de um vírus da família Flaviviridae, envelopado, com fita simples de RNA, sendo considerado um arbovírus. Apresenta sorotipo único, o que explica a efetividade da vacina 17D. Apenas sete genótipos foram detectados, cinco na África e dois na América do Sul.[5]

EPIDEMIOLOGIA DA DOENÇA NO BRASIL

Nas duas últimas décadas, foram registradas transmissões de febre amarela fora da área considerada endêmica, a Região Amazônica. Casos humanos e/ou epizootias em primatas não humanos (PNH) ocorreram na Bahia, em Minas Gerais, em São Paulo, no Paraná e no Rio Grande do Sul, caracterizando uma expansão recorrente da área de circulação viral nos sentidos leste e sul do país, o que afetou áreas consideradas "indenes" até então, onde o vírus não era registrado há décadas.

A Figura 1 retrata uma série histórica da doença de 1980 até 2018 no Brasil.[6]

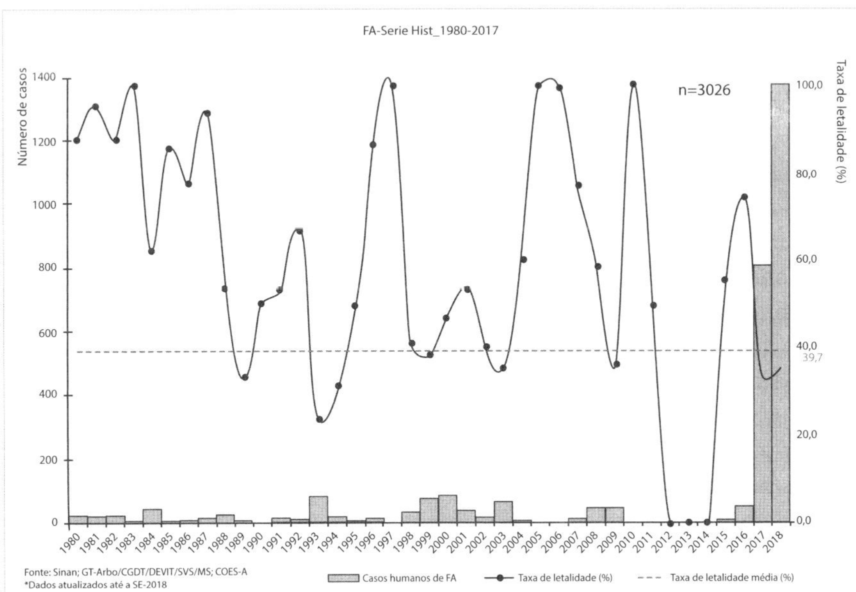

Figura 1 Série histórica da febre amarela no Brasil (1980-2018).[6]

No período de 01/07/2017 a 30/06/2018, os casos humanos e epizootias em PNH registrados ocorreram em Tocantins, no Distrito Federal, no Mato Grosso, em Minas Gerais, no Rio de Janeiro, em São Paulo e no Espírito Santo, a maioria na região Sudeste. Foram 1.376 casos confirmados da doença em humanos, com 483 óbitos e letalidade de 35,1%.

A maior parte dos casos surgiu em pacientes do sexo masculino e idade economicamente ativa, que compreende o perfil verificado nos casos de surto da doença.

A Tabela 1 retrata o perfil epidemiológico dos casos confirmados da doença no Brasil, no período de 01/07/2017 a 30/06/2018, de interesse para a especialidade da Pediatria.[7]

Tabela 1 Casos confirmados de febre amarela no Brasil no período de 01/07/2017 a 30/06/2018 na faixa etária de 0 a 20 anos

Idade em anos	Sexo masculino	Sexo feminino
0 a 5	7	1
6 a 10	4	–
11 a 15	18	4
16 a 20	43	17
Total	72	22

Fonte: adaptada de Brasil, 2017/2018.[7]

FISIOPATOLOGIA

Trata-se de um vírus viscerotrópico com capacidade de lesar fígado, baço, coração e pulmões, além de apresentar neurotropismo, infectando o parênquima cerebral e causando encefalite. A fisiopatologia em humanos caracteriza-se por disfunção hepática, falência renal, coagulopatia e choque, resultantes de ação citopática direta do vírus, necrose eosinofílica mediozonal e apoptose dos hepatócitos (presença dos corpúsculos de Councilman), acompanhado por mínima reação inflamatória, dano à microcirculação por hipóxia de baixo fluxo e aumento da produção de citocinas.[5]

Transmissão

O vírus é transmitido pela picada de mosquitos infectados, com dois ciclos de transmissão: silvestre (quando há transmissão em área rural ou de floresta) e urbano.[6]

Vários mosquitos estão envolvidos na manutenção do ciclo silvestre da doença, e o homem não vacinado fica exposto ao entrar nesse ciclo.

Outras formas de transmissão foram relatadas, como por sangue e aerossol, inicialmente relatados em trabalhadores de laboratório.[7]

O período de transmissibilidade é de 24 a 48 horas antes do início dos sintomas até 3 a 5 dias depois. O mosquito infectado transmite o vírus por 6 a 8 semanas.[8]

No ciclo silvestre da febre amarela, os PNH, representados pelos macacos, são os principais hospedeiros e amplificadores do vírus e os vetores são mosquitos com hábitos estritamente silvestres, sendo os gêneros Haemagogus e Sabethes os mais importantes na América Latina. No ciclo silvestre, o homem participa como um hospedeiro acidental ao entrar em áreas de mata, enquanto representa o único hospedeiro com importância epidemiológica no ciclo urbano, e a transmissão ocorre a partir de vetores urbanos infectados, *Aedes aegypti*. A Figura 2 ilustra os dois ciclos relatados.[6]

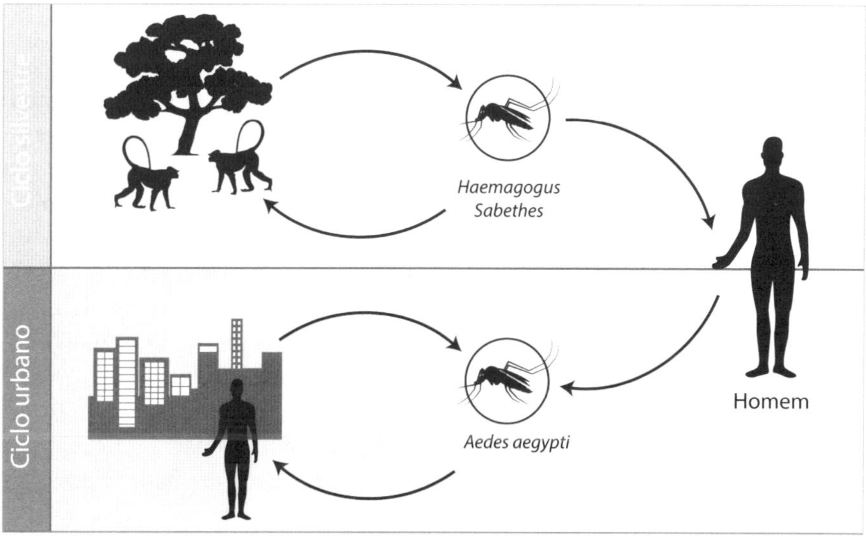

Figura 2 Ciclos silvestre e urbano da febre amarela.[6]

APRESENTAÇÃO CLÍNICA

O espectro da doença é muito amplo – desde infecção subclínica, sinais e sintomas leves até formas graves com alta letalidade. Esse cenário causa problemas de diagnóstico nos casos leves, quando os casos da doença são esporádicos.[5,8]

O período de incubação é de 2 a 9 dias,[5] podendo chegar a 10 a 15 dias.[8]

A doença é dividida em três estágios:

- 1º estágio: período de infecção, 3 a 4 dias (período de viremia) com febre, mal-estar, cefaleia, fotofobia, dor lombossacra, dores articulares, mialgia, náuseas e vômitos. O exame físico revela pele hiperemiada, congestão conjuntival, nas gengivas e na face. Há possibilidade de hepatomegalia discreta. O sinal de Faget pode estar presente no 2º dia de doença, cursando com bradicardia na vigência de febre. Nos exames laboratoriais, são encontrados leucopenia com neutropenia e aumento de transaminases podendo preceder a icterícia.

- 2º estágio: remissão, com diminuição da febre e sintomas, podendo durar até 48 horas. O paciente pode não evoluir para o 3º estágio e ficar anictérico, o que dificulta o diagnóstico fora dos surtos. As infecções são assintomáticas em 55% dos casos e em 33% deles a doença é leve.
- 3º estágio: período toxêmico, pode ocorrer até o 6º dia do início da doença, com aparecimento de icterícia e mais sinais e sintomas. Cerca de 12% dos pacientes evoluem para essa fase.

A febre pode retornar com bradicardia, náuseas, vômitos, dor epigástrica, icterícia, oligúria e diátese hemorrágica, com petéquias, equimoses, epistaxe, gengivorragia, melena, hematêmese, hematúria e metrorragia.

O vírus desaparece da circulação e os anticorpos aumentam. Pode evoluir para disfunção múltipla de órgãos, como fígado, rim e coração.

Nos exames laboratoriais na 2ª semana da doença, são encontrados picos de aspartato aminotransferase e alanina aminotransferase, que caem rapidamente na sequência. Os níveis de aspartato aminotransferase são maiores que os de alanina aminotransferase, provavelmente por lesão viral direta em miocárdio e músculos esqueléticos. Cabe lembrar que na hepatite os níveis de alanina aminotransferase são maiores que os de aspartato aminotransferase.

A fosfatase alcalina pode estar normal ou levemente aumentada, e os níveis de bilirrubina direta, entre 5 e 10mg/dL.

Na disfunção renal há albuminúria, diminuição da diurese e aumento da azotemia. A creatinina sanguínea pode estar de 3 a 8 vezes aumentada.

Pode haver diátese hemorrágica com trombocitopenia, tempo de protrombina aumentado e diminuição dos fatores de coagulação produzidos no fígado (II, V, VII, IX e X).[5,8]

A Tabela 2 retrata a classificação por gravidade, sinais e sintomas e alterações laboratoriais.[8]

Tabela 2 Formas clínicas, sinais e sintomas e alterações laboratoriais da febre amarela

Forma	Sinais e sintomas	Alterações laboratoriais
Leve/moderada	Febre, cafaleia, mialgia, náuseas, icterícia ausente ou leve	Plaquetopenia, elevação moderada de transaminases, bilirrubinas normais ou discretamente elevadas (predomínio de direta)

(continua)

Tabela 2 Formas clínicas, sinais e sintomas e alterações laboratoriais da febre amarela (*continuação*)

Forma	Sinais e sintomas	Alterações laboratoriais
Grave	Todos os anteriores, icterícia intensa, manifestações hemorrágicas, oligúria, diminuição da consciência	Plaquetopenia intensa, aumento de creatinina, elevação importante de transaminases
Maligna	Todos os sintomas clássicos da forma grave intensificados	Todas as anteriores e coagulação intravascular disseminada

DIAGNÓSTICO LABORATORIAL

Exames específicos

- Isolamento viral: pode ser realizado até o 5º dia da doença.
- Detecção de antígenos virais e/ou ácido nucleico viral: imuno-histoquímica (utiliza amostra de tecido, fígado, para detecção de antígenos com anticorpos marcados), reação em cadeia da polimerase (PCR).
- Sorologia: a amostra do soro deve ser obtida a partir do 5º dia de doença e uma segunda amostra no período de convalescença. A viragem sorológica ou títulos aumentados em quatro vezes são considerados conclusivos para o diagnóstico. Exames disponíveis: MAC-ELISA, inibição da hemaglutinação e teste de neutralização.

Exames inespecíficos

- Hemograma: leucopenia relativa e linfocitose; em caso de hemorragia, há queda de hematócrito. Presença de plaquetopenia, que pode estar abaixo de 100.000, com lenta recuperação.
- Aminotransferases já descritas.
- Bilirrubinas: aumento progressivo com a evolução da lesão hepática e à custa de bilirrubina direta.
- Ureia e creatinina para avaliação de comprometimento renal.
- Monitoramento da glicemia e eletrólitos, com tendência à hipoglicemia e à hiperpotassemia.
- Fatores da coagulação sanguínea: aumento dos tempos de protrombina, de tromboplastina parcial e de coagulação. Diminuição dos fatores II, IV, VII, VIII, IX e X.
- Urina com presença de proteinúria, hematúria e cilindrúria.[9]

DIAGNÓSTICO DIFERENCIAL

- Diagnóstico diferencial das formas leves da doença: pode mimetizar qualquer processo infeccioso agudo inespecífico, como infecções respiratórias agudas, intestinais virais e hepatites virais, além de outras arboviroses.
- Diagnóstico das formas graves da doença: leptospirose, malária grave, hepatites virais, dengue grave e outras viroses hemorrágicas.[10]

TRATAMENTO

Não existe tratamento antiviral específico no momento, porém há pesquisas promissoras. O tratamento é sintomático e com medidas de suporte, que variam de acordo com a gravidade da doença e os sistemas afetados, com disfunções ou insuficiências orgânicas. Os salicilatos são contraindicados, em virtude do risco de hemorragias, podendo ser usada dipirona.

Nos casos mais graves, manter equilíbrio hidreletrolítico, glicemia adequada, diurese e gases arteriais. A proteção da mucosa gástrica está indicada com antiácidos sistêmicos.[10,11]

MEDIDAS DE PREVENÇÃO

Para prevenir a febre amarela, o uso de repelentes e de roupas cobrindo a maior parte do corpo constituem medidas de barreira contra as picadas dos vetores,[9] porém seguramente a vacinação é a medida preventiva mais eficaz contra a doença. Atualmente, dispõe-se no Brasil de duas vacinas virais atenuadas e cultivadas em ovos embrionados, ambas originadas da cepa 17D. A vacina do laboratório Sanofi Pasteur utiliza a linhagem 17D-204 e a do laboratório Bio-Manguinhos, a linhagem 17DD.[6,11]

A vacina está indicada a partir dos 9 meses de idade, sendo 6 meses a idade mínima recomendada, para indivíduos moradores em áreas com recomendação para vacinação e viajantes destinados a essas áreas (vacinar 10 dias antes da viagem). A vacina é aplicada via subcutânea.[12,13]

A vacina é contraindicada para crianças menores de 6 meses; pessoas imunodeprimidas por droga ou doença; história prévia de anafilaxia ao ovo ou algum componente da vacina; pacientes infectados pelo HIV com imunossupressão grave, com a contagem de células CD4 < 200 células/mm^3 ou menor de 15% para crianças menores de 6 anos; doenças do timo; e, no caso de gestantes, a administração deve ser analisada individualmente.[14]

O Programa Nacional de Imunizações recomenda que a vacina tríplice viral ou tetraviral e febre amarela não sejam aplicadas simultaneamente durante o 2º ano de vida, guardando o intervalo de 30 dias entre as doses.[11]

Em casos de nutrizes vacinadas para febre amarela cujos bebês tenham menos de 6 meses de vida, o aleitamento materno deverá ser suspenso por 10 dias após a vacinação, segundo protocolo do Ministério da Saúde.[13]

O Brasil adotou o esquema vacinal de apenas uma dose durante toda a vida, medida que está de acordo com as recomendações da Organização Mundial da Saúde.[15]

Como controvérsia, fica a pergunta: há a necessidade de doses de reforços para a vacina febre amarela em crianças? A menor soroconversão em crianças para a vacina febre amarela não está associada a menor efetividade, entretanto, não é possível garantir que dose única da vacina seja suficiente para conferir proteção por toda a vida, especialmente se a vacinação ocorrer aos 9 meses de idade.[16,17]

O Brasil anunciou para 2020 o esquema de duas doses para crianças, aos 9 meses e uma segunda dose aos 4 anos de idade, porém mantém-se a necessidade da discussão sobre a instituição de uma segunda dose da vacina para outras faixas etárias.[18]

DESAFIOS ATUAIS

Com o cenário epidemiológico vigente, atingir altas coberturas vacinais consiste no maior desafio para controlar os surtos da doença, pois não existe proteção de rebanho para febre amarela silvestre; assim, todos precisam estar vacinados. Outro desafio para futuras discussões refere-se à necessidade de dose de reforço da vacina para outras faixas etárias.[16,17,18]

ORIENTAÇÕES AO PAIS

A recomendação mais importante quando se aborda uma doença passível de prevenção por vacina é manter a caderneta de vacinação atualizada. Por se tratar de uma arbovirose, outra recomendação salutar consiste em criar o hábito do uso de repelente.[8]

✓ CONCLUSÃO

A febre amarela é uma doença grave, com alta mortalidade para as formas graves e prevenível por uma vacina eficaz. Os casos da doença só serão evitados mediante vacinação em massa.[8]

REFERÊNCIAS BIBLIOGRÁFICAS

1. WHO. Position paper. Yellow fever, 2013. Disponível em: https://www.who.int/immunization/position_papers/WHO_pp_yellow_fever_june_2013_summary.pdf?ua=1. Acesso em: 6 jan. 2019.
2. Carter HR. Yellow fever: an epidemiological and historical study of its place and origin. Baltimore, MD: Williams and Wilkins; 1931.
3. Garrison FH. An introduction to the history of medicine with medical chronology, suggestions for study, and bibliographical data. Philadelphia: WB Saunders; 1929.
4. Monath TP. Yellow fever vaccines: the success of empiricism, pitfalls of application, and transition to molecular vaccinology. In: Plotkin S, Fantini M (eds.). Vaccinia, vaccination, and vaccinology. Paris, France: Elsevier; 1996. p. 157-82.
5. Plotkin SA, Orenstein WA, Offit PA, Edwards KM. Vaccines. 7. ed. Philadelphia: Elsevier; 2018.
6. Ministério da Saúde. Portal. Febre amarela. Disponível em: http://portalms.saude.gov.br/saude-de-a-z/febre-amarela-sintomas-transmissao-e-prevencao. Acesso em: 6 jan. 2019.
7. Brasil. Ministério da Saúde. Boletim epidemiológico febre amarela. Informe n. 27 | 2017/2018. Disponível em: http://portalarquivos2.saude.gov.br/images/pdf/2018/outubro/08/Informe-FA.pdf. Acesso em: 6 jan. 2019.
8. Brasil. Ministério da Saúde. Febre amarela. Guia para profissionais de saúde. 2018. Disponível em: http://portalarquivos2.saude.gov.br/images/pdf/2018/janeiro/18/Guia-febre-amarela-2018.pdf. Acesso em: 6 jan. 2019.
9. Albuquerque BC. Febre amarela. In: Tavares W, Marinha LAC. Rotinas de diagnóstico e tratamento das doenças infecciosas e parasitárias. 4. ed. São Paulo: Atheneu, 2015. p. 1190-204.
10. Salomão R. Infectologia: Bases clínicas e tratamento. Rio de Janeiro: Guanabara Koogan; 2017.
11. Brasil. Ministério da Saúde. Secretaria de Vigilância em Saúde. Departamento de Vigilância das Doenças Transmissíveis. Manual de Normas e Procedimentos para Vacinação. Brasília: Ministério da Saúde; 2014.
12. Petraglia TCMB. Imunizações por vacinas. In: Tavares W, Marinha LAC. Rotinas de diagnóstico e tratamento das doenças infecciosas e parasitárias. 4. ed. São Paulo: Atheneu; 2015. p. 1190-204.
13. Nota informativa n. 94 de 2017/CGPNI/DEVIT/SVS/MST. Disponível em: http://saude.es.gov.br/Media/sesa/Imunização/DOC-20170410-WA0030.pdf. Acesso em: 7 jan. 2019.
14. Brasil. Ministério da Saúde. Secretaria de Vigilância em Saúde. Departamento de Vigilância das Doenças Transmissíveis. Manual de Vigilância Epidemiológica de Eventos Adversos Pós-Vacinação. Brasília: Ministério da Saúde; 2014.
15. Brasil. Ministério da Saúde. Programa Nacional de Imunizações. Calendário nacional de vacinação. Disponível em: http://portalarquivos2.saude.gov.br/images/pdf/2018/julho/11/Calendario-de-Vacinacao-2018.pdf. Acesso em: 11 nov. 2018.
16. Martins RM, Homma A. Há necessidade de doses de reforço para a vacina febre amarela? In: Levi GC, Giamberardino HIG, Kfouri RA. Controvérsias em imunizações. São Paulo: Segmento Farma; 2013.
17. Collaborative Group for Studies on Yellow Fever Vaccines. Duration of post-vaccination immunity against yellow fever in adults. Vaccine (2014). Disponível em: http://dx.doi.org/10.1016/j.vaccine.2014.07.021. Acesso em: 11 nov. 2018.
18. Brasil. Ministério da Saúde. Secretaria de Vigilância em Saúde. Ofício circular nº 130/2019/SVS/MS. Brasília: Ministério da Saúde; 2019.

9

DOENÇAS EXANTEMÁTICAS

Paulo Cesar Guimarães
Gloria Regina da Silva e Sá
Tânia Cristina de Mattos Barros Petraglia

OBJETIVOS

- ✓ Identificar as características clínicas das principais doenças exantemáticas.
- ✓ Diferenciar clínica e laboratorialmente os principais agentes etiológicos causadores de doenças exantemáticas.
- ✓ Destacar a importância da identificação das doenças exantemáticas, tendo em vista aspetos epidemiológicos no contexto da saúde pública.

DEFINIÇÃO

As doenças exantemáticas são doenças infecciosas sistêmicas em que as manifestações cutâneas acompanham o quadro clínico do paciente, um dado fundamental para o diagnóstico. O enantema constitui a manifestação desse processo na mucosa.[1]

FISIOPATOLOGIA

Os microrganismos podem produzir lesões na pele por sua ação direta sobre a epiderme, a derme, as estruturas vasculares ou extravasculares locais, pela liberação de seus produtos tóxicos, pela combinação desses dois mecanismos ou pela indução de resposta imunológica e/ou inflamatória.[1]

Compreendem doenças e condições caracterizadas por erupção maculopapular:[2-6]

- Sarampo.
- Escarlatina.

- Rubéola.
- Meningococcemia.
- Eritema infeccioso.
- Exantema súbito.
- Síndrome da pele escaldada estafilocócica.
- Toxoplasmose.
- Enteroviroses.
- Mononucleose infecciosa.
- Febre maculosa.
- Dengue.
- Febre Chikungunya.
- Vírus Zika.

Já as doenças e condições caracterizadas por erupção papulovesicular são:

- Infecções por varicela-zóster.
- Eczema herpético.
- Enteroviroses.
- Impetigo.

Não serão abordadas detalhadamente cada uma dessas doenças porque isso fugiria à proposta dos autores, mas sim os elementos que facilitam a elaboração do diagnóstico. As arboviroses são abordadas em capítulos específicos.

É fundamental uma boa anamnese, valorizando características epidemiológicas, surtos e epidemias, antecedentes de doenças e uso de medicamentos, inclusive vacinas.

A história epidemiológica talvez seja o principal caminho para o diagnóstico diferencial. Deve-se ter muita calma na abordagem das circunstâncias que antecederam a doença, porque somente assim será possível eliminar algumas doenças, passando a pensar mais objetivamente em outras.[2,3]

A história clínica é de suma importância, cabendo indagar quando e como a sintomatologia começou, se houve período prodrômico, o(s) local(is) por onde principiou o exantema, a progressão deste, os sintomas e sinais concomitantes à erupção, como prurido, febre, tosse, prostração etc.[2-5]

O exame físico deve ser feito da maneira mais minuciosa possível, avaliando-se cada detalhe semiológico, em separado e em conjunto.[5]

Por último, o uso dos testes laboratoriais, muitas vezes difíceis de serem feitos – por conta de limitações do serviço em que os profissionais trabalham ou pelo padrão socioeconômico do paciente –, podem se tornar, algumas vezes, desnecessários, quando de uma história epidemiológica, história clínica e exame físico bem-feitos.[7,8] Contudo, no cenário atual, com a circulação das arboviroses e o risco de retorno de doenças antes controladas, os exames laboratoriais tornam-se importantes para a tentativa de identificar os agentes etiológicos.[4,6]

SARAMPO

Agente etiológico (AE): vírus do sarampo, um paramixovírus.

Período de incubação (PI): 8 a 12 dias.

Inegavelmente, o sarampo é a doença exantemática mais conhecida. Seu quadro clínico tem uma progressão muito característica, com o exantema iniciando na região retroauricular, na linha de implantação do couro cabeludo, seguindo o trajeto cefalocaudal, demorando em torno de 5 dias para alcançar as extremidades.[8]

Além do exantema maculopapular característico, há o sinal de Koplik, patognomônico do sarampo, encontrado até 48 horas antes do início do quadro exantemático, o qual se localiza nas mucosas, principalmente na parte lateral da boca e na mucosa vaginal. Outros sinais e sintomas encontrados são febre, adenomegalia, conjuntivite, tosse e edema facial. Quando cessa a febre, ou seja, em torno do 4º ou 5º dia de evolução do exantema, observa-se que a pele se torna descamativa (furfurácea).

Se a febre permanecer quando da chegada do exantema nos membros inferiores, deve-se pensar na possibilidade de o paciente apresentar complicações bacterianas, sendo as principais a otite média e a pneumonia.

Verifica-se que o hemograma é típico de processo viral, leucopenia com linfocitose, havendo leucocitose com neutrofilia nas complicações bacterianas. Os testes diagnósticos consistem na detecção do RNA viral através do PCR-RT; exames sorológicos, como IgM ou através da coleta pareada para títulos de IgG, com aumento de 4 vezes, respeitando o intervalo mínimo de 10 dias entre as coletas; além do isolamento viral em cultura de células.

Na radiografia de tórax, pode-se encontrar imagem característica de pneumonia intersticial, típica da doença.[6,8]

O tratamento é sintomático e o uso da vitamina D vem sendo preconizado pela Organização Mundial da Saúde, uma vez ao dia durante 2 dias, nas seguintes doses por via oral:[6]

- 200.000 UI para crianças a partir de 12 meses de idade.
- 100.000 UI para lactentes de 6 a 11 meses de idade.
- 50.000 UI para lactentes com menos de 6 meses de idade.

ESCARLATINA

AE: estreptococo beta hemolítico do grupo A.

PI: 2 a 5 dias.

Em geral, a erupção ocorre 12 a 48 horas após o início com febre, amigdalite eritematosa intensa, cefaleia e vômitos. Esse sintoma começa pelas dobras cutâneas (pescoço, cotovelos, axilas, regiões inguinais) estendendo-se pelo tronco e os membros durante 3 dias. A erupção é mais papulosa, parecendo uma lixa ao exame físico.

Existem sinais característicos, como o sinal de Pastia, que compreende linhas transversas na superfície de flexão dos cotovelos. O sinal de Filatov, a zona clara perioral, fica em contraste com a vermelhidão homogênea no restante da face.

A erupção empalidece em aproximadamente 3 ou 4 dias, desaparecendo no máximo em 2 semanas. Depois, começa uma descamação furfurácea, que se torna laminar nas mãos e nos pés, conferindo um aspecto característico à doença.

Outro sinal importante de escarlatina é a chamada língua em framboesa. No início, a língua reveste-se de crosta esbranquiçada e, após perder a saburra das bordas e da ponta para a base, exibe uma cor vermelha-escarlate, com papilas salientes no 3º ou 4º dia.[8]

Em termos de exames complementares, pode-se utilizar um simples leucograma, por meio do qual será encontrada leucocitose com neutrofilia e eosinofilia.[6,8]

RUBÉOLA

AE: vírus da rubéola, família Togaviridae.

PI: 14 a 21 dias

A rubéola, como exantema, é muito parecida com o sarampo – as lesões são também maculopapulosas, porém mais claras.

Para fazer essa diferenciação, deve-se avaliar o período prodrômico, no qual o da rubéola é muito mais curto, durando em média 24 horas, com febre baixa e fenômenos catarrais leves, com pequena fotofobia e sem o sinal de Koplik.

Nas mucosas, encontra-se um modesto enantema, que se resume em manchas róseas ou purpúricas no véu do palato e na parte posterior da abóbada palatina.

O que chama mais atenção na rubéola na fase prodrômica são os gânglios linfáticos retroauriculares, cervicais posteriores e suboccipitais que se encontram enfartados e dolorosos.

Por último, pode-se dizer que o estado geral do paciente, na maioria das vezes, está um pouco comprometido, característica que difere bastante do sarampo.

O diagnóstico consiste em dosar anticorpos pela técnica de I.H. (inibição de hemaglutinação) e Elisa – IgM. Coletar duas amostras de sangue com intervalo de 2 semanas, firmando-se o diagnóstico quando o aumento for quatro vezes o título IH ou Elisa-IgM positivo em qualquer das duas amostras.

O sinal de Forchheimer corresponde a um enantema petequial no palato mole, que pode estar presente no sarampo, na escarlatina, na mononucleose infecciosa, além da rubéola.[5-9]

ERITEMA INFECCIOSO

AE: parvovírus B19.

PI: 15 a 18 dias.

A faixa etária mais atingida é a de 2 a 14 anos. A fase prodrômica inexiste ou é extremamente discreta, e o paciente apresenta anorexia e artralgias.

A erupção representa praticamente toda a doença, com lesões maculopapulosas eritematosas na face que coalescem, tomando muitas vezes a forma de borboleta ou "aparência de bofetada".

A região perioral não é atingida, em contraste com a vermelhidão do restante da face.

Após persistirem por 1 a 2 dias na face, as lesões maculopapulosas atingem os membros superiores, inferiores e a região glútea. O tórax, geralmente, não é atingido.

Um aspecto importante reside no fato de que as lesões inicialmente são eritematosas, escurecem, ficam violáceas e empalidecem, desaparecendo em seguida. Pode haver recidiva da erupção, precedida por alguns irritantes cutâneos, como traumatismos, temperaturas extremas, luz solar etc.

Artrites transitórias podem estar presentes.[6-9]

EXANTEMA SÚBITO OU ROSÉOLA *INFANTUM*

AE: herpes-vírus humano tipo 6 (HHV-6) e 7 (HHV-7).

PI: 10 a 15 dias.

O começo é súbito, com febre alta, que permanece por 3 a 5 dias. Pode haver convulsões e geralmente surgem irritabilidade e pequena hipertrofia dos gânglios linfáticos nas cadeias cervical, occipital e auricular.

A febre diminui em crise e aparece o exantema maculopapuloso, iniciando-se no tronco e estendendo-se para o pescoço, os membros superiores, a face e os membros inferiores, durando em média 1 ou 2 dias. A faixa etária predominante é de 6 meses a 3 anos.

Em termos de diagnóstico diferencial com o sarampo, o que chama mais atenção é a queda da temperatura quando aparece o exantema, fato que ocorre de modo oposto no sarampo.[6,8,9]

SÍNDROME DA PELE ESCALDADA ESTAFILOCÓCICA OU DERMATITE ESFOLIATIVA GENERALIZADA (DOENÇA DE RITTER)

Esta doença é causada por estafilococo coagulase-positivo, fagos I e II, elaboradores de toxinas esfoliativas A e B, e atinge crianças pequenas.

Basicamente, surge uma erupção generalizada eritematosa, escarlatiniforme e dolorosa, mais acentuada nas pregas cutâneas; em média, após 2 dias de erupção, surgem bolhas cheias de fluidos claros. A epiderme se desprende das camadas inferiores (sinal de Nikolsky).

O estado geral do paciente é profundamente atingido; após 48 horas em média, as áreas esfoliadas secam e surgem grandes escamas nos locais afetados.[8]

TOXOPLASMOSE ADQUIRIDA

AE: *Toxoplasma gondii.*

Na maior parte das vezes, a clínica é pobre e nada característica.

O paciente pode apresentar febre, geralmente baixa, com estado geral preservado e adenomegalia generalizada. O exantema não é pruriginoso, não atinge as regiões palmares e plantares, caracterizando-se por lesões maculopapulosas de cor rósea até o vermelho-escarlate. Desaparece no fim de alguns dias, podendo deixar leve descamação.[8]

Em relação aos exames complementares, dispõe-se do Elisa, da prova do corante (Sabin-Feldman), da imunofluorescência indireta e da aglutinação. O diagnóstico se confirma pela presença de anticorpos da classe IgM na fase aguda da doença ou pelo aumento de quatro vezes ou mais dos títulos de anticorpos IgG, entre as fases inicial e de convalescença.[6,8]

ENTEROVIROSES

AE: enterovírus não pólio, como vírus coxsackie – grupo A – 23 sorotipos; grupo B – 6 sorotipos; echo – 31 sorotipos; 5 enterovírus, sorotipos 68-69-70-71-72.[8] Mais recentemente, os enterovírus não pólio foram classificados em quatro grupos (A, B, C e D), com base na homologia de uma região do RNA.[6]

Os enterovírus podem causar doenças exantemáticas. Algumas vezes, há sinais e sintomas característicos; em outras, somente é possível fazer o diagnóstico por eliminação ou por meio de exames complementares.[8]

A seguir, são descritas algumas doenças relacionadas.

Doença mão-pé-boca

Enterovirose provocada pelo coxsackie do grupo A 5, 6, 10 ou 16, em que o paciente apresenta febre e exantema vesicular nas mãos e nos pés (interdigital), além de enantema vesicular na cavidade oral.

Doença febril e eruptiva

Tem como etiologia os vírus coxsackie A e B. O paciente apresenta uma erupção maculopapulosa disseminada por todos os segmentos corporais, sem sinais ou sintomas característicos.

Deve-se lembrar que as enteroviroses acontecem mais nos meses quentes e acometem principalmente as crianças (6 meses a 7 anos).

Exantema de Boston

Outra enterovirose, causada pelo vírus echo tipo 16, na qual a clínica consiste em febre, odinofagia e dor abdominal, mas com estado geral preservado. Como no exantema súbito, o exantema maculopapular surge apenas quando a temperatura diminui e os outros sinais e sintomas desaparecem.

O exantema atinge principalmente face, tronco e dorso.

Pode-se encontrar em alguns casos enantema, caracterizado por lesões elevadas brancas, amarelas ou vermelhas no palato mole ou na úvula.

Echo 9

Exantema petequial, parecido com meningococcemia.[6-8]

MONONUCLEOSE INFECCIOSA

AE: vírus de Epstein-Barr.

A doença cursa com uma erupção rubeoliforme discreta, que atinge predominantemente o tronco.

Há adenomegalia generalizada, faringite eritematosa ou pultácea e esplenomegalia.[8,9]

Um ponto importante reside no fato de que o exantema da mononucleose acontece frequentemente após o uso de antibiótico (ampicilina ou amoxicilina).[10]

Para realizar o diagnóstico, utiliza-se a prova de Paul-Bunnell-Davidsohn e, no hemograma, encontram-se alterações linfocitárias (leucocitose com linfocitose, mais de 10% de linfócitos atípicos).

Sorologia especifica para EBV (IgM), quando disponível, firma o diagnóstico.[8,9]

EXANTEMA TÓXICO OU INFECCIOSO

É encontrado nos estados septicêmicos ou em outras doenças graves.

O exantema é incaracterístico, podendo ser morbiliforme ou com manchas irregulares de cor rósea ou vermelha.

O que facilita o diagnóstico é o estado geral altamente comprometido, compatível com a doença de base, e a falta de sinais e sintomas característicos de outras doenças exantemáticas.

O leucograma revela leucocitose com neutrofilia.[6-9]

FEBRE MACULOSA

AE: *Rickettsia rickettsii*.

PI: 2 a 14 dias.

Doença infecciosa, transmitida pela picada do carrapato, de gravidade variável, pode variar desde as formas clínicas leves e atípicas, que não chegam a ser diagnosticadas, até formas graves, com elevada taxa de letalidade. A doença inicia-se bruscamente, com febre alta, cefaleia e mialgia intensa. Depois, surgem edema nos membros inferiores e oligúria nos casos mais graves. Hepatoesplenomegalia pouco acentuada pode ser observada.

Se não houver tratamento, o paciente evolui para um estágio torporoso, de confusão mental, com frequentes alterações psicomotoras, chegando a coma profundo. Icterícia leve e convulsões podem ocorrer em uma fase terminal. Dessa forma, a letalidade é de 80%.

Na maioria das vezes, no 4º dia da doença surge o exantema maculopapuloso, de distribuição centrífuga, predominando nos membros e sem poupar as palmas das mãos e as plantas dos pés. Com a evolução da doença, nos casos graves, o exantema vai transformando-se em hemorrágico, constituído principalmente por equimoses. No paciente não tratado, as equimoses tendem à confluência, podendo evoluir para necrose, principalmente nos lóbulos das orelhas e no escroto. No exantema da febre maculosa, ocorre descamação, em geral no final da 2ª semana. O uso de antibióticos pode interferir na evolução do exantema.[7-10]

A fisiopatologia consiste na reprodução do agente nas células endoteliais dos pequenos vasos sanguíneos. A multiplicação das rickettsias causa edema, hemorragia, trombose e necrose. Há também infiltrado celular perivascular, e vasculites surgem em outros órgãos, como sistema nervoso central, coração, músculos, rins, etc.[8]

Exames laboratoriais da febre maculosa

- Exames inespecíficos: hemograma revela, na 1ª semana, leucopenia, às vezes com desvio para a esquerda. Posteriormente, ocorre a leucocitose. Trombocitopenia é comum. A ureia encontra-se frequentemente elevada. O líquido cefalorraquidiano pode estar alterado com pleocitose mononuclear muito discreta, acompanhada de elevação de proteínas.
- Exames específicos: o diagnóstico sorológico é extremamente importante. A reação de Weil-Felix é não específica e, por utilizar antígenos não rickettsias, não é mais recomendada. A reação de imunofluorescência indireta de anticorpo (IFA) é a mais utilizada. A reação em cadeia da polimerase (PCR) nas amostras de sangue e a biópsia na fase aguda são muito úteis, o isolamento do agente etiológico no sangue é extremamente difícil.[6-10]

Tratamento

Deve ser instituído quando da suspeição do diagnóstico com doxiciclina ou cloranfenicol, respeitando as especificidades de cada um, por 7 dias ou até 3 dias após o término da febre.

ERUPÇÃO PAPULOVESICULOSA

As principais condições e doenças que provocam erupções papulovesiculosas são descritas a seguir.

Varicela-zóster

AE: vírus DNA – varicela-zóster (VZ).
PI: 14 dias (10-21).

- Transmissão: a partir das vesículas e do trato respiratório, desde 1 a 2 dias antes do aparecimento do exantema até que todas as lesões atinjam o estágio de crostas, quando deixa de ser transmissível.
- Clínica: pródromos: 1 a 2 dias, febre, com estado geral pouco comprometido.
- Lesões: máculas, pápulas, vesículas, pústulas e crostas, com prurido intenso. O aparecimento sucessivo das lesões ocorre de 2 a 5 dias e apresenta o polimorfismo como característica marcante. Distribuição centrípeta, poupando

planta dos pés e palma das mãos, atingindo também mucosa bucal, ocular, órgãos genitais e reto.[8]

- Complicações da varicela: impetigo, furúnculo, erisipela, pneumonia, síndrome de Reye (com o uso de ácido acetilsalicílico), varicela hemorrágica, púrpura trombocitopênica (1 a 2 semanas após exantema, presença de epistaxes), púrpura fulminante – vasos de maior calibre, com necrose de extremidade e amputação.

A decisão quanto ao uso de antiviral, a via de administração e a duração do tratamento depende das características do hospedeiro para riscos de complicações ou doença grave. O aciclovir ou valaciclovir podem ser considerados para adolescentes não vacinados, portadores de doenças crônicas de pele ou pulmonar e imunocomprometidos.[6-9]

Varicela congênita

Infecção intrauterina na fase de organogênese que pode causar coriorretinite, catarata, microftalmia, meningoencefalite, atrofia cortical e deformidade dos membros.

Varicela neonatal

Transmissão transplacentária, mais grave quando a infecção se manifesta na mãe desde os 5 dias antes até o 2º dia após o parto. Nesse caso, apresenta letalidade de 10 a 15%,[7-9] estando indicado o uso da imunoglobulina humana antivaricela no recém nascido, segundo protocolo do Ministério da Saúde, publicado no manual dos Centros de Referência para Imunobiológicos Especiais.[11]

Herpes-zóster

Decorre da reativação e da replicação dos vírus, nos gânglios dos nervos espinais ou cranianos. A herpes-zóster surge apenas em indivíduos que tiveram infecção prévia por varicela. A dor precede as lesões na área de pele suprida pelos nervos sensitivos. As placas eritematosas podem evoluir como papulosas, vesiculosas, pustulosas e crostosas. Em alguns casos, o herpes oftálmico pode promover lesões de córnea como sequela.

Herpes variceliforme compreende a generalização do quadro, principalmente em imunodeprimidos. A neurite pós-herpética representa uma complicação raríssima em crianças (dor após queda das crostas).

DOENÇA DE KAWASAKI

Síndrome mucocutânea linfonodal.

AE: desconhecida, provavelmente infecciosa.

Descrita pelo Dr. Tomisaku Kawasaki em 1967, Tóquio, predomina no sexo masculino (ainda que pequena) e antes dos 5 anos. É mais recorrente entre o inverno e a primavera. Não há evidência de transmissão entre humanos.

A clínica consiste em:

- Quadro agudo: febre alta (5 dias ou mais);
- 3º dia: conjuntivite, faringite e eritema labial;
- 6º dia: lábios secos e fissurados, língua em framboesa, exantema pleomórfico, eritema palmoplantar, edema das mãos e dos pés, linfadenopatia cervical.

As complicações compreendem envolvimento cardiovascular, aneurisma da artéria coronária, infarto do miocárdio e miocardite. A mortalidade é de 1 a 2%.

Exames complementares:

- Hemograma: anemia, leucocitose e desvio para a esquerda;
- Ecocardiografia: aneurismas, estenoses e tortuosidades das coronárias;
- Velocidade de hemossedimentação aumentada;
- Plaquetas muito aumentadas (trombocitose).[7-9]

Para o diagnóstico, o paciente deve apresentar cinco dos seis itens a seguir:[7]

- Febre, 5 dias ou mais (obrigatória);
- Exantema polimorfo;
- Hiperemia conjuntival bilateral;
- Adenomegalia cervical não supurativa, em geral unilateral;
- Alterações de extremidades (edema, eritema, descamação periungueal);
- Alterações da mucosa oral (hiperemia da faringe, lábios congestos, secos ou fissurados, língua em framboesa).

Se o paciente apresentar aneurisma de coronária, bastam quatro itens.

DESAFIOS ATUAIS

Os maiores desafios para a abordagem das doenças exantemáticas residem na imensa semelhança clínica entre as mais diversas doenças, além das dificuldades para diagnósticos etiológicos, pela ausência ou pelas limitações de exames laboratoriais precisos, o que impossibilita, muitas vezes, o diagnóstico etiológico.

ORIENTAÇÕES AOS PAIS

Ressaltar aos pais a necessidade de manter a caderneta de vacinação das crianças atualizada, assim como de toda a família. Na presença de qualquer doença que curse com exantema, o médico deverá ser consultado.

✓ CONCLUSÃO

Foram abordadas as principais doenças que apresentam exantema maculopapular ou papulovesicular, assim como os sinais e sintomas mais característicos de cada uma delas, destacando os exames complementares que podem definir ou facilitar o diagnóstico.[9]

Finalizando, enfatizam-se os aspectos mais importantes para o diagnóstico das doenças exantemáticas:[8,9]

- Minucioso exame físico.
- Conjunto do quadro mórbido.
- Sequência de evolução dos sintomas.
- Existência de epidemias.
- Apuração de contato com doente.
- Antecedentes mórbidos.
- Vacinações anteriores.
- Avaliar a fonte de informações.
- Exames laboratoriais.

REFERÊNCIAS BIBLIOGRÁFICAS

1. Farhat CK, Carvalho LHFR, Succi RC. Infectologia pediátrica. 3. ed. São Paulo: Atheneu; 2007.
2. Azevedo CES. Doenças exantemáticas em pediatria e outras doenças mucocutâneas. São Paulo: Atheneu; 1999.
3. Guimarães PC, Oliveira Sá GRS. Diagnóstico diferencial das doenças exantemáticas. In: Sztajnbok DCN (coord.). Manual de Infectologia Pediátrica da Sociedade de Pediatria do Estado do Rio de Janeiro – Comitê de Infectologia. Rio de Janeiro: Guanabara Koogan; 2013. p. 77-94.
4. Marinho LAC. Dengue, febre Chikungunya e febre Zika. In: Tavares W, Marinha LAC. Rotinas de diagnóstico e tratamento das doenças infecciosas e parasitárias. 4. ed. São Paulo: Atheneu; 2015. p. 234-44.
5. Pernetta C. Terapêutica pediátrica. Rio de Janeiro: Atheneu; 1987.
6. In: Kimberlin DW et al. (ed.). Red Book: report of the Committee on Infectious Diseases. 31. ed. Itasca, IL: American Academy of Pediatrics; 2018. [Edição eletrônica.]
7. Veronesi R. Doenças infecciosas e parasitárias. Rio de Janeiro: Guanabara Koogan; 2009.
8. Aires VLT. Práticas pediátricas. São Paulo: Atheneu; 2006.
9. Mandell D. Bennett's principles and practice of infectious diseases. 8. ed. Philadelphia: Elsevier Saunders; 2015.
10. Tavares W. Antibióticos e quimioterápicos para o clínico. Rio de Janeiro: Atheneu; 2014.
11. Brasil. Ministério da Saúde. Secretaria de Vigilância em Saúde. Manual dos Centros de Referência para Imunobiológicos Especiais. 5.ed. Brasília; 2019.

SEÇÃO IV

INFECÇÕES CONGÊNITAS E PERINATAIS

10

SÍFILIS CONGÊNITA

Denise Cardoso das Neves Sztajnbok
Márcia Galdino Sampaio

OBJETIVOS

- ✓ Identificar os neonatos de risco, principalmente a partir do reconhecimento da infecção na gestante.
- ✓ Diagnosticar a infecção congênita.
- ✓ Reconhecer as manifestações clínicas na criança e as fases clínicas nos pais.
- ✓ Indicar terapêutica específica para a criança e seus pais/responsáveis.
- ✓ Realizar o acompanhamento clínico e laboratorial da criança após o tratamento.

INTRODUÇÃO

A sífilis congênita representa o reflexo da incidência da sífilis adquirida em mulheres em idade reprodutiva, podendo ser evitada e controlada pela implementação de medidas simples e de baixo custo, porém de grande impacto no controle da doença.

Observou-se uma elevação importante na taxa de incidência de sífilis congênita no Brasil de 2010 a 2017: 2,4 casos/mil nascidos vivos (2010) para 8,6 casos/mil nascidos vivos (2017). A taxa de mortalidade infantil por sífilis em 2017 foi de 7,2/100 mil nascidos vivos. Dessa forma, a sífilis continua contribuindo significativamente para as taxas de mortalidade infantil, representando 1,3% de mortes em menores de 5 anos.[1]

A infecção fetal pelo *Treponema pallidum* pode surgir em qualquer período da gestação ou fase da doença materna, por passagem transplacentária da bactéria ou através do líquido amniótico e das membranas fetais.[2] A taxa de transmissão vertical da sífilis em mulheres não tratadas é de 70 a 100% durante os primeiros 4 anos em que a doença é adquirida e pode causar a morte fetal ou perinatal em 40% das crianças. Nota-se ainda que 25% das crianças poderão nascer com baixo peso ou prematuras e 25% com sinais e sintomas compatíveis com a doença.[3]

O diagnóstico materno implica a realização de testes sorológicos no pré-natal, pois a maioria das gestantes com sífilis encontra-se na fase de sífilis latente (70%), isto é, assintomáticas e com reatividade dos testes sorológicos. As consequências da sífilis materna não tratada ou inadequadamente tratada podem ser abortamento (5 a 32,5%), hidropsia fetal não imune, retardo de crescimento intrauterino (23 a 30,7%), prematuridade (9 a 36%), natimortalidade (10 a 25%), neomortalidade (25 a 54%) e recém-nascidos com clínica de sífilis congênita ou assintomáticos com clínica tardia (60%).[2,4]

QUADRO CLÍNICO

Predominam as formas de apresentação oligo ou assintomática no período neonatal, responsáveis por 50 a 70% dos casos.[2,4,5]

Sífilis congênita precoce

As manifestações clínicas ocorrem até o 2º ano de vida.

- Alterações cutaneomucosas (15 a 60% dos casos): pênfigo palmoplantar; exantema maculopapular; coriza; condiloma plano; placas em mucosa oral; fissuras em lábios, narinas e ânus; e alterações ectodérmicas (perdas de cílios e cabelos, esfoliação das unhas).[2,4]
- Alterações viscerais – hepatomegalia (75 a 100%): hepatite, esplenomegalia, hiperesplenismo, pancreatite, síndrome disabsortiva, obstrução intestinal, enterocolite necrotizante, síndromes nefrítica e/ou nefrótica, paralisia de cordas vocais, pneumonia intersticial, meningite, convulsões, hidrocefalia progressiva, paralisia de pares cranianos (40 a 60% das crianças infectadas têm envolvimento assintomático do sistema nervoso central – SNC), glaucoma, uveíte, coriorretinite em sal e pimenta, anemia (hemolítica e Coombs negativo), trombocitopenia, púrpura, leucopenia ou, mais frequentemente, leucocitose com reação leucemoide e coagulação intravascular disseminada (CIVD).
- Alterações osteoarticulares: osteocondrite, periostite, osteomielite (distrofia osteíte-*like*).
- Outras manifestações: febre, adenomegalia (principalmente epitroclear), retardo de crescimento e formas sépticas.

Sífilis congênita tardia

As manifestações clínicas surgem em aproximadamente 40% das crianças não tratadas e são sequelas de doença sistêmica precoce, geralmente em pré-escolares e escolares. Crianças tratadas intraútero ou até o 3º mês de vida têm menor risco de apresentar sequelas. A ceratite intersticial e a tíbia em lâmina de sabre poderão surgir mesmo após o tratamento adequado.

- Alterações cutaneomucosas: gomas do véu palatar (ulcerações e perfuração), rágades (cicatrizes periorificiais).
- Alterações viscerais: hidrocefalia, lesões de nervos cranianos, mielite, *tabes dorsalis*, meningoencefalite, miocardite, ceratite intersticial, surdez (lesão do 8º par).
- Alterações dentárias (só ocorrem na dentição definitiva): dentes de Hutchinson (incisivos centrais superiores em forma de barril), molar em amora (primeiro molar inferior).
- Alterações osteoarticulares: periostite persistente ou recorrente, dactilite, nariz em sela, encurtamento do maxilar, sinal de Higoumenaki, concavidade do bordo vertebral da escápula, articulações de Clutton, tíbias em lâmina de sabre, bossa frontal e fronte olímpica.[2,4,5]

DIAGNÓSTICO

O diagnóstico da sífilis congênita é difícil, pois a maior parte dos testes sorológicos na criança detecta anticorpos da classe IgG adquiridos via transplacentária de origem materna, podendo não significar infecção fetal.[6] A detecção de anticorpos séricos da classe IgM no neonato é consequência da sua resposta humoral à infecção, podendo indicar sífilis congênita, mas, em vários métodos, a medida dos níveis séricos de IgM não se mostrou útil no diagnóstico de sífilis congênita.[7]

Diante das dificuldades do diagnóstico da sífilis no neonato, este deve se basear em dados clínicos e epidemiológicos da mãe e em parâmetros clínicos e laboratoriais da criança, pois não existe uma única avaliação que demonstre com altas especificidade e sensibilidade o diagnóstico da infecção na criança.

Todos os recém-nascidos (RN) de mães com diagnóstico de sífilis na gestação, no parto ou na suspeita clínica de sífilis congênita devem realizar investigação para sífilis congênita, mesmo nos casos de mães adequadamente tratadas, em virtude da possibilidade de falha terapêutica durante a gestação, que pode ocorrer em cerca de 14% dos casos.[8]

- Epidemiológico: identificação da infecção materna (gestação e parto).
- Clínico: quadro sugestivo, RN assintomático em até 70% dos casos.
- Laboratorial: testes sorológicos (mãe/criança).
- Radiografia de ossos longos: osteocondrite/periostite/osteomielite.
- Exame do líquido cefalorraquidiano (LCR): > 25 céls./mm^3 no período neonatal e > 5 céls./mm^3 após e/ou proteinorraquia > 150 mg/dL para RN a termo e > 170 mg/dL para pré-termo ou > 40 mg/dL após o período neonatal e/ou VDRL (*venereal disease research laboratory*) positivo.[2,4,5,8] O LCR normal não afasta o diagnóstico de neurossífilis. Apenas 40% das crianças com neurossífilis apresentam VDRL positivo no LCR.[2]

Exames hematológicos e de função hepática

O VDRL no LCR, quando reagente, e na ausência de acidente de punção, confirma o diagnóstico de neurossífilis, porém, quando não reagente, não afasta neurossífilis, uma vez que a sensibilidade do VDRL no LCR é baixa. É importante valorizar também os outros parâmetros que, somados, aumentam a sensibilidade para detectar a neurossífilis, mesmo que provável.[2,6]

Os testes não treponêmicos (reagínicos) são usados para triagem e monitoramento terapêutico (VDRL e RPR – *rapid plasma reagin*) e detectam anticorpos contra antígenos lipídicos liberados pelos tecidos agredidos. Os testes treponêmicos são confirmatórios (FTA-ABS – *fluorescent treponemal antibody absorption*, MHA-TP – *microhemagglutination assay for Treponema pallidum*, hemaglutinação ou TPHA – *Treponema pallidum hemagglutination assay*, ELISA IgG e IgM, FTA-ABS 19 S IgM, FTA-ABS CFS, *Western Blot*) e detectam anticorpos específicos para o *Treponema pallidum*. Há detecção direta do antígeno ou DNA treponêmico pelo RIT (teste de infectividade em coelhos), probes de DNA e PCR. Atualmente, têm sido empregados testes rápidos no pré-natal ou no parto com antígenos treponêmicos (cromatográficos). Eles apresentam alta sensibilidade e especificidade e são qualitativos, porém não permitem diferenciar infecção ativa de passada nem realizar controle de cura.[4,5,8] Para as gestantes, o tratamento deverá ser iniciado com apenas um teste reagente (treponênico ou não treponêmico), porém a continuidade do tratamento dependerá de um segundo teste.

O estágio da sífilis materna implica variações nos resultados dos exames sorológicos, resultando em interpretações errôneas, falha no diagnóstico e prevenção da sífilis congênita. Durante o período de incubação e na sífilis primária, cerca de 25% dos resultados de testes não treponêmicos e 10% dos testes treponêmicos podem ser negativos. A sífilis latente precoce geralmente cursa com títulos de testes não treponêmicos baixos e latente tardia, com títulos baixos ou negativos. Dessa forma, diante de titulação baixa materna e até mesmo negativa, mas com história epidemiológica positiva, é importante atentar-se ao conceito de cicatriz sorológica: testes não treponêmicos persistentemente reagentes, em geral em baixas titulações, em pessoas adequadamente tratadas.[8]

Para o diagnóstico da sífilis em gestantes, na impossibilidade de realização de teste confirmatório, deve-se considerar o teste não treponêmico reagente, com qualquer título, a menos que haja documentação de tratamento anterior e títulos sorológicos em declínio. Os falso-negativos podem ocorrer também pelo fenômeno de prozona (aumento excessivo de anticorpos).[5,8]

Nos RN e lactentes, os títulos maiores que os da mãe indicam "sífilis congênita" (o que ocorre em apenas 22% dos casos), mas, se forem mais baixos, não está afastado o diagnóstico.[9,10] A presença de IgG materna adquirida via transplacentária pode permanecer por até 18 meses em não infectados, promovendo dúvidas quanto à real infecção na criança. A sorologia poderá ser negativa ou apresentar baixa titulação em neonatos cujas mães transmitiram o treponema no final da gestação ou no periparto. Desse modo, é importante repetir a sorologia com 1 e 3 meses de vida. Não se recomenda a utilização de sangue do cordão umbilical do neonato para a realização do VDRL pela alta incidência de falso-negativo.[2,5,8]

A Tabela 1 demonstra possíveis resultados de sorologia treponêmica e não treponêmica e a situação da infecção na mãe e na criança.

Tabela 1 Interpretação dos resultados de sorologia treponêmica e não treponêmica da mãe e da criança

Teste não treponêmico (VDRL, RPR)	Teste treponêmico (FTA-ABS, TPHA, teste rápido)	Interpretação
Mãe e criança: negativos	Mãe e criança: negativos	Sífilis ausente, incubação ou primária
Mãe e criança: positivos	Mãe e criança: negativos	Falso-positivo
Mãe positiva e criança positiva e negativa	Mãe e criança: positivos	Sífilis materna com provável infecção na criança, tratamento materno
Mãe e criança: positivos	Mãe e criança: positivos	Sífilis materna recente ou prévia, infecção provável na criança
Mãe e criança: negativos	Mãe e criança: positivos	Sífilis tratada, sífilis tardia

Fonte: adaptada de Ministério da Saúde, 2018.[5]

TRATAMENTO

A única medicação com eficácia comprovada para o tratamento da sífilis materna é a penicilina, representando o medicamento de escolha em todos os estágios da doença. Gestantes ou nutrizes que apresentam alergia ao medicamento devem ser dessensibilizadas (exceto aquelas com relato de reações graves) e tratadas com penicilina.[2,5,8,11] Esquemas preconizados pelo Ministério da Saúde (MS) segundo a fase clínica materna são descritos a seguir.[5]

- Sífilis primária, sífilis secundária e latente precoce (com menos de 2 anos de evolução): penicilina G benzatina, intramuscular (IM), dose única de 2.400.000 UI (1,2 milhões em cada glúteo);
- Sífilis latente tardia, terciária e de duração ignorada: dose total de 7.200.000 de UI (2.400.000 a cada 7 dias).

Apesar das recomendações do MS e do Centers of Disease Control (CDC) para o tratamento da sífilis secundária com dose total de 2.400.000 UI, nessa fase é alta a possibilidade de infecção fetal pelo grande número de treponemas circulantes no organismo materno.[5,11] A diminuição da eficácia terapêutica também tem sido associada à alteração da farmacocinética do antibiótico, em virtude de mudanças fisiológicas que o organismo materno sofre.[11-14] Diante da possibilidade de falha terapêutica, alguns trabalhos orientam manter o tratamento com dose total de 4.800.000 UI de penicilina G benzatina na gestante com sífilis secundária.[2,6,15,16]

Para o tratamento da sífilis congênita, incluindo a neurossífilis, a escolha é a penicilina G cristalina ou a procaína. Na ausência dessas medicações, a ceftriaxona constituirá a opção (também em neonatos sem massa muscular para a penicilina G procaína):

- Neurossífilis: 100 mg/kg – dose de ataque no 1º dia, seguida de 80 mg/kg, intravenosa (IV), 1 vez/dia, por 10 a 14 dias.
- Sem neurossífilis: 75 mg/kg, IV, 1 vez/dia, por 10 a 14 dias.
- Após o período neonatal: 100 mg/kg, IV, 1 vez/dia, por 10 a 14 dias. A cefotaxima é mais indicada nas 4 semanas de vida (menor ligação à albumina), principalmente em prematuros e neonatos com hiperbilirrubinemia.
- 1ª semana: 50 mg/kg/dose a cada 12 horas e, depois, 50 mg/kg/dose a cada 8 horas durante 10 a 14 dias.[5,16]

A Figura 1 demonstra a investigação dos neonatos cujas mães não foram tratadas ou foram inadequadamente tratadas e das que foram adequadamente tratadas.

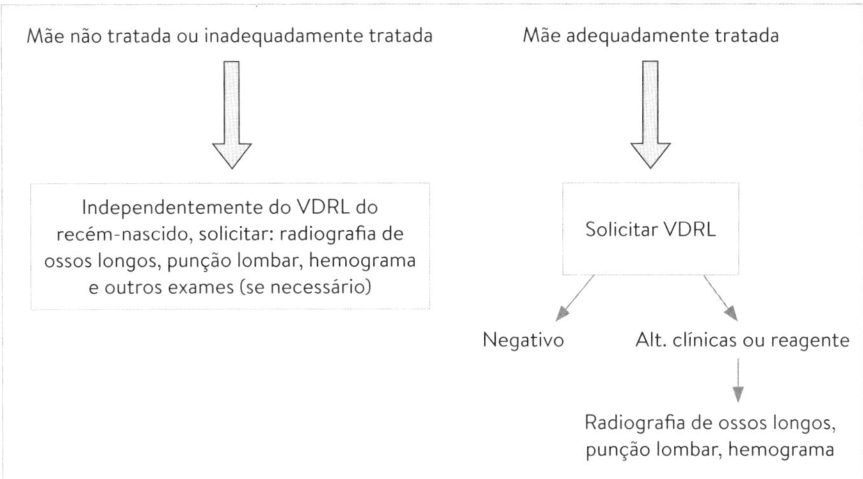

Figura 1 Investigação de neonatos cujas mães não foram tratadas ou foram inadequadamente tratadas e aquelas que foram adequadamente tratadas.

Fonte: adaptada de Ministério da Saúde, 2018.[5]

Situação 1[5]

A1 – alteração do LCR: penicilina G cristalina, 50.000 UI/kg/dose a cada 12 horas durante os primeiros 7 dias de vida e, depois, a cada 8 horas, por 10 dias.

A2 – alteração clínica, radiológica, hematológica ou outras alterações consistentes com sífilis congênita ou VDRL sérico positivo: penicilina G cristalina ou procaína (50.000 UI/kg/dose, IM, em dose única diária por 10 dias).

A3 – sem alterações clínicas, de LCR, radiológicas ou hematológicas e VDRL negativo: penicilina G benzatina, 50.000 UI/kg, IM, dose única. Na impossibilidade de acompanhamento ambulatorial, tratar como descrito na "Situação 2".

Situação 2

Constam no fluxograma do PCDT 2018[5] para o tratamento dos neonatos de mães adequadamente tratadas as seguintes recomendações: realizar VDRL de sangue periférico em todas as crianças e investigar todas que apresentarem VDRL positivo, independentemente do título do VDRL do neonato. A avaliação compreende punção lombar, hemograma e radiografia de ossos longos.

B1 – na presença de alterações clínicas e/ou radiológicas sem alterações de LCR: tratar conforme o item A1: penicilina G cristalina na dose de 100.000 UI/kg/dia (na 1ª semana de vida, a cada 12 horas, e, a partir da 2ª semana, a cada 8 horas), IV, durante 10 dias, ou penicilina G procaína 50.000 UI/kg/dia, IM, durante 10 dias.

B2 – na presença de alterações no LCR: tratar conforme o item A2: penicilina G cristalina, na dose de 150.000 UI/kg/dia, IV (na 1ª semana de vida, a cada 12 horas, e, a partir da 2ª semana, a cada 8 horas).

C1 – neonatos assintomáticos, sem alterações laboratoriais, porém com VDRL em amostra de sangue periférico reagente com titulação maior que a materna: tratar com penicilina G cristalina na dose de 100.000 UI/kg/dia (na 1ª semana de vida, a cada 12 horas, e, a partir da 2ª semana, a cada 8 horas), IV, durante 10 dias; ou penicilina G procaína 50.000 UI/kg/dia, IM, durante 10 dias.

C2 – neonatos assintomáticos, sem alterações laboratoriais, porém com VDRL em amostra de sangue periférico reagente com titulação menor ou igual à materna: tratar com penicilina G benzatina, IM, em dose única de 50.000 UI/kg. O acompanhamento ambulatorial é obrigatório, incluindo o seguimento com o VDRL sérico do neonato após o tratamento.

C3 – entre os neonatos de mães adequadamente tratadas e assintomáticos, sem alterações laboratoriais e com VDRL em amostra de sangue periférico não reagente, realizar apenas o acompanhamento ambulatorial. Na impossibilidade, tratar com penicilina G benzatina na dose única de 50.000 UI/kg. O acompanhamento ambulatorial é obrigatório, incluindo o seguimento com o VDRL sérico do neonato após o tratamento.

Tratamento após o período neonatal[5]

Penicilina G cristalina 200.000 a 300.000 UI/kg/dia, IV, a cada 4 ou 6 horas por 10 dias.

Tratamento inadequado na gestação[5]

- Outro regime não penicilínico.
- Inadequado quanto ao estágio da sífilis.
- Concluído a menos de 1 mês antes do parto.[6,11,16]
- Não documentação da queda dos títulos (queda em pelo menos duas diluições em 3 meses ou de quatro diluições em 6 meses após a conclusão do tratamento). Esses parâmetros estão bem estabelecidos na literatura para estágios precoces da sífilis (primária e secundária) e para a população de não gestantes.[17] Além disso, para sífilis latente tardia, critérios de falha terapêutica ainda não foram bem estabelecidos na literatura. A resposta sorológica depende de alguns fatores, como estágio clínico da sífilis, titulação inicial, número de vezes em que o paciente se infectou e idade.[11,17]
- Foi retirado o critério do parceiro sexual não tratado concomitantemente à gestante, entretanto é importante avaliar o risco de reinfecção da gestante. O

MS preconiza o tratamento para as parcerias sexuais de gestantes com sífilis (mesmo apresentando testes imunológicos não reagentes), com uma dose de penicilina benzatina IM 2.400.000 UI. Caso o parceiro seja positivo, o tratamento recomendado é o de sífilis adquirida no adulto, de acordo com a fase clínica.[5]

OBSERVAÇÕES

- Precauções-padrão: as lesões na sífilis não são mais infectantes após 24 horas do início do tratamento.
- A sífilis (adquirida, materna e congênita) é uma doença de notificação compulsória.
- A sífilis não contraindica o aleitamento materno, exceto se houver lesões do cancro na mama.
- Mesmo quando ampicilina é inicialmente prescrita para o tratamento de sepse neonatal, deve ser administrada penicilina G procaína ou cristalina por 10 dias.
- Reiniciar tratamento da criança, caso haja interrupção por mais de 1 dia e da gestante caso o intervalo entre as doses seja superior a 7 dias.
- RN nascidos de mulheres com sífilis precoce (primária, secundária, latente precoce) não tratadas estão sob alto risco de sífilis congênita e devem ser tratados por 10 dias, mesmo quando de uma avaliação integralmente normal. Dessa forma, é preciso ter cuidado com gestantes com VDRL > 1:32, pois altos títulos podem ser sugestivos de sífilis precoce (altas taxas de transmissão para o feto).[11]

ACOMPANHAMENTO[8]

1. Avaliação clínica mensal até o 6º mês de vida e trimestral do 6º ao 24º mês de vida.
2. VDRL: 1, 3, 6, 12 e 18 meses. Interromper com dois exames consecutivamente negativos. Os títulos devem declinar por volta do 3º mês e tornar-se negativos entre 6 e 12 meses após o tratamento. Na ausência de queda ou quando do aumento dos títulos entre 6 e 12 meses de vida, ou em casos de persistência ou recorrência dos sinais ou sintomas, a criança deve ser readmitida no hospital para avaliação (incluindo avaliação do LCR) e retratamento por 10 dias com penicilina G.
3. Realizar teste treponêmico a partir de 18 meses para conclusão do caso. Sugere-se acompanhamento da criança até os 5 anos se o teste for reagente.[16] Resultado de teste treponêmico não reagente a partir de 18 meses não afasta sífilis congênita.[18]
4. Avaliação semestral audiológica, neurológica e oftalmológica até os 2 anos de idade.

5. Pacientes com LCR alterado deverão repetir a avaliação a cada 6 meses, até a normalização dos parâmetros. VDRL positivo em qualquer ocasião implica retratamento com penicilina G cristalina por 10 dias. A celularidade e os níveis de proteína deverão declinar a cada avaliação. O paciente deverá ser retratado se houver manutenção dos resultados ou aumento da celularidade e/ou da proteína a cada avaliação, ou no caso de não normalizarem após 2 anos do tratamento inicial.[2]

DESAFIOS ATUAIS

A prevenção da sífilis congênita representa um grande desafio e depende de medidas que eliminem ou reduzam o risco de infecção fetal, como o diagnóstico precoce e o tratamento adequado da gestante e do seu parceiro. Devem ser realizados testes sorológicos para sífilis em todas as gestantes na primeira consulta de pré-natal, no 3º trimestre e no momento do parto ou aborto. Em relação aos neonatos, a orientação é que haja alta hospitalar após o resultado do VDRL materno. Independentemente do tratamento materno, as crianças cujas mães apresentem testes sorológicos positivos para sífilis devem ser avaliadas para a infecção, e a decisão do tratamento neonatal precisa levar em consideração o quadro clínico, a interpretação do resultado sorológico materno e os testes da mãe e do recém-nascido realizados no momento do parto, com material coletado do sangue periférico, e não do sangue do cordão.[5,8]

Todas as gestantes com sífilis devem ser testadas para o HIV, visto a coinfecção materna, cada vez mais frequente, a qual implica maior risco de transmissão vertical para a criança, com potencialização de seus mecanismos. Qualquer infecção sexualmente transmissível (IST) resulta em investigação de outras associadas.

ORIENTAÇÕES AOS PAIS

A realização do pré-natal é muito importante para o diagnóstico e o tratamento da sífilis o mais precocemente possível. O tratamento correto da mãe e de seu parceiro antes da 20ª semana de gestação demonstra quase 100% de sucesso, ou seja, gestações sem abortamentos, natimortos, prematuros ou crianças que nasçam com sífilis. A puérpera e seu parceiro devem ser acompanhados no ambulatório após o tratamento para sífilis.

É importante que os pais/responsáveis tenham adesão ao acompanhamento ambulatorial da criança por 18 a 24 meses, mesmo em casos de pacientes com risco mínimo de ter adquirido sífilis durante a gestação.

✓ CONCLUSÃO

Diante de níveis alarmantes da doença no Brasil, da dificuldade de estabelecer o diagnóstico definitivo de sífilis ao nascimento, da incerteza do acompanhamento ambulatorial dessas crianças, da possibilidade de surgimento da doença na criança após meses, de maneira abrupta e ameaçadora à vida, e de sequelas tardias, é preciso seguir parâmetros que aumentem a sensibilidade do diagnóstico para que não se perca a oportunidade de tratar qualquer caso de sífilis congênita, mesmo que de forma presuntiva. É importante destacar que a presença do título do RN maior que o título materno em pelo menos duas diluições classifica o caso como altamente provável para sífilis congênita, mas não deve ser o único dado a ser utilizado para o diagnóstico, pois a sensibilidade é de apenas 4 a 13% e a especificidade de 99%. Por isso, ressalta-se que o título do VDRL da criança inferior ao materno não exclui a sífilis no bebê e que a decisão de tratar a criança não deve se basear apenas em evidências definitivas de sífilis congênita, mas também na probabilidade da infecção.[19]

REFERÊNCIAS BIBLIOGRÁFICAS

1. Ministério da Saúde (Brasil). Sífilis. Boletim Epidemiológico. Secretaria de Vigilância em Saúde. 2018;49(45).
2. Kollmann TR, Dobson S. Syphilis. In: Remington JS, Klein JO (eds.). Infectious diseases of the fetus and newborn infants. 7. ed. Philadelphia: W.B. Saunders Company; 2011. p. 524-63.
3. Wicher V, Wicher K. Pathogenesis of maternal-fetal syphilis revisited. Clin Infect Dis. 2001;33:354-63.
4. Secretaria do Estado da Saúde de São Paulo. Manual de Vigilância epidemiológica. Sífilis congênita. São Paulo; 1998.
5. Ministério da Saúde (Brasil). Protocolo clínico e diretrizes terapêuticas para prevenção da transmissão vertical de HIV, sífilis e hepatites virais. Secretaria de Vigilância em Saúde Departamento de Vigilância, Prevenção e Controle das Infecções Sexualmente Transmissíveis, do HIV/Aids e das Hepatites Virais. Brasília; 2018.
6. Centers for Disease Control and Prevention (CDC). Guidelines for prevention and control of syphilis. MMWR. 1988;37(S-1):1-13.
7. Kaufman RE, Olansky DC, Wiesner PJ. The FTA-ABS(IgM) test for neonatal congenital syphilis: a critical review. J Am Vener Dis Assoc. 1974;1:79-84.
8. Ministério da Saúde (Brasil). Protocolo clínico e diretrizes. Atenção Integral às Pessoas com Infecções Sexualmente Transmissíveis (IST). Secretaria de Vigilância em Saúde Departamento de DST, Aids e Hepatites Virais. Brasília; 2015.
9. Stoll BJ, Lee FK, Larsen SA, Hale E, Schwartz D, Rice RJ et al. Improved serodiagnosis of congenital syphilis with combined assay approach. J Infect Dis. 1993;167:1093-9.
10. Laboratory Diagnosis and Interpretation of Tests for Syphilis. Larsen SA. Microbiology Reviews. 1995;8(1):1-21.
11. Centers for Disease Control and Prevention (CDC). Sexually Transmitted Diseases Treatment Guidelines. MMWR; 2015.

12. Sheffield JS, Wendel GD. Syphilis in pregnancy. Clin Obstet Gynecol. 1999;42(1):97-106.
13. Mascola L, Pelosi R, Blount JH Alexander CE. Inadequate treatment of syphilis in pregnancy. Am J Obstet Gynecol. 1984;158(8):945-7.
14. Chow AW, Jewesson PJ. Pharmacokinetics and safety of antimicrobial agents during pregnancy. Rev Infect Dis. 1985;7:287-313.
15. Zhu L, Qin M, Du L, Xie RH, Wong T, Wen SW. Maternal and congenital syphilis in Shanghai, China, 2002 to 2006. Int J Infect Dis. 2010;14(Suppl. 3):45-8.
16. Sociedade de Pediatria de São Paulo. Pediatra atualize-se. Aspectos epidemiológicos e preventivos da sífilis congênita. 2017; 5.
17. Ramsey PS. Post-Syphilotherapy Titers in Pregnancy. Editorial Commentary. Department of Obstetrics and Gynecology, University of Texas Health Science Center at San Antonio. CID 2015;60(1):691-2.
18. Lago EG, Vaccari A, Fiori RM. Clinical features and follow-up of congenital syphilis. Sex Transm Dis. 2013;40:85-94.
19. Herremans T, Kortbeek L, Notermans DW. A review of diagnostic tests for congenital syphilis in newborns. Eur J Clin Microbiol Infect Dis (2010) 29:495-501.

11

TOXOPLASMOSE

Ana Cristina Cisne Frota
Márcia Galdino Sampaio
Thalita Fernandes de Abreu

OBJETIVOS

- ✓ Compreender a epidemiologia e as formas de aquisição da toxoplasmose.
- ✓ Reconhecer as principais manifestações clínicas da doença nas formas adquirida e congênita.
- ✓ Diagnosticar a infecção adquirida e congênita.
- ✓ Indicar tratamento específico nas infecções adquirida e congênita.
- ✓ Proceder ao acompanhamento adequado das crianças com infecção congênita durante e após o tratamento.
- ✓ Indicar medidas de prevenção para aquisição da toxoplasmose.

INTRODUÇÃO

A toxoplasmose é uma zoonose de distribuição mundial, causada pelo *Toxoplasma gondii*, que acomete cerca de um terço da população humana.[1] A soroprevalência apresenta grande variabilidade geográfica (1 a 95%), sendo as maiores taxas encontradas na América do Sul.[1-3] Estudos de genotipagem identificaram três linhagens clonais do *T. gondii* (tipos 1, 2 e 3), com virulências distintas.[2] Postula-se que a gravidade da apresentação clínica se relacione, em parte, ao tipo de cepa.[2] Na Europa, predomina a do tipo 2, menos virulenta.[2] No Brasil, entretanto, há uma elevada diversidade genética, sendo a maior parte das cepas atípicas, o que poderia justificar uma incidência maior de formas graves congênitas no país em comparação à Europa.[3,4]

O microrganismo existe sob três formas na natureza:[2]

- taquizoítos – constituem a forma proliferativa presente no estágio agudo da infecção e que se multiplicam no interior de células vivas;
- cistos tissulares – contêm muitos parasitas e podem permanecer indefinidamente em alguns órgãos do hospedeiro (sistema nervoso central, músculo cardíaco e esquelético), que resulta em infecção crônica latente;
- oocistos – presentes nas fezes dos felinos e que constituem a forma infectante para o homem.

O homem e outros mamíferos são os hospedeiros intermediários no ciclo do *T. gondii*, e os felinos são os hospedeiros definitivos.[1] A infecção no homem se dá geralmente via oral-fecal, por meio do contato com fezes de gato, água ou solo contaminado, que contêm oocistos infectantes (p. ex., pela ingestão de vegetais crus ou água).[2] Também pode haver infecção por meio da ingestão de carne crua ou mal cozida de animais com cistos em seu organismo (boi, galinha, porco etc.). Mais raramente, foi descrita infecção por transfusão de sangue ou derivados em indivíduos transplantados e após acidente com material biológico.[2,5] Não há evidências de transmissão homem-homem, exceto a transmissão vertical durante a gestação.[1,2,6]

A infecção adquirida, em geral, não tem curso grave, exceto em indivíduos imunodeprimidos, sendo, na maioria das vezes, assintomática.[6] Após a fase aguda, há persistência do *T. gondii* sob a forma de cistos no organismo, o que caracteriza a infecção crônica latente.[6] Em indivíduos imunocomprometidos, pode haver reativação da infecção latente, o que resulta em toxoplasmose doença. Reativação e reinfecção com nova cepa de *T. gondii* também foram descritas em indivíduos imunocompetentes.[2,6]

A infecção congênita se dá via transplacentária e, exceto em raríssimas exceções, está relacionada à infecção primária materna durante a gestação.[2,6,7] A maioria das crianças com toxoplasmose congênita contrai a infecção no último trimestre de gestação. É importante frisar que, na maioria das gestantes, a doença é subclínica, o que dificulta o diagnóstico. Na infecção crônica materna, pode ser observada parasitemia recorrente em indivíduos imunocomprometidos, que pode estar associada ao aumento dos títulos de IgG.[2] Embora rara e infrequente, nessa situação pode haver infecção fetal, mesmo que a mãe já tenha sido infectada antes do período gestacional.

APRESENTAÇÃO CLÍNICA

Toxoplasmose adquirida

Na toxoplasmose adquirida, a infecção é subclínica em cerca de 70% dos casos; muitas vezes, faz-se o diagnóstico de infecção prévia por haver sorologia positiva.[2,6] Nos casos sintomáticos, a infecção pode se manifestar de várias formas, isoladamente ou associadas, conforme descrito a seguir.[1,6,7]

- Ganglionar: forma clínica mais frequente, assemelha-se à mononucleose infecciosa. O período de incubação varia. Em geral, há febre, que pode ser moderada ou alta. Algumas vezes, manifesta-se como febre de origem obscura, de longa duração, com anorexia e comprometimento do estado geral. A linfadenopatia é generalizada, porém acomete principalmente as cadeias cervicais, possivelmente um pouco dolorosa. Hepatoesplenomegalia discreta pode ser observada, mas a hepatite é incomum. Raramente, observa-se exsudato nas amígdalas, que lembra aquele causado pelo vírus Epstein-Barr. O aparecimento de exantema não é comum, sendo descrito em 10 a 20% dos casos. O exantema, em geral, é maculopapular róseo, morbiliforme, sem característica marcante na sua progressão e poupa palmas e plantas. Em geral, há regressão espontânea dos sintomas em 2 a 4 semanas, porém com regressão das adenomegalias em 2 a 3 meses.
- Pulmonar: forma de apresentação rara e evolução grave, de início insidioso com febre alta, tosse e cansaço. Pode haver exantema petequial e/ou purpúrico, que poupa palmas e plantas, surgindo com o quadro respiratório. À radiografia de tórax, podem ser observadas condensações pulmonares ou apenas aumento da trama broncovascular pulmonar.
- Infecção do sistema nervoso central (SNC): também raramente vista, especialmente de maneira isolada. Há febre, vômitos, cefaleia, distúrbio de consciência e, às vezes, convulsões. O exame do líquido cefalorraquidiano mostra aumento de células, com predomínio de mononucleares, com glicose e proteína normais, assemelhando-se a um quadro de encefalite viral. A evolução pode ser boa, com cura sem sequelas ou grave, também podendo levar ao óbito.
- Infecção ocular: é infrequente na toxoplasmose adquirida, mas estima-se que de 12 a 15% das pessoas infectadas apresentarão lesão ocular durante a vida.[6] Por sua gravidade, com possível evolução para amaurose, se não tratada adequadamente, é prudente fazer exame de fundo de olho rotineiramente em todos os casos de toxoplasmose adquirida.
- Formas incomuns: podem ocorrer miosite, miocardite e hepatite. É infrequente em imunocompetentes. Quando a infecção surge em indivíduo imunocomprometido, o curso pode ser grave, às vezes fatal, com acometimento de órgãos nobres, com possibilidade de encefalite, miocardite, pneumonite e hepatite. Nesses pacientes, há indicação de tratamento específico.[1,6]

Toxoplasmose congênita

Fatores como competência do sistema imunológico de mãe e feto, inóculo, parasitemia e virulência da cepa relacionam-se à incidência e à gravidade da toxoplasmose congênita.[2,6] Há três formas de aquisição da toxoplasmose pelo feto: transmissão do parasita a partir de uma mãe imunocompetente soronegativa que apresentou infecção aguda primária durante a gestação; reativação de toxoplasmose em gestante previamente imune, mas com doença/medicação imunossupressora no período gestacional; e reinfecção por uma nova cepa virulenta de gestante previamente imune.[8] Há raros relatos de toxoplasmose congênita após infecção materna até 3 meses antes da concepção.[9,10]

Após uma infecção aguda materna no período gestacional, o risco médio de transmissão para o feto é de 30%.[2] Estudos mostram que, quando surge infecção na mãe no 1º trimestre, o risco de infecção no feto é menor, porém, quando ocorre, habitualmente é muito grave.[1,2,6-8] Por outro lado, quando adquirida no 3º trimestre, o risco de infecção fetal é maior, no entanto, a doença no recém-nascido é mais leve ou inaparente.[2,6] A taxa de infecção congênita no 1º trimestre varia de 15 a 25%, no 2º trimestre, entre 30 e 54% e, no 3º trimestre, entre 60 e 71%.[2,11]

A toxoplasmose congênita apresenta quatro formas de apresentação:[2]

- doença neonatal: neonatos com sintomas de infecção generalizada, sinais de acometimento do SNC e sequelas não atenuadas pelo tratamento pós-natal;
- doença com sinais e sintomas manifestados durante os primeiros meses de vida: geralmente, em crianças assintomáticas ao nascimento ou com o reconhecimento da infecção tardio. Em prematuros, essa forma de apresentação pode ser mais grave, com acometimento do SNC e lesões oculares que ocorrem nos primeiros 3 meses de vida;
- doença com manifestação tardia secundária à sequela ou recaída da infecção não diagnosticada previamente: coriorretinite, sintomas neurológicos (convulsões) ou estenose de aqueduto (hidrocefalia);
- infecção subclínica: 90% das crianças infectadas podem ser assintomáticas e evoluir com persistência ou aumento de títulos de IgG. Posteriormente, também poderão apresentar coriorretinite, surdez, hidrocefalia e retardo psicomotor.

Cerca de 90% dos neonatos infectados nascem normais, sem evidência clínica de toxoplasmose, que constitui a forma subclínica da doença,[2] tipo mais comum de toxoplasmose congênita. A criança pode permanecer normal ou evoluir com sequelas tardias: sinais neurológicos ou hidrocefalia após o 3º mês de vida e déficit no aprendizado na idade escolar. Acredita-se que a maioria das coriorretinites encontradas em crianças maiores e adultos surge em consequência da lesão ocular tardia proveniente da toxoplasmose congênita, que ocorreu de forma subclínica no neonato.[1,4] O prognóstico das formas subclínicas costuma ser bom, e o tratamento está sempre indicado, visando a impedir evolução para formas mais graves.

As formas sintomáticas podem ser evidenciadas logo ao nascimento, após semanas ou até 2 a 3 meses de idade.[7] Quando as crianças já nascem com doença clínica evidente, o prognóstico é muito ruim, com complicações neurológicas graves e sequelas irreversíveis, mesmo com tratamento.[2]

A tríade clássica consiste na presença de hidrocefalia, coriorretinite e calcificações cerebrais, configurando a tríade de Sabin.[2] Também são frequentes prematuridade e/ou neonato pequeno para a idade gestacional (PIG), índices baixos de Apgar, icterícia, hepatoesplenomegalia, linfadenopatia generalizada, febre ou hipotermia e anemia. Mais raramente, ocorrem síndrome nefrótica, vômitos e diarreia, miocardite e pneumonite.[2]

O envolvimento do SNC inclui retardo psicomotor, hidrocefalia ou microcefalia, convulsão, espasticidade, paralisias, hipotonia e calcificações intracranianas.[1,2,6,7] A hidrocefalia pode representar a única manifestação da doença. A doença neurológica tem níveis variáveis de gravidade, com crianças podendo apresentar de acometimento leve até casos de atraso psicomotor grave. Pode ocorrer também surdez neurossensorial.[1]

É frequente o comprometimento ocular, incidindo em cerca de 50% dos casos no Brasil.[4] A coriorretinite uni ou bilateral, embora não seja lesão exclusiva da toxoplasmose congênita, é a alteração mais frequente e marcante da doença. Em cerca de 50% dos casos, haverá prejuízo importante da visão (lesão na mácula). Podem ocorrer também microftalmia, estrabismo, nistagmo, catarata e atrofia. A toxoplasmose é a principal causa de retinocoroidite e perda visual na criança.[1,2,4,6]

O comprometimento da pele não é um achado comum.[2] Como consequência da plaquetopenia, podem ocorrer petéquias, púrpuras e, ocasionalmente, áreas com grandes equimoses. O exantema pode ser de vários tipos, apenas puntiforme, às vezes maculopapular, róseo ou com coloração mais eritematosa, frequentemente difuso, acometendo também palmas e plantas.

Manifestações clínicas menos comuns, associadas à toxoplasmose congênita, encontram-se relatadas na literatura: síndrome nefrótica, diabetes melito, diabetes insípido, pan-hipopituitarismo, falência gonadal e nanismo, hipotireoidismo, puberdade precoce, mixedema congênito, hipernatremia persistente, calcificações hepáticas, hidropsia fetal, eritroblastose e miocardite.[2,6]

DIAGNÓSTICO

Toxoplasmose adquirida em Pediatria

O diagnóstico laboratorial da toxoplasmose adquirida é, basicamente, sorológico. Diversas técnicas podem ser utilizadas: Elisa, teste de Sabin-Feldman, imunofluorescência indireta e aglutinação.[12] A presença de IgM na fase aguda da doença ou o aumento de quatro vezes ou mais dos títulos de anticorpos IgG entre a fase inicial e de convalescença confirmam o diagnóstico. Em geral, outros exames não são realizados rotineiramente por serem desnecessários e de alto custo. Lembrar-se da importância de solicitar o exame de fundo de olho em todos os casos, independentemente de queixas oculares, a fim de diagnosticar coriorretinite precocemente.[4,6]

Toxoplasmose adquirida na gravidez

Considera-se que a infecção foi adquirida na gravidez quando ocorre soroconversão ou aumento de quatro títulos na IgG específica antitoxoplasma em soros pareados.[2] O IgM torna-se positivo após 5 a 14 dias da infecção, com surgimento posterior de IgG após 7 a 14 dias da infecção.

A interpretação de resultados quando ocorrem IgM e IgG, ambas reagentes, pode ser difícil, pois, em razão da grande sensibilidade dos métodos atuais, os anticorpos IgM são passíveis de detectar por mais de 18 meses após a infecção.[2] É importante, nesse caso, solicitar o teste de avidez de IgG.[6] Sabe-se que a avidez do anticorpo IgG aumenta conforme o amadurecimento do anticorpo, constituindo uma propriedade que permite identificar a época em que ocorreu a infecção. A baixa avidez de IgG traduz infecção ocorrida a menos de 3 ou 4 meses do exame. A avidez de IgG alta no 1º trimestre exclui infecção adquirida no período pós-concepção.[2,6] No entanto, quando a 1ª testagem sorológica é realizada após o 1º trimestre de gestação, o teste com alta avidez não permite discriminar se a infecção se deu no período pré-concepcional ou gestacional. Dessa forma, na presença de IgM e IgG positivas, torna-se importante a realização do teste de avidez de IgG.

Geralmente, a infecção aguda materna na gestação é assintomática. Quando há sintomas (10 a 20% dos casos), a principal manifestação na gestante é a linfadenopatia cervical, seguida de astenia sem febre.[2] Dessa forma, o rastreamento sorológico pré-natal é importante para identificar o *status* sorológico e as mulheres suscetíveis, isto é, com IgG negativo para toxoplasmose, que deverão ser acompanhadas com sorologias repetidas durante a gravidez. É mandatório o acompanhamento sorológico mensal durante toda a gestação nas mulheres soronegativas, a fim de que o diagnóstico de uma possível primoinfecção não seja realizado tardiamente.[2,6]

A ultrassonografia obstétrica mensal é importante nas gestantes com suspeita ou com diagnóstico de toxoplasmose, para detectar anormalidades fetais e/ou placentárias.[7]

A Tabela 1 demonstra os perfis sorológicos e os seus significados.[2]

Tabela 1 Perfis sorológicos e seus significados

IgM	IgG	Interpretação
Negativo	Negativo	Ausência de infecção – gestante suscetível
Positivo	Negativo	Infecção aguda[a]
Positivo	Positivo	Infecção recente ou subaguda[b]
Negativo	Positivo	Infecção crônica[c]

[a] Interpretar com cautela a positividade isolada de IgM. Pode haver resultados falso-negativos em alguns métodos sorológicos (competição com anticorpos IgG por sítios de ligação com o antígeno) e falso-positivos (presença de fator reumatoide). Realizar coleta sorológica pareada (após 15 dias da primeira amostra) para observar curva de ascensão dos títulos, principalmente de IgG.
[b] Realizar teste de avidez – anticorpos produzidos inicialmente na resposta imunológica primária apresentam menor força das ligações iônicas entre antígeno e anticorpo, portanto baixa avidez. Anticorpos produzidos há mais de 3 a 4 meses da infecção apresentam alta avidez – maior força de ligação iônica entre antígeno e anticorpo.
[c] Títulos elevados de IgG podem permanecer durante anos, portanto uma titulação elevada isolada não distingue infecção aguda ou crônica.
Fonte: adaptada de Maldonado et al., 2017.[8]

Toxoplasmose congênita

O diagnóstico no feto ou neonato pode ser feito de várias formas, como mostrado a seguir:[2,8]

- isolamento do *T. gondii* de sangue ou fluidos corporais;
- presença de cistos na placenta ou no tecido fetal/neonato;
- presença de antígenos no soro ou fluidos corporais (por ELISA);
- presença de sequência genética específica;
- testes sorológicos.

Diagnóstico pré-natal da toxoplasmose congênita

- Reação de cadeia da polimerase (PCR) no líquido amniótico a partir da 18ª semana de gestação: tem valor preditivo positivo (VPP) de 100% e valor preditivo negativo (VPN) de 99,7% na 18ª semana.[12] Deve ser realizado sempre que possível, pois confirma infecção fetal.[2,8] Quando a pesquisa da PCR é positiva, indica-se realizar exame ultrassonográfico obstétrico regular, de preferência mensal.[2,8]

- Ultrassonografia (USG) seriada: visa a detectar anormalidades fetais e/ou placentárias. As alterações encontradas mais frequentemente são ventriculomegalia, calcificações intracranianas, microcefalia, catarata, hepatoesplenomegalia, calcificações parenquimatosas, intestino hiperecoico, placentomegalia, hidropsia fetal, retardo de crescimento intrauterino e ascite. Tem sensibilidade de 49%, especificidade de 99%, VPP de 98% e VPN de 89%.[8]
- Métodos para obter sangue fetal, como amostra de sangue fetal periumbilical, têm sido largamente abandonados pela taxa de diagnóstico falso-negativa, o risco para o feto e o retardo em obter resultados definitivos com testes parasitológicos habituais.[8]

Diagnóstico no neonato e no lactente

Testes sorológicos

Testes sorológicos são os mais comumente utilizados para o diagnóstico, sendo a infecção aguda demonstrada pela presença de IgM (ou IgA) ou pelos títulos ascendentes de IgG. Em geral, a IgA aparece mais tardiamente (após o 10º dia) que a IgM e desaparece mais rápido, o que indica infecção aguda.[8] A ausência de IgM não exclui o diagnóstico, pois as técnicas utilizadas para a sua detecção têm sensibilidade máxima de 86%.[12] A amostra para IgM deverá ser coletada após o 5º dia de vida (evitar o escape placentário de IgM materna).[2,8]

A produção de anticorpos IgG pela criança pode ser inibida por IgG materna ou tratamento específico iniciado precocemente, e a demonstração da produção pode se dar tardiamente.[2] Recomenda-se solicitar sorologia materna e do neonato ao avaliar crianças no 1º mês de vida.[13] Crianças nascidas de mães que adquiriram a infeção muito perto do parto podem apresentar títulos baixos de IgG, especialmente durante as primeiras semanas de vida; nesses casos, o diagnóstico poderá não ser suspeitado.[8] IgM positiva é diagnóstico de infecção congênita, e a IgM negativa não exclui o diagnóstico de infecção congênita.[2]

Na ausência de IgM e/ou IgA ao nascimento, a toxoplasmose congênita pode ser diagnosticada pelo acompanhamento periódico dos títulos de IgG antitoxoplasma ao longo do 1º ano de vida.[2,13] IgG isolada é consequência da transferência de anticorpos maternos via transplacentária ou da produção do anticorpo pela criança. Em geral, os anticorpos da mãe persistem na criança por 6 a 12 meses de vida, com queda progressiva dos títulos.[2] Nas crianças não infectadas, o título dos anticorpos IgG diminui gradativamente, até sua negativação em torno de 1 ano de vida.[8] A persistência de títulos de IgG detectáveis após o desaparecimento da IgG materna confirma o diagnóstico.[2,8]

A meia-vida da IgG é de 30 dias, ou seja, os títulos declinam pela metade a cada 30 dias; por isso, observam-se valores mínimos por volta do 4º mês de vida.[2,8] Dessa forma, em uma criança assintomática com história de toxoplasmose aguda materna na gestação e que apresente somente IgG antitoxoplásmica detectável, a realização de sorologias periódicas (a cada 1 a 3 meses) é necessária para acompanhar os níveis de IgG e determinar a infecção. Níveis persistentemente aumentados ou ausência de declínio de IgG na criança após o 4º mês de vida podem ser indicativos de infecção congênita.[13]

Os critérios diagnósticos sorológicos estão resumidos no Quadro 1.[2,13]

Quadro 1 Critérios sorológicos diagnósticos para toxoplasmose congênita no neonato e no lactente

- IgM (ou IgA) específica positiva após o 5º dia de vida
- IgG específica com persistência da positividade após o 12º mês de vida
- Alterações sugestivas de infecção congênita associadas à IgM e/ou IgG específica em títulos ascendentes

Fonte: adaptado de Peyron, 2016; Brasil, 2014.[2,13]

Exames não sorológicos

Na avaliação das crianças com suspeita de toxoplasmose congênita, devem ser solicitados:[2,8,13]

- avaliação oftalmológica (fundoscopia): retinocoroidite, cicatrizes na retina, uveíte, vitreíte, perda visual, catarata, microftalmia, anisometria, leucocoria, córnea pequena, nistagmo, estrabismo;
- hemograma com plaquetas: anemia, plaquetopenia, eosinofilia, neutropenia;
- exames de imagem:
  - radiografia de crânio: rastrear calcificações intracranianas;
  - ultrassonografia transfontancla: visualizar calcificações intracranianas, dilatações ventriculares e atrofias;
  - tomografia computadorizada de crânio: indicada para crianças sintomáticas, com exame do líquido cefalorraquidiano alterado ou exame de imagem anormal.
- avaliação do líquido cefalorraquidiano: pleocitose e/ou aumento de proteínas e/ou detecção do parasita. São indicações de punção lombar na toxoplasmose congênita:[2,8,13]
  - crianças com sintomas de infecção congênita;
  - filhos de mães com infecção aguda ou recente durante a gestação, independentemente do tratamento materno;

- reativação de toxoplasmose durante a gestação em mulher imunocomprometida;
- presença de IgM (mesmo quando assintomáticos);
- no 4º mês de vida com títulos de IgG ainda altos, sem queda (mesmo quando assintomáticos).

- avaliação neurológica;
- avaliação da acuidade auditiva: pesquisa de otoemissões acústicas e potencial evocado auditivo de tronco encefálico (PEATE/BERA) alterados.

No Quadro 2, há um resumo das definições de casos de toxoplasmose congênita.[13]

Quadro 2 Critérios para definição de casos de toxoplasmose congênita em crianças

- Presença de IgM antitoxoplasma positiva em crianças entre 5 dias e 6 meses de idade
- Persistência de positividade de IgG após 12 meses de vida, independentemente da existência de sinais ou sintomas da doença
- Presença de sinais e/ou sintomas sugestivos de toxoplasmose congênita, e crianças nascidas de mães com IgG positiva para toxoplasmose, após exclusão de outras possíveis etiologias
- Presença de PCR positiva para toxoplasmose no exame do líquido amniótico

Fonte: adaptado de Brasil, 2014.[13]

TRATAMENTO

Toxoplasmose adquirida em Pediatria

Raramente deve ser tratada, por ser uma doença autolimitada e com boa evolução na maioria dos casos.[6] As indicações para iniciar o tratamento consistem em doença de duração prolongada, doença de curso grave, com comprometimento de órgãos nobres, coriorretinite e/ou doença em indivíduo imunocomprometido.[1,6]

Esquema terapêutico

Nessas situações, utiliza-se a associação de sulfadiazina 85 a 100 mg/kg/dia com pirimetamina 1 mg/kg/dia por 3 a 4 semanas.[6,7] Pode ser necessário um curso mais longo de tratamento, conforme a evolução da doença. A pirimetamina pode promover depressão medular e causar leucopenia, plaquetopenia e anemia megaloblástica. Para combater esse efeito, é preciso associar ao esquema o ácido folínico (5 a 15 mg, 1 vez/dia) 3 vezes/semana. Em razão dos efeitos sobre a medula óssea e da possibilidade de hepatite, realizar hemograma completo e dosagem de transaminases ao início e a cada 15 dias até o término do tratamento.[6,7]

Toxoplasmose adquirida na gravidez

Há muitos questionamentos sobre as evidências da efetividade de algum regime de tratamento pré-natal na redução da transmissão da toxoplasmose materno-fetal, uma vez que a parasitemia acontece nos estágios iniciais da doença materna, antes mesmo do surgimento de anticorpos na mãe.[2,11] Dessa forma, assume grande importância a educação em saúde, que, em muitos trabalhos, esteve associada a um menor risco de infecção por *T. gondii* durante a gestação.[2] A prevenção primária, ou seja, as orientações fornecidas às gestantes sobre as maneiras de evitar a infecção pelo *T. gondii*, tem contribuído para diminuir a taxa de soroconversão na gravidez.[8] Esses conhecimentos devem ser promovidos frequentemente nas consultas pré-natal, observando-se também os hábitos e costumes das gestantes suscetíveis.[8] A despeito dessa discussão e da ausência de estudos randomizados terapêuticos em gestantes com infecção primária, todas as gestantes que adquirem infecção aguda na gestação devem ser tratadas, pois o objetivo é evitar a infecção fetal.[13] A eficácia do tratamento na prevenção da transmissão fetal parece depender do tempo de início, de modo que a transmissão vertical é reduzida em 52% quando o tratamento ocorre dentro de 3 semanas da soroconversão materna.[11]

Esquemas terapêuticos

A espiramicina deve ser usada no 1º trimestre (antes de 18 semanas) e no último mês de gravidez para diminuir a taxa de transmissão vertical.[8] Essa medicação não é parasiticida e apresenta baixa transferência transplacentária com baixos níveis no cérebro do feto, de modo que não está indicada quando a infecção fetal é confirmada.[2]

A combinação de sulfadiazina e pirimetamina, associada ao ácido folínico, é indicada para grávidas com idade gestacional acima de 18 semanas (não usar antes para evitar o potencial efeito teratogênico da pirimetamina):[2,8]

- espiramicina – 1 g, via oral (VO), a cada 8 horas (3 g/dia);
- sulfadiazina – 1 g, VO, a cada 6 horas (4 g/dia);
- pirimetamina – 25 mg, VO, 1 vez/dia (25 mg/dia);
- ácido folínico – 15 mg em dias alternados, VO, 1 vez/dia (15 mg às segundas, quartas e sextas-feiras);
- controle: hemograma e plaquetas a cada 15 dias (durante o uso de sulfadiazina e pirimetamina).

Toxoplasmose congênita no neonato e no lactente

Todos os casos de toxoplasmose congênita devem ser tratados, mesmo que não tenham manifestações clínicas evidentes (assintomáticos).[2,8] Quanto mais precoce o tratamento, melhor o prognóstico, podendo-se reduzir o número e a gravidade das sequelas.[4] O tratamento deve ser mantido até os 12 meses de vida, no entanto o tempo ideal para manter a terapia nas crianças não é conhecido.[8] A terapia recomendada até o momento é ativa contra taquizoítos, mas não tem mostrado efetividade em erradicar a forma cística, especialmente no SNC e nos olhos.[2,6]

Esquema terapêutico

Um problema adicional para o tratamento em crianças reside no fato de que as medicações indicadas só se encontram disponibilizadas comercialmente na apresentação de comprimidos, o que implica a sua manipulação de forma artesanal pelos familiares ou em farmácias (nesse caso, o médico deve se informar sobre a concentração preparada pela farmácia). Os fármacos utilizados são sulfadiazina, pirimetamina e ácido folínico:[2,13]

- sulfadiazina (comprimido = 500 mg): 100 mg/kg/dia, 2 doses diárias (a cada 12 horas);
- pirimetamina (comprimido = 25 mg): 2 mg/kg/dia, dose única diária nos dois primeiros dias, em seguida, 1 mg/kg/dia, por 2 a 6 meses. Posteriormente, essa dose é dada às segundas, quartas e sextas-feiras, porém, nas formas graves, a pirimetamina deve ser fornecida diariamente;
- ácido folínico (comprimido = 15 mg): 5 a 15 mg, 1 vez/dia, 3 vezes/semana. Fornecer até 1 semana após a suspensão da pirimetamina. É associado ao esquema para prevenir e tratar a toxicidade medular das medicações antitoxoplasma. Sempre ressaltar ao paciente que o medicamento indicado para o tratamento é o ácido folínico, e não o ácido fólico. Infelizmente, não é incomum observar dispensação ou manipulação incorretas em farmácias;
- corticosteroides: quando houver lesão em atividade de coriorretinite ou proteína no líquido cefalorraquidiano > 1 g/dL, deve-se utilizar prednisona ou prednisolona, 1 a 2 mg/kg/dia, VO, a cada 12 horas por 4 semanas ou enquanto persistirem os sinais inflamatórios. No caso de doença ocular ativa, deve-se realizar a avaliação a cada 15 dias por um especialista para monitorar o momento de iniciar a redução da dose do corticosteroide, que corresponde à visita em que as lesões se encontram cicatrizadas (isto é, não ativas). A retirada deve ser gradual, com redução da dose até a suspensão total. O uso de corticosteroides deve ser prescrito somente em conjunto com o tratamento específico;

- controle: a neutropenia reversível é um evento relativamente frequente, podendo ocorrer em até 58% das crianças, por isso recomenda-se realizar, durante o uso de sulfadiazina e pirimetamina, hemograma com contagem de plaquetas a cada 7 a 15 dias nos primeiros 2 meses de tratamento.[2,8,13] Se não ocorrer neutropenia abaixo de 1.000 neutrófilos/mm^3 em duas avaliações consecutivas, o intervalo para a coleta de hemograma pode ser espaçado para 30 dias.[2,12] Coletas mensais deverão ser mantidas até o final do tratamento.[2,12] Na ocorrência de neutropenia, recomenda-se modificar a conduta: se a contagem for < 1.000 neutrófilos/mm^3, aumentar a dose de ácido folínico para 20 mg diários; se < 500 neutrófilos/mm^3, suspender a pirimetamina até a recuperação, além de proceder ao aumento do ácido folínico para 20 mg/dia.[2,8]

Um resumo da abordagem diagnóstica e terapêutica das crianças com suspeita de exposição intraútero ao *T. gondii* pode ser encontrado no Quadro 3.

Quadro 3 Abordagem diagnóstica e terapêutica das crianças com suspeita de exposição intraútero ao *T. gondii*

- Neonatos ou lactentes com suspeita de toxoplasmose congênita devem ser submetidos à avaliação clínica (inclusive peso, curva de perímetro cefálico, estatura, desenvolvimento psicomotor), laboratorial (hemograma, plaquetas, aminotransferases, IgM e IgG anti-*T. gondii*) e exame de imagem (radiografia de crânio, ultrassonografia transfontanela, tomografia de crânio, avaliação neurológica, fundoscopia e avaliação da acuidade auditiva)
- Iniciar tratamento específico após avaliação do líquido cefalorraquidiano e fundoscopia (avaliar necessidade de associar corticosteroide) em neonatos ou lactentes com sinais ou sintomas clínicos compatíveis com toxoplasmose filhos de mães com suspeita de infecção pelo *T. gondii* no período gestacional, ou neonatos ou lactentes cujas mães tiveram infecção recente na gestação
- Crianças nascidas de mãe com suspeita de toxoplasmose na gestação, porém assintomáticas e sem alterações nos exames laboratoriais ou de imagem ao nascimento devem ser submetidas a: avaliação clínica mensal, fundoscopia a cada 3 meses, sorologias IgM e IgG anti-*T. gondii* aos 3, 4, 6, 9 e 12 meses de vida. Na ocorrência de títulos ainda altos ou queda lenta de IgG até o 4º mês, realizar avaliação do líquido cefalorraquidiano e ultrassonografia transfontanela e iniciar tratamento específico. Manter tratamento até a exclusão diagnóstica, acompanhando a criança com sorologias mensais
- A síntese de IgG pela criança pode ser inibida durante o tratamento específico, portanto podem ocorrer queda e até mesmo negativação de níveis de IgG com o tratamento. A produção de IgG na criança infectada retorna após a suspensão do tratamento. Dessa forma, nas crianças que receberam tratamento específico e evoluíram com sorologia negativa, será preciso confirmar a negatividade com exames após 1 e 3 meses da interrupção do tratamento (não receber tratamento durante esse intervalo)
- As crianças assintomáticas com dois resultados sorológicos negativos (IgM e IgG) durante o acompanhamento clínico e laboratorial citados anteriormente podem receber alta ambulatorial
- As crianças infectadas e tratadas devem ser submetidas após o 1º ano de vida às avaliações clínica, neurológica e da acuidade auditiva anual, além de fundoscopia a cada 6 meses, e encaminhadas à fisioterapia e à fonoaudiologia (caso seja necessário)

Fonte: adaptado de Peyron et al., 2016; Maldonado et al., 2017; Pomares e Montoya, 2016; Brasil, 2014.[2,8,12,13]

PROFILAXIA

A profilaxia da doença congênita depende basicamente da detecção precoce e do tratamento adequado da toxoplasmose na gestante.[1,2] O ideal é realizar o rastreamento sorológico antes da gestação. Em caso de soronegatividade (mulher suscetível), deve-se acompanhá-la na gestação com exames sorológicos mensais e orientá-la a evitar ingestão de carne crua ou mal cozida e/ou a manipulação de carne crua, além de água não filtrada, frutas e verduras mal lavadas e contato com fezes de gato; evitar, ainda, outras atividades, como jardinagem ou contato com o solo ou jardins (usar luvas caso necessário).[8] Recomenda-se higienizar muito bem as mãos após manipular alimentos (carnes e vegetais, lavando muito bem as facas e os utensílios de cozinha em seguida), terra e antes de comer.[2]

DESAFIOS ATUAIS

Os principais desafios atuais consistem em desenvolver métodos de baixo custo e resultados rápidos que facilitem o diagnóstico precoce durante o período gestacional, como testes rápidos. O diagnóstico das crianças infectadas durante o 1º ano de vida em áreas de alta endemicidade também necessita de testes de alta sensibilidade. Nesse contexto, a inclusão de testes em papel de filtro para pesquisa de IgM antitoxoplasmose no teste do pezinho já desenvolvidos poderia aumentar a detecção de casos.

✓ CONCLUSÃO

A soroprevalência da toxoplasmose no Brasil é muito elevada por conta da alta exposição ambiental ao *T. gondii*.[3,4] A infecção adquirida em geral não tem curso grave, exceto em indivíduos imunodeprimidos que podem presentar acometimento de órgãos nobres.[1]

É de fundamental importância o rastreamento sorológico antes da gestação.[2,8,13] Em caso de soronegatividade, a gestante suscetível deverá ser acompanhada com exames sorológicos mensais e orientações sobre como evitar a infecção.[2,8] Se for identificada infecção aguda na gestante, deve-se iniciar o tratamento específico o mais precocemente possível.[13] Todos os casos de toxoplasmose congênita devem ser tratados por 12 meses, mesmo que não tenham manifestações clínicas evidentes.[2,8,9,13] Quanto mais precoce o tratamento, melhor o prognóstico.

REFERÊNCIAS BIBLIOGRÁFICAS

1. Montoya JG, Liesenfeld O. Toxoplasmosis. Lancet. 2004;363(9425):1965-76.
2. Peyron F, Wallon M, Kieffen F, Garweg J. Toxoplasmosis. In: Wilson CB, Nizet V, Maldonado YA, Remington JS, Klein JO (eds.). Infectious diseases of the fetus and newborn infant. 8. ed. Philadelphia; 2016. p. 949-1042.

3. Dubey JP, Lago EG, Gennari SM, Su C, Jones JL. Toxoplasmosis in humans and animals in Brazil: high prevalence, high burden of disease, and epidemiology. Parasitology. 2012;139(11):1375-424.
4. Gilbert RE, Freeman K, Lago EG, Bahia-Oliveira LM, Tan HK, Wallon M et al. Ocular sequelae of congenital toxoplasmosis in Brazil compared with Europe. PLoS Negl Trop Dis. 2008;2(8):e277.
5. Herwaldt BL. Laboratory-acquired parasitic infections from accidental exposures. Clin Microbiol Rev. 2001;14(4):659-88.
6. Montoya JG, Boothroyd JC, Kovacs JA. Toxoplasma gondii. In: Mandel GR, Douglas RG, Bennet J (eds.). Mandell, Douglas, and Bennett's Principles and practice of infectious diseases. 8. ed. Philadelphia: Elsevier Saunders; 2015. p.3122-54.
7. Andrade GMQ, Tonelli E, Oréfice F. Toxoplasmose. In: Tonelli E, Freire LMS. Doenças infecciosas na infância e adolescência. 2. ed. Rio de Janeiro: Medsi; 2000. p.769-94.
8. Maldonado YA, Read JS, AAP Committee on Infectious Diseases. Diagnosis, treatment, and prevention of congenital toxoplasmosis in the United States. Pediatrics. 2017;139(2):e20163860.
9. Villena I, Chemla C, Quereux C, Dupouy D, Leroux B, Foudrinier F et al. Prenatal diagnosis of congenital toxoplasmosis transmitted by an immunocompetent woman infected before conception. Reims Toxoplasmosis Group. Prenat Diagn 1998;18(10):1079-81.
10. Vogel N, Kirisits M, Michael E, Bach H, Hostetter M, Boyer K et al. Congenital toxoplasmosis transmitted from an immunologically competent mother infected before conception. Clin Infect Dis. 1996;23(5):1055-60.
11. SYROCOT (Systematic Review on Congenital Toxoplasmosis) study group, Thiébaut R, Leproust S, Chêne G, Gilbert R. Effectiveness of prenatal treatment for congenital toxoplasmosis: a meta-analysis of individual patients' data. Lancet 2007;369(9556):115-22.
12. Pomares C, Montoya JG. Laboratory diagnosis of congenital toxoplasmosis. J Clin Microbiol. 2016;54(10):2448-54.
13. Brasil. Ministério da Saúde. Secretaria de Atenção à Saúde. Departamento de Ações Programáticas Estratégicas. Toxoplasmose Congênita. Atenção à saúde do recém-nascido: guia para os profissionais de saúde/Ministério da Saúde, Secretaria de Atenção à Saúde, Departamento de Ações Programáticas Estratégicas. 2. ed. Brasília: Ministério da Saúde; 2014. p.109-23.

12

HERPES NEONATAL

Regina Célia de Souza Campos Fernandes

OBJETIVOS

✓ Caracterizar a epidemiologia da infecção pelo herpes-vírus simples 1 e 2.
✓ Definir aspectos clínicos, laboratoriais e terapêuticos da doença neonatal.

INTRODUÇÃO

A infecção congênita pelo herpes-vírus simples apresenta elevadas morbidade e mortalidade.[1-8] Isso é particularmente significativo nos dias atuais, quando, apesar de rara, torna-se cada vez mais frequente, com estimativa de 9,6 para cada 100 mil nascimentos em 2006 e prevalência anual estimada de 1.500 casos.[3]

A infecção neonatal pelo herpes-vírus simples pode ser causada pelos sorotipos 1 ou 2, com predominância do segundo, sendo a infecção primária materna na gravidez seu principal fator de risco.[1-8] O subtipo 2 tem sido associado a um pior prognóstico da infecção neonatal.

DADOS CLÍNICOS E EPIDEMIOLÓGICOS

A infecção primária pelo herpes-vírus simples 1 é comum na baixa idade, geralmente assintomática. A gengivoestomatite compreende a forma clínica mais prevalente nos casos sintomáticos, mais frequente nos grupos de baixas condições socioeconômicas, situação em que várias pessoas ocupam um mesmo espaço, o que facilita o contágio. Destes, 75 a 90% desenvolvem anticorpos até o final da 1ª década de vida contra 30 a 40% daqueles das classes mais favorecidas.[2] Importante ressaltar que o herpes-vírus simples 1 também pode causar infecções genitais.[7] A infecção pelo herpes-vírus simples 2 é geralmente adquirida pelo contato sexual, sendo rara antes da adolescência. Estudos mostram que menos de 10% das pessoas com anticorpos para herpes-vírus simples 2 relatam clínica de herpes genital.

A maioria das infecções é assintomática na gravidez,[1-8] mas, em raros casos, pode haver disseminação viral com envolvimento de vários órgãos (hepatite necrosante, leucopenia, plaquetopenia, coagulação intravascular disseminada e encefalite) e evolução para óbito em mais de 50% das gestantes.

TRANSMISSÃO NA INFECÇÃO NEONATAL PELO HERPES-VÍRUS SIMPLES

A infecção primária na gravidez está associada a maior carga de excreção do vírus, tempo maior de excreção do vírus, menor transferência de anticorpos maternos protetores para o feto e maior taxa de transmissão vertical (50% ou mais na infecção primária próximo ao parto).[1-8]

Os principais fatores que influenciam a taxa de transmissão da infecção para o feto são: *status* sorológico materno no parto (infecção primária de 33 a 50% *versus* infecção recorrente de 0 a 5%), ruptura prematura de membranas (> 6 horas aumenta o risco de aquisição do vírus) e uso de instrumentos de monitoramento fetal no parto de mães com excreção genital do vírus.

- Infecção intrauterina: forma rara de aquisição do vírus, ocasionando, geralmente, manifestações clínicas graves na criança (*rash* vesicular, cicatrizes cutâneas, alterações oculares, microcefalia, hidranencefalia e encefalite). A transmissão se dá via transplacentária (a placenta pode evidenciar necrose e inclusões no trofoblasto) ou via ascendente, secundariamente à ruptura prolongada de membranas. Infecção primária materna nas primeiras 20 semanas de gestação pode estar relacionada a aborto espontâneo, natimortos e malformações congênitas, como hidranencefalia.
- Infecção intraparto: resulta do contato com secreções genitais maternas infectadas. Compreende 70 a 80% dos casos. Havendo infecção primária materna nessa ocasião, existe maior risco de acometimento do recém-nascido (a excreção viral genital pode se prolongar por 2 semanas), ao contrário da infecção recorrente (a excreção viral dura apenas 3 dias).
- Infecção pós-natal: explicaria os 30% dos casos de herpes neonatal causados pelo herpes-vírus simples 1. Os recém-nascidos seriam expostos ao herpes simples labial, à transmissão nosocomial ou às lesões herpéticas das mamas durante o aleitamento. Algumas pessoas apresentam episódios de excreção

assintomática e intermitente do vírus a partir da orofaringe, sendo essa a fonte de contágio para muitos neonatos. Entretanto, pela alta prevalência da infecção entre adultos, a passagem de anticorpos maternos compreende um fator de proteção para os neonatos.

QUADRO CLÍNICO

A doença tem início insidioso e lento, manifestando-se, geralmente, entre o 5º e o 14º dia após a alta hospitalar, embora haja relatos de início das manifestações entre a 4ª e a 6ª semana de vida. As alterações mais frequentes são letargia e recusa alimentar. Fatores de risco a serem identificados e valorizados nesses pacientes compreendem idade menor que 14 dias e pleocitose liquórica, na presença de febre.[3]

Apenas 30% das mães cujas crianças têm herpes neonatal relatam história de lesão ou de parceiros com lesão por herpes genital.[1-8]

Doença disseminada

- Em 60 a 70% dos casos, existe envolvimento do sistema nervoso central.
- A maioria nasce de mãe que adquiriu a primoinfecção na gestação.
- Os pacientes apresentam sinais e sintomas já na 1ª semana de vida e a viremia é intensa.
- Há envolvimento multiorgânico. Pode haver irritabilidade, convulsões, dificuldade respiratória, acometimento das adrenais, icterícia, hepatoesplenomegalia, manifestações hemorrágicas, choque e exantema vesicular característico (geralmente ausente no início dos sintomas).
- Sem tratamento específico, a mortalidade atinge 80% dos casos (coagulopatia ou pneumonite).
- O diagnóstico geralmente é tardio, feito na 2ª semana de vida após a exclusão da septicemia de origem bacteriana.

Encefalite

- Pode ser isolada por transmissão axonal do vírus para o sistema nervoso.
- Pode fazer parte do quadro da doença disseminada com transmissão via hematogênica com múltiplas áreas de necrose hemorrágica cortical.
- A mortalidade é de 50% nos casos não tratados.
- Metade dos sobreviventes apresenta algum grau de retardo psicomotor que pode estar associado a microcefalia, hidranencefalia, espasticidade, cegueira, coriorretinite ou distúrbios do aprendizado.

- Pode ser assintomática no início, com posterior desenvolvimento de convulsões, letargia, irritabilidade, tremores, recusa alimentar, instabilidade térmica, abaulamento de fontanela e sinais do trato piramidal.
- Apresenta pleocitose mononuclear, glicose baixa e elevada proteína no líquido cefalorraquidiano.
- Métodos de imagem, como tomografia de crânio, podem demonstrar edema, atrofia e hemorragia cerebral.

Infecção de pele, olhos e boca

- Grupos de vesículas aparecem nas áreas do corpo em contato direto com o vírus durante o nascimento.
- Surgimento entre o 10º e o 11º dia de vida.
- Recorrências comuns nos 6 primeiros meses, apesar do tratamento adequado.
- Capacidade de progressão para o sistema nervoso (30% evoluem com sequelas neurológicas) e para a forma disseminada.

DIAGNÓSTICO LABORATORIAL

Pré-natal

O diagnóstico pré-natal pode ser feito por meio da ultrassonografia,[1,2,4-8] a partir da qual se buscam hidranencefalia, calcificações cerebrais, microcefalia, hepatomegalia, esplenomegalia e retardo do crescimento intrauterino.

Após o nascimento

- Cultura do herpes-vírus simples a partir de material coletado das lesões de pele, boca e conjuntivas, do sangue, da urina, das fezes, do líquido cefalorraquidiano etc. Constitui-se o método mais comum e não invasivo para confirmação do diagnóstico, particularmente se efetuado nas primeiras 24 a 36 horas após o nascimento. A coleta das amostras, a estocagem e o transporte afetam muito a sensibilidade da cultura e de qualquer outro dos procedimentos laboratoriais para o diagnóstico do herpes-vírus simples. Os principais efeitos citopáticos são granulação citoplasmática, que leva ao balonamento das células, e a formação de células gigantes multinucleadas ou policariócitos, por fusão de membranas celulares induzida pelo vírus com migração e agregação dos núcleos das células fundidas.
- Detecção do DNA viral pela reação em cadeia da polimerase (PCR) no líquido cefalorraquidiano (mais sensível que a cultura) e no sangue. Não é recomen-

dada para lesão de pele e mucosas (cultura é mais rápida). PCR negativa do líquido cefalorraquidiano, na presença de sinais clínicos ou de imagem compatíveis com herpes-vírus simples, não exclui a infecção. Não são recomendadas PCR seriadas no sangue para monitoramento da resposta ao tratamento.

- Testes sorológicos, como a pesquisa de IgM anti-herpes-vírus simples. A IgM específica contra o herpes-vírus simples pode ser detectada cedo no curso da infecção, permanecendo positiva durante 8 semanas. A IgM e a IgG específicas contra o herpes-vírus simples também podem ser estudadas no líquido cefalorraquidiano. A ausência de IgM no neonato não exclui a infecção.
- Detecção do antígeno do herpes-vírus simples com anticorpos monoclonais conjugados com fluoresceína ou enzimas, como peroxidase. Ela pode ser tão sensível quanto o isolamento do vírus quando as amostras são obtidas a partir das lesões das mucosas. O sucesso do método depende da coleta de muitas células para um exame adequado.[2]

DIAGNÓSTICO DIFERENCIAL

Nas formas disseminadas, deve ser feito com a septicemia e as meningites bacterianas além das demais infecções congênitas, como a rubéola, a toxoplasmose, pelo citomegalovírus e pelo vírus varicela-zóster.

Nas formas com lesões cutâneas, deve-se considerar o impetigo e doenças não infecciosas, como incontinência pigmentar, melanose pustular neonatal transitória e eritema tóxico.

TRATAMENTO

O herpes-vírus simples neonatal deve ser sempre tratado após a suspeita clínica, com a finalidade de melhorar o prognóstico.

O aciclovir permanece o medicamento de escolha para o tratamento na dosagem de 60 mg/kg/dia, via endovenosa, 3 vezes/dia, por 14 dias (na forma mucocutânea) e por 21 dias (nas formas disseminadas e nas meningites). Nos prematuros, usam-se 20 mg/kg/dia, 2 vezes/dia, por idêntico período.[7]

Mesmo na falta de evidência clínica de encefalite, é importante a avaliação seriada do sistema nervoso com finalidade prognóstica. PCR positiva no líquido cefalorraquidiano após 10 dias de terapêutica com antiviral constitui um sinal de mau prognóstico; se positivo após 3 semanas, obriga a mais 1 semana de tratamento. Alguns indicam terapia supressiva com aciclovir oral (300 mg/m^2 por dia, 3 vezes/dia) nos 6 meses seguintes ao tratamento parenteral, o que tem sido associado a melhor prognóstico do neurodesenvolvimento e menor frequência de lesões recorrentes na pele. Também estão indicadas a dosagem das transaminases e a contagem de leucócitos e plaquetas para afastar toxicidade ou envolvimento viral do fígado e da medula óssea.[7]

Havendo comprometimento ocular, deve-se associar tratamento tópico. A terapia supressiva deve ser considerada no caso de risco de perda de visão com a reativação.

PREVENÇÃO

- Tratamento a partir da 36ª semana para as gestantes que tiveram surto primário na gestação e para aquelas com seis ou mais episódios de recorrência por ano. São indicadas cinco doses diárias de 200 mg por 10 dias na infecção primária e 5 dias na recorrência.
- No caso de lesões visíveis, havendo dificuldade para caracterizar o quadro como primário ou não, estaria indicado o parto cesariano antes da ruptura da bolsa ou até 4 horas depois.
- Observação rigorosa dos bebês nascidos de mães com infecção genital ativa nas primeiras 4 a 6 semanas de vida (orientar os pais sobre os sintomas inespecíficos que podem surgir até 6 semanas após o nascimento). Obter culturas de vários sítios (nasofaringe, boca, fezes, urina) nas primeiras 24/48 horas de vida e durante 4 semanas (1 vez/semana) – se cultura positiva, iniciar o aciclovir.
- Crianças nascidas de mães com lesão ativa no parto ou cultura no parto positiva para herpes-vírus simples devem ser isoladas das demais durante a hospitalização (por 4/6 semanas); estabelecer precauções para transmissão por contato.
- A mãe deve ser orientada quanto à lavagem das mãos, para evitar o contato da criança com possíveis lesões infectantes.
- A amamentação ao seio só está contraindicada no caso de lesões pelo herpes-vírus simples nessa localização.[1,2,4-8]

DESAFIOS ATUAIS

O maior desafio para as infecções congênitas consiste em um bom acompanhamento das gestantes, com pré-natal de qualidade e acesso a exames laboratoriais em tempo hábil para tomadas de decisões.

ORIENTAÇÕES AO PAIS

- Letargia e recusa alimentar, ainda que na ausência de febre, são fatores importantes como indicadores de doença; logo, nesses casos, o bebê deverá ser avaliado pelo pediatra.

- Outro aspecto relevante compreende a orientação quanto à lavagem das mãos, para evitar o contato da criança com possíveis lesões infectantes.

✓ CONCLUSÃO

Apesar da elevada prevalência da infecção pelo herpes-vírus simples na população geral, a doença neonatal por esse agente é pouco frequente. Ainda assim, deve obrigatoriamente fazer parte do diagnóstico diferencial da sepse/meningite nesse período, como única maneira de reduzir a morbidade e mortalidade a ela associadas, por meio do diagnóstico e tratamento precoces.

REFERÊNCIAS BIBLIOGRÁFICAS

1. Anzivino E, Fioriti D, Mischitelli M, Bellizzi A, Barucca V, Chiarini F et al. Herpes simplex virus infection in pregnancy and in neonate: status of art of epidemiology, diagnosis, therapy and prevention. Virol J. 2009;6:40.
2. Carvalho L. Infecção pelo vírus herpes simples. In: Tonelli E, Freire LMS (eds.). Doenças infecciosas na infância e adolescência. Rio de Janeiro: Medsi; 2001. p. 1138-56.
3. Curfman AL, Glissmeyer EW, Ahmad FA, Korgenski EK, Blaschke AJ, Byington CL et al. Initial presentation of neonatal herpes simplex virus infection. J Pediatr. 2016;172:121-6e1.
4. Elder DE, Minutillo C, Pemberton PJ. Neonatal herpes simplex infection: keys to early diagnosis. J Paediatr Child Health. 1995;31(4):307-11.
5. Gutierrez K, Whitley R, Arvin A. Infectious diseases of fetus & newborn. Philadelphia W.B: Saunders Company; 2011. p. 813-33.
6. Jacobs RF. Neonatal herpes simplex virus infections. Semin Perinatol. 1998;22(1):64-71.
7. James SH, Kimberlin DW. Neonatal herpes simplex virus infection. Infect Dis Clin North Am. 2015;29(3):391-400.
8. Toolsey P, Peckham C. Neonatal herpes simplex virus infections in the British Islands. Paediatr Perinat Epidemiol. 1996;10(4):432-42.

13

CITOMEGALOVIROSE CONGÊNITA

Márcia Galdino Sampaio

OBJETIVOS

- ✓ Compreender a epidemiologia e as formas de aquisição do citomegalovírus.
- ✓ Diagnosticar a infecção congênita no neonato.
- ✓ Indicar terapêutica específica, com base nos critérios de tratamento.
- ✓ Acompanhar as crianças durante e após o tratamento.

INTRODUÇÃO

O citomegalovírus (CMV) é o agente mais frequente de infecção congênita em humanos (0,2 a 2,2% de todos os neonatos). A transmissão materno-fetal pode ocorrer após a infecção primária ou recorrente (reativação ou reinfecção).[1,2]

As infecções primárias ocorrem em 0,15 a 2% das gestantes soronegativas, com taxa de transmissão para o feto entre 40 e 50%. Na infecção recorrente, a taxa de transmissão situa-se entre 0,5 e 1%. Para as gestantes, as fontes mais frequentes de infecção são o contato sexual, a urina ou a saliva de crianças com infecção subclínica.[1,2]

A infecção congênita é transmitida pela via transplacentária e a perinatal pela exposição às secreções cervicovaginais durante o parto (taxa de transmissão entre 30 e 50%) e pelo aleitamento materno (30 a 70% dos lactentes amamentados por mais de 1 mês).[2]

Entre os recém-nascidos infectados, 90% são assintomáticos. Nos sintomáticos, 90% poderão ter sequelas neurológicas graves. No grupo dos assintomáticos,

10 a 15% apresentarão manifestações clínicas tardias, como surdez, deficiência intelectual e coriorretinite.[2,3]

Realizar avaliação para o CMV nas seguintes crianças: neonatos cujas mães apresentaram soroconversão para o CMV durante a gestação; filhos de mães com IgG e IgM reagentes (infecção primária presuntiva); e mães que tiveram síndrome de mononucleose na gestação. Além de alterações da ultrassonografia (US) fetal, como retardo do crescimento intrauterino (RCIU), hiperecogenicidade intestinal, dilatação dos ventrículos cerebrais, aumento da densidade placentária, hepatoesplenomegalia, ascite, oligo ou polidrâmnio. Também crianças pequenas para a idade gestacional, crianças com outros sinais ou sintomas compatíveis com infecção congênita ao nascimento (microcefalia, hepatoesplenomegalia, trombocitopenia, icterícia ou aumento de bilirrubina direta, alteração da triagem auditiva). Por fim, avaliar na presença de alterações nos exames de imagens do neonato (calcificação periventricular, aumento dos ventrículos, leucomalácia periventricular, vasculite, alteração da migração neuronal).[2,4]

DIAGNÓSTICO NO NEONATO

O diagnóstico é realizado pela detecção do CMV na urina ou na saliva nas primeiras 3 semanas de vida por cultura viral ou PCR.[2-5]

1. Detecção DNA viral na urina ou na saliva – a sensibilidade e a especificidade da PCR são comparáveis às da cultura viral (método considerado padrão-ouro), sendo o resultado mais rápido que a cultura. A ausência de virúria ao nascimento exclui o diagnóstico de infecção congênita. O diagnóstico do CMV após a 3ª semana de vida indica aquisição no período peri ou pós-natal.[2-4]
2. Sorologia – após o 5º dia de vida (evitar positividade para IgM por escape placentário materno). Os testes sorológicos têm papel limitado – apenas 30 a 70% das crianças infectadas intraútero terão IgM específica ao nascimento. A sorologia seriada (IgG) da criança para avaliar elevação dos títulos não permite a diferenciação entre a infecção congênita da perinatal, exceto se houver negativação (geralmente entre 6 e 9 meses de idade, evidenciando passagem transplacentária de anticorpos maternos apenas).[2-4]

MANIFESTAÇÕES CLÍNICAS

Caracterizam-se por envolvimento dos sistemas nervoso central (SNC) e linfomonocitário. São frequentes prematuridade, icterícia colestática, hepatoesplenomegalia, púrpura, plaquetopenia, microcefalia, hipotonia, calcificações intracranianas, convulsões e coriorretinite. É a mais importante causa de surdez neurossensorial não hereditária na infância. As crianças ao nascimento podem ser: sintomáticas (quando apresentam um ou mais sintomas), assintomáticas (quando não apresentam sintomas, mas podem evoluir para perda auditiva) ou classificadas como assintomáticas, porém com alteração na avaliação auditiva.[2,5]

AVALIAÇÃO DA CRIANÇA COM INFECÇÃO CONGÊNITA PELO CMV

- Exame físico e avaliação do peso, estatura e perímetro cefálico em toda consulta do paciente.
- Microcefalia ao nascimento é o preditor mais específico de déficit cognitivo em crianças sintomáticas. A combinação de tomografia computadorizada (TC) de crânio e perímetro cefálico normais implica bom prognóstico cognitivo.[3]
- Hemograma (plaquetopenia, linfopenia, anemia, neutropenia), aminotransferases (elevação em 50 a 83% dos sintomáticos), bilirrubina (predomínio da fração direta).[2-4]
- US transfontanela – calcificação periventricular ou parenquimatosa, ventriculomegalia, cistos, lesões cerebelares (hipoplasia, hiperecogenicidade), vasculopatia lenticuloestriada (ecogenicidade nos vasos do tálamo e gânglios basais) – correlaciona-se com evolução desfavorável – perda da audição, deficiência intelectual, paralisia cerebral, convulsões e coriorretinite.[2-4]
- Avaliação auditiva – teste de emissões otoacústicas ou teste do potencial evocado auditivo de tronco encefálico a cada 3 a 6 meses nos primeiros 3 anos de vida. Posteriormente, avaliação anual até pelo menos 18 anos.[2-4]
- Fundoscopia – ao nascimento, aos 3, 6 e 12 meses.[2-4]
- Imagem do SNC e punção lombar.[2-4]
- US transfontanela normal não afasta alterações do SNC.
- Alteração da TC no 1º mês de vida é um importante preditor de comprometimento do desenvolvimento neurológico.[3]
- Avaliação do líquido cefalorraquidiano: aumento isolado da proteína pode ser encontrado em até 50% dos casos.[3]
- Avaliação do desenvolvimento psicomotor em todas as consultas.[3]
- Visita regular ao dentista: a infecção pelo CMV está associada a hipoplasia e hipocalcificação do esmalte dentário.[4]

TRATAMENTO

As indicações do tratamento ainda são controversas na literatura e há muitos estudos avaliando eficácia dos medicamentos, da dose e do tempo de tratamento ideal. Entre os agentes antivirais usados nos neonatos sintomáticos, estão ganciclovir, valganciclovir, foscarnet e cidofovir, sendo o primeiro o de maior experiência nessa faixa etária. O ganciclovir é um análogo da guanidina que suprime a replicação viral; porém, após a sua suspensão, o vírus pode voltar a se replicar.[6] Não há até o momento indicação na literatura para tratamento de crianças assintomáticas. O objetivo do tratamento consiste em diminuir o número e a gravidade de sequelas neurológicas, sobretudo a surdez neurossensorial.[4,7]

Um ensaio clínico randomizado controlado realizado com neonatos sintomáticos comparou o uso de valganciclovir (pró-droga do ganciclovir com ótima biodisponibilidade oral) por 6 meses com valganciclovir por 6 semanas continuado com placebo até completar 6 meses. Os resultados sugerem que crianças que receberam valganciclovir por 6 meses apresentaram melhora moderada em longo prazo (12 a 24 meses) da função auditiva e do desenvolvimento neurológico.[8]

Critérios para o tratamento[4]

1. Crianças sintomáticas com infecção confirmada e com acometimento do SNC – calcificações intracranianas, microcefalia, atrofia cortical, líquido cefalorraquidiano anormal, alteração auditiva e/ou coriorretinite, devendo-se excluir outras etiologias.
2. Criança com doença de inclusão citomegálica ao nascimento – "sepse viral" – discrasia sanguínea, hepatoesplenomegalia, sinais de insuficiência hepática etc. Das crianças com CMV grave, 30% podem evoluir para óbito no período neonatal.
3. Acometimento de um órgão-alvo – hepatite grave, pneumonite, miocardite, enterocolite e retinite.
4. Plaquetopenia refratária.
5. Imunodeficiência primária (imunodeficiência combinada grave)

Tratamento e acompanhamento[2-4]

- Ganciclovir – 6 mg/kg/dose, a cada 12 horas.
- Neutropenia < 500 ou plaquetopenia < 50.000 – reduzir a dose do ganciclovir à metade (4 a 6 mg/kg/dia). Se as alterações persistirem por mais de 1 semana ou piorarem, suspender até a normalização dos parâmetros.
- Hemograma, ureia e creatinina, aminotransferases e bilirrubinas – a cada 3 dias nas primeiras 2 semanas e a cada 7 dias até o término do tratamento.

A viremia é medida por meio da PCR-DNA quantitativa (CMV DNAemia) no plasma ou no sangue total. Em caso de doença grave, realizar DNAemia semanal. Em casos de doença leve a moderada, realizar DNAemia no início do tratamento, aos 3 e aos 6 meses de vida. A DNAemia geralmente diminui por volta da 2ª a 4ª semana de tratamento com o ganciclovir ou valganciclovir. Espera-se que, com o término do tratamento, a carga viral esteja indetectável, entretanto nem todos os pacientes conseguem atingir esse objetivo.[4]

Crianças clinicamente estáveis podem receber valganciclovir oral (16 mg/kg, a cada 12 horas) no início do tratamento ou geralmente após 2 a 6 semanas do ganciclovir (o tratamento por mais de 6 semanas não é recomendado pelo elevado risco de toxicidade). O valganciclovir é mantido até completar seis meses de terapia antiviral total. Diante da persistência de viremia, retinite, doença hepática e imunodeficiência primária, o valganciclovir poderá ser mantido por mais de 6 meses. É importante acompanhar a DNAemia.[4]

Compreendem evidências de falha terapêutica a progressão da doença em órgão-alvo apesar do tratamento adequado, o aumento da carga viral (PCR-DNA quantitativa) após 2 semanas de tratamento e o aumento sustentado da carga viral após diminuição inicial. Falha terapêutica pode ocorrer em pacientes com alterações imunológicas ou cepas de CMV resistentes ao ganciclovir.[4]

PROGNÓSTICO

Cerca de 90 a 95% das crianças infectadas pelo CMV sintomáticas desenvolverão sequelas no longo prazo. Entre as crianças assintomáticas, 2 a 7% podem evoluir com microcefalia e atraso no desenvolvimento nos primeiros 2 anos de vida. A deterioração auditiva pode ocorrer entre 2 e 70 meses de vida.[2,4]

A Tabela 1 demonstra o percentual de possíveis sequelas entre crianças infectadas pelo CMV sintomáticas e assintomáticas.

Tabela 1 Percentual de possíveis sequelas entre crianças infectadas pelo CMV sintomáticas e assintomáticas

Sequelas	Sintomáticas (%)	Assintomáticas (%)
Perda da audição	58%	7,4%
Coriorretinite	20%	2,5%
Convulsão	23%	0,9%
Microcefalia	37,5%	1,8%
Paresia/paralisia	12,5%	0

Fonte: adaptada de Stagno, 2006.[2]

ORIENTAÇÕES

- A amamentação não é contraindicada em mães infectadas pelo CMV, exceto se o leite for doado a prematuros (idade gestacional < 32 semanas ou com peso inferior a 1.500 g), principalmente se soronegativos. O leite materno pasteurizado é seguro.[3]

- Uso seletivo de sangue e hemocomponentes de doadores soronegativos ou de sangue irradiado ou uso de filtro de leucócitos para os neonatos e imunossuprimidos. A infecção transfusional adquirida por prematuros (principalmente < 1.500 g nascidos de mães soronegativas) tem alta morbidade (hepatoesplenomegalia, trombocitopenia, deterioração da função respiratória, anemia hemolítica), podendo ocorrer entre 4 e 12 semanas após a transfusão.[2,3]
- As precauções para o CMV são padrão.
- Orientações às gestantes para redução do risco de exposição ao CMV:[9]
  1. Lavar as mãos com água e sabão por 15 a 20 segundos, especialmente depois de trocar fraldas, alimentar crianças pequenas (principalmente menores de 36 meses), manipular brinquedos ou secreções das crianças (a excreção viral na saliva e urina pode durar mais de 4 anos);
  2. Não compartilhar utensílios como talheres, pratos, copos, toalhas, escova de dentes;
  3. Evitar contato com a saliva quando beijar crianças;
  4. Higienizar brinquedos e superfícies que entrem em contato com saliva, urina ou outras secreções (o CMV pode sobreviver em superfícies por mais de 6 horas).

DESAFIOS ATUAIS

Um estudo realizado na cidade de Ribeirão Preto demonstrou que a maioria dos neonatos com CMV congênito sintomáticos era de mães imunes ao CMV, encontrando 9,8% de perda auditiva entre essas crianças. Esse estudo evidencia que mulheres que já tiveram infecção primária podem adquirir infecção por outra cepa viral e transmiti-la para seus conceptos. Dessa forma, diante da altíssima soroprevalência do CMV na população brasileira e da possibilidade da transmissão fetal do vírus na reinfecção ou na reativação materna, idealmente deveria ser realizado rastreio de todas as crianças ao nascimento pela PCR da urina ou saliva.[10] Infelizmente, pelo alto custo, essa rotina ainda está distante da prática clínica no país.

Reconhecer o impacto da infecção congênita pelo CMV e de suas sequelas como um importante problema de saúde pública evidencia a necessidade de oferecer orientações higiênicas às mães no pré-natal, de realizar diagnóstico e tratamento do recém-nascido infectado e de fazer o acompanhamento clínico e laboratorial da criança no longo prazo.

ORIENTAÇÕES AOS PAIS

O CMV é um vírus com alta circulação no Brasil e as fontes de infecção mais frequentes para as gestantes são o contato sexual com parceiro infectado, a urina ou a saliva de crianças com o vírus. Mesmo a gestante que já teve infecção prévia pelo CMV poderá ter a infecção novamente pela presença de diferentes cepas virais circulantes. Na tentativa de diminuir o risco de infecção, é importante que a gestante realize medidas higiênicas, principalmente lavar as mãos com água e sabão após a troca de fraldas, alimentar crianças e manipular brinquedos ou secreções.

Recomenda-se o acompanhamento ambulatorial das crianças expostas à infecção durante a gestação até 18 anos de idade, mesmo nas assintomáticas, pois a alteração auditiva é a sequela mais frequente da infecção congênita.

✓ CONCLUSÃO

O rastreamento sorológico na gestante não representa um consenso na literatura. A alta circulação viral (80% da população já estaria infectada nos três primeiros anos de vida), a ausência de mecanismos de prevenção da transmissão materno-fetal e de tratamento efetivo da infecção intraútero conduz à não universalização da triagem sorológica materna em muitos países. Entretanto, muitos estudos demonstraram a importância da avaliação sorológica da gestante, sobretudo em regiões de baixa prevalência. Progressos também foram relatados com o uso na mãe de imunoglobulina venosa anti-CMV na diminuição da taxa de transmissão materno-fetal nas soroconversoras e redução de alterações nos fetos infectados.

REFERÊNCIAS BIBLIOGRÁFICAS

1. Junqueira JJM, Sancho TM, Santos VA. Citomegalovírus: Revisão dos aspectos epidemiológicos, clínicos, diagnósticos e de tratamento. Newslab. 2008;86:88-104.
2. Stagno S. Cytomegalovirus. In: Remington JS, Klein JO (eds). Infectious diseases of fetus & newborn. 6. ed. Philadelphia: W.B. Saunders Company; 2006.
3. Mussi-Pinhata MM, Yamamoto AY. Importância em neonatologia da infecção pelo citomegalovírus. In: Procianoy RS, Leone CR (orgs.). Programa de Atualização em Neonatologia (PRORN). Porto Alegre: Artmed/Panamericana; 2006. p. 81-118.
4. Demmler-Harrison GJ. Congenital cytomegalovirus infection: Management and outcome. Up to date. 2016 Disponível em: https://www.uptodate.com/contents/congenital-cytomegalovirus-infection-management-and-outcome. Acesso em 30 jul. 2017.
5. Graça A, Silvério C, Ferreira JP, Brito A, Almeida S, Paixão P, Pinheiro L. Citomegalovirus: Infecção congênita ou neonatal? Acta Med Port. 2004;17:335-40.
6. Scheiless MR. Antiviral therapy of congenital cytomegalovirus infection. Semin Pediatr Infect Dis. 2005;16(1)50-9.

7. Kimberlin DW, Lin CY, Sánchez PJ, Demmler GJ, Danker W, Shelton M et al. Effect of Ganciclovir therapy on hearing in symptomatic congenital cytomegalovirus diseases involving the central nervous system: a randomized controlled trial. J Pediatr. 2003; 143:16-25.
8. Kimberlin DW, Jester PM, Sánchez PJ, Ahmed A, Arav-Boger R et al. Valganciclovir for symptomatic congenital cytomegalovirus disease. N Engl J Med. 2015;372:2462-3.
9. Adler SP. Marshall B. Cytomegalovirus infections. Pediatrics in Review. 2007;28:92-100.
10. Yamamoto AY, Mussi-Pinhata MM, Isaac Mde L, Amaral FR, Carvalheiro CG, Aragon DC et al. Congenital cytomegalovirus infection as a cause of sensorineural hearing loss in a highly immune population. Pediatr Infect Dis J. 2011;30(12):1043-6.

14

SÍNDROME DA RUBÉOLA CONGÊNITA

Gloria Regina da Silva e Sá

OBJETIVOS

- ✓ Caracterizar as principais manifestações clínicas da síndrome da rubéola congênita (SRC).
- ✓ Conhecer os diagnósticos diferenciais.
- ✓ Apresentar as etapas do diagnóstico laboratorial.
- ✓ Destacar a importância da vacinação de rotina.

INTRODUÇÃO

O termo síndrome da rubéola congênita (SRC) é usado para denotar várias combinações de defeitos congênitos observados em recém-nascidos, resultantes da infecção materna no período gestacional pelo vírus da rubéola (vírus RNA, pertencente ao gênero Rubivirus, família Togaviridae) sobre o feto em formação, comprometendo seu desenvolvimento e causando abortamento, morte fetal, natimortalidade ou anomalias congênitas nos recém-natos.[1] Recém-nascidos sem defeitos congênitos, porém portadores do vírus são classificados como apresentando infecção congênita.[1,2]

A associação entre a rubéola na gestação e a ocorrência de surdez nos recém-nascidos foi inicialmente descrita por Swan et al. em 1943; no ano seguinte, o oftalmologista Gregg relatou a ocorrência de vários casos de catarata nos recém-natos de gestantes expostas ao vírus da rubéola durante uma grande epidemia.[1-5] A constatação de que a rubéola adquirida no início da gestação resultava em malformações congênitas, principalmente em olhos, coração e ouvidos, causando grande dano ao desenvolvimento infantil, estimulou a produção de vacinas contra a rubéola na Europa e nos Estados Unidos a partir da década de 1960.[6,7]

MODO DE TRANSMISSÃO

O vírus da rubéola é transmitido ao feto pela via transplacentária após a viremia materna. A época em que a infecção ocorre durante a gravidez pode influenciar o seu desfecho. As primeiras 12 semanas de gravidez são claramente as mais perigosas para o concepto, se a gestante for infectada pelo vírus da rubéola. Para alguns autores, a infecção materna no 1º trimestre da gestação resulta na quase totalidade dos fetos infectados (90%), desenvolvendo algum tipo de malformação.[1-7]

O risco de infecção fetal e a gravidade das anomalias congênitas decrescem após o 1º trimestre da gestação; após a 17ª semana, o risco de desenvolver qualquer malformação é reduzido em torno de 25 a 35%. Infecção entre a 16ª e a 20ª semana de gestação está relacionada aos casos de surdez como única manifestação da SRC.[7-9]

MANIFESTAÇÕES CLÍNICAS

As manifestações mais comuns da SRC são catarata congênita, surdez neurossensorial e malformações cardíacas, principalmente persistência do canal arterial (PCA), estenose pulmonar e defeito nos septos atrial (CIA) ou ventricular (CIV). Outras alterações frequentes são retardo no desenvolvimento psicomotor, microcefalia, deficiência intelectual, microftalmia, glaucoma, coriorretinite e meningoencefalite (Figura 1). O retardo do crescimento intrauterino também constitui uma característica da SRC. As manifestações menos comuns incluem hepatoesplenomegalia, trombocitopenia e lesões cutâneas purpúricas e osteopatias radiolucentes.[7-10] Apenas a metade das crianças afetadas durante o 1º trimestre da gestação apresentam SRC plenamente manifestada ao nascer. Por volta do 1º ano de vida, as outras 50% poderão demonstrar retardo no desenvolvimento psicomotor ou deficiência auditiva. Anormalidades auditivas, oculares ou do sistema nervoso central podem se tornar evidentes apenas meses ou anos depois.[9,10]

Existem crianças que apresentam uma única malformação. A surdez neurossensorial compreende o defeito isolado mais comumente observado na SRC. A perda auditiva ocorre em 70 a 90% dos casos de SRC e, em 50% das crianças, representa o único sinal evidente, embora possa não ser detectado precocemente. Pode ocorrer em crianças como consequência de infecção materna até a 19ª semana de gestação, enquanto catarata e cardiopatias surgem quando a gestante foi exposta ao vírus da rubéola principalmente até a 9ª semana de gestação.[5-8]

As manifestações da SRC podem ser classificadas como transitórias, autolimitadas ou permanentes. Entre as alterações transitórias, descreve-se o quadro

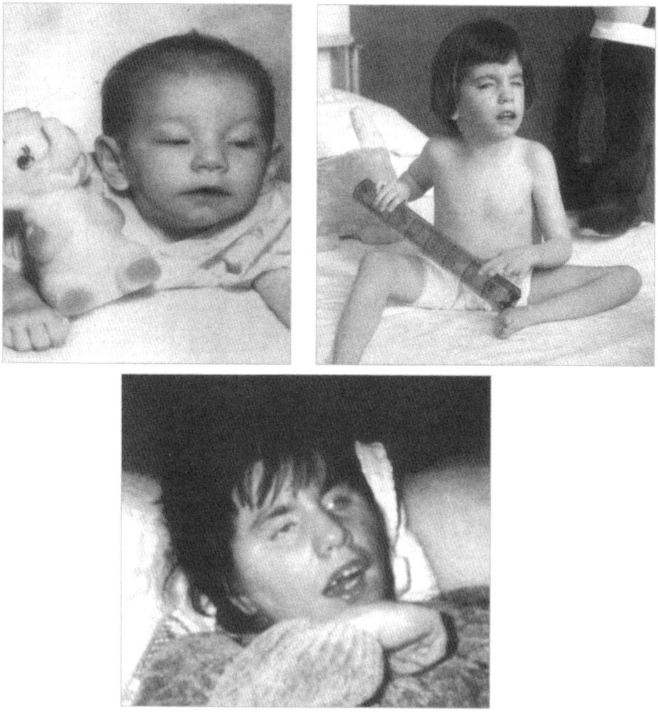

Figura 1 Evolução de um caso de deficiência intelectual até os 40 anos.
Fonte: www.cdc.org.

de doença multissistêmica apresentado por alguns lactentes entre o 3º e o 12º mês de vida, com exantema prolongado, diarreia persistente e pneumonite. Alguns recém-natos apresentam púrpura trombocitopênica (Figura 2), hepatite ou alterações do desenvolvimento ósseo semelhantes às da sífilis congênita.

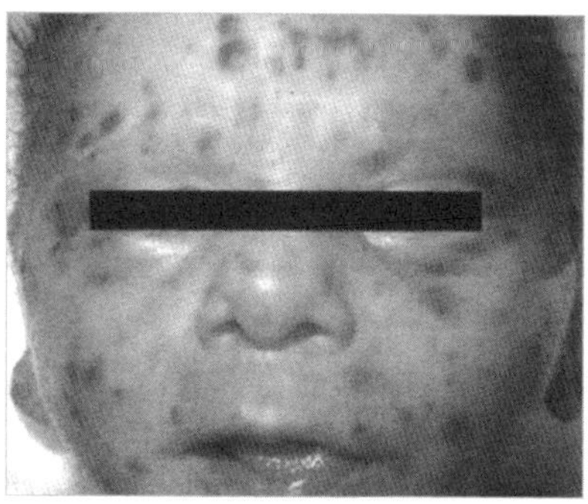

Figura 2 Púrpura.
Fonte: www.cdc.org.

As manifestações clínicas podem ser perceptíveis logo nos primeiros dias de vida (como microcefalia, meningoencefalite, lesões ósseas, hepatoesplenomegalia e púrpura trombocitopênica) ou, ainda precocemente, nos primeiros meses de vida (alterações oculares, cardíacas e auditivas) (Figuras 3 a 5). Entretanto, osteoporose, diabetes e outros distúrbios endócrinos podem manifestar-se apenas na adolescência ou na vida adulta. Outra manifestação da SRC descrita refere-se à ocorrência de recém-nascidos de baixo peso (< 2.500 g). Em um estudo realizado nos Estados Unidos, a curva de peso ao nascer dessas crianças foi mais baixa do que a da população geral de recém-nascidos.[9] O retardo no crescimento fetal resulta, provavelmente, da redução ou da diminuição da divisão celular nas células infectadas, do dano placentário e da insuficiência vascular.[1,2,5,8]

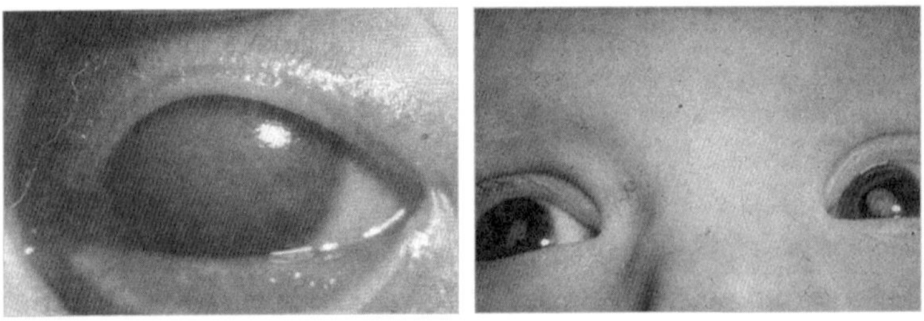

Figura 3 Catarata.
Fonte: www.cdc.org.

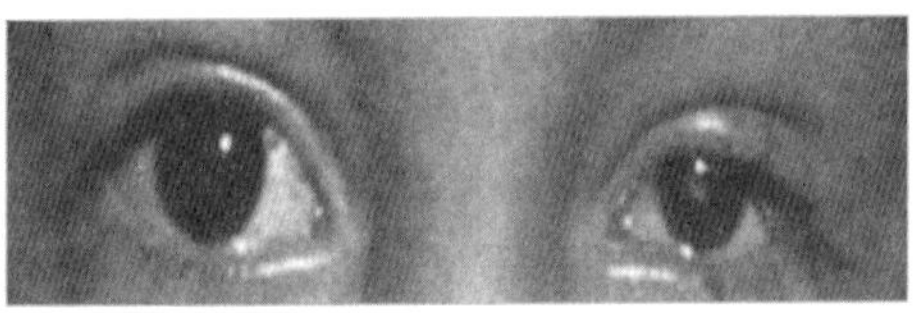

Figura 4 Microftalmia.
Fonte: www.cdc.org.

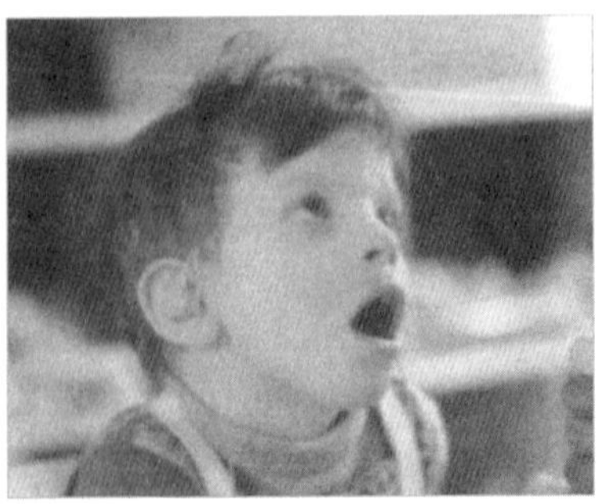

Figura 5 Surdez-autismo.
Fonte: www.cdc.org.

ASPECTOS EPIDEMIOLÓGICOS

A rubéola e a SRC são doenças de notificação compulsória no Brasil desde 1996. No entanto, somente a partir de 1999, com a estratégia adotada pelo Ministério da Saúde de vigilância integrada do sarampo e rubéola, com vistas ao Plano de Erradicação do Sarampo, passou-se a ter uma documentação da circulação do vírus da rubéola no país. Surtos de rubéola ocorreram em vários estados do país, acometendo principalmente a faixa etária menor que 10 anos, no período de 1999 a 2001. Com a introdução da vacina tríplice viral (vacina combinada sarampo, caxumba e rubéola) na rotina das salas de vacinação para a população infantil, houve um deslocamento da infecção para os adolescentes e adultos jovens. Em 1999, a maioria dos surtos surgiu em estados que ainda não haviam implantado a vacinação contra a rubéola, sendo a população mais atingida a de menores de 15 anos. Em 2000, os surtos atingiram estados que já vacinavam contra a rubéola. Observou-se aumento no número de casos de SRC, não só como efeito do surto, mas também refletindo a melhor estruturação da vigilância da SRC no país, com aumento da taxa de notificação de casos suspeitos.[10-13]

A partir dos dados de vigilância da rubéola, foi possível a adoção de medidas de controle diante a surtos e implantou-se estratégia de controle da SRC, com a realização de campanhas de vacinação de mulheres em idade fértil em todos os estados brasileiros em 2001 e 2002, utilizando-se a vacina tríplice viral. Como resultado desse esforço de vacinação de grupos suscetíveis, observou-se substancial redução do número de casos de rubéola e de SRC a partir de 2002 até final de 2007, quando uma grande epidemia ocorreu em todo o país, acometendo principalmente o sexo masculino, com maior número de casos na faixa etária acima de 15 anos.[12,14,15] Em 2008, foi realizada a Campanha Nacional de Vacinação contra Rubéola para ambos os sexos, na população-alvo de 11 a 39 anos.[12,13,15] Dados de incidência da SRC no Brasil após a campanha nacional de 2008 mostram redução acentuada no número de casos notificados e com apenas um caso confirmado de SRC em 2009 (dados do Sistema de Informação de Agravos de Notificação – Sinan/MS). Desde 2010, não foi confirmado nenhum caso de SRC entre os que foram notificados como suspeitos. A Organização Pan-Americana da Saúde (OPAS)/Organização Mundial da Saúde (OMS) concedeu ao Brasil o certificado de eliminação da rubéola e da SRC em 2015.[12,16]

A SRC é um evento raro na ausência de surtos de rubéola e quando existem elevadas coberturas vacinais homogêneas ≥ 95% com tríplice viral. Entretanto, na ocorrência de baixas coberturas vacinais, abaixo de 95%, apresenta grande magnitude, em virtude de a circulação do vírus acometer gestantes, acarretando maior risco de infecção fetal, com desfechos de abortamento, natimortalidade e recém-nascidos que demandam alto custo de tratamento multidisciplinar, intervenções e educação especial, sem contar o sofrimento humano, pelas sequelas apresentadas pela criança.[16]

Vigilância epidemiológica

Seu objetivo é conhecer a magnitude da SRC como problema de saúde pública, realizando a notificação e a investigação de todos os casos suspeitos da síndrome. Pelo conhecimento da situação epidemiológica da SRC, pode-se avaliar o impacto das estratégias de vacinação e divulgar informações para os profissionais e serviços de saúde. A vigilância epidemiológica baseia-se em definições de caso suspeito e caso confirmado de SRC segundo o Guia de Vigilância em Saúde do Ministério da Saúde:

- caso suspeito: todo recém-nascido cuja mãe foi caso suspeito ou confirmado de rubéola ou contato de caso confirmado de rubéola durante a gestação, ou toda criança, de até 12 meses de idade, que apresente sinais clínicos compatíveis com infecção congênita pelo vírus da rubéola, independente da história materna;
- caso confirmado: caso suspeito que apresentar malformações congênitas compatíveis com SRC e evidência laboratorial da infecção congênita pelo vírus da rubéola – presença de anticorpos IgM específicos ou elevação persistente dos títulos de anticorpos da classe IgG, detectados por ensaio imunoenzimático (ELISA) em amostras de soro pareadas, com intervalo de 6 meses e ou detecção viral em amostras clínicas (*swab* nasofaríngeo, urina).[16]

DIAGNÓSTICO DIFERENCIAL

Deve ser feito com outras patologias congênitas ou adquiridas, que ocorrem após o nascimento, e que apresentem manifestações clínicas semelhantes entre si, principalmente malformações congênitas cardíacas, oculares e neurológicas. O diagnóstico diferencial da SRC inclui sífilis congênita, infecções congênitas por citomegalovírus, varicela-zóster, coxsackievírus, echovírus, herpes simples, HIV, hepatite B, parvovírus B19 e *Toxoplasma gondii.* A partir de 2016, quando da ocorrência da epidemia pelo vírus Zika no Brasil e da evidência de microcefalia nos recém-natos de mães infectadas por este vírus, tornou-se um dos principais diagnósticos diferenciais de SRC.[17] Outras etiologias não infecciosas causadoras de malformações, como distúrbios genéticos e metabólicos, devem ser consideradas no diagnóstico diferencial.

Diagnóstico laboratorial

O feto infectado consegue produzir anticorpos específicos IgM e IgG para rubéola, antes mesmo do nascimento. A presença de anticorpos IgM específicos para rubéola no sangue do recém-nascido evidencia infecção congênita, uma vez que os anticorpos IgM maternos não ultrapassam a barreira placentária. Os anticorpos IgM podem ser detectados em 100% das crianças com SRC até o 5º mês, em 60% de 6 a 12 meses e em 40% de 12 a 18 meses. Raramente são detectados após o 18º mês. Os anticorpos maternos, da classe IgG, podem ser transferidos passivamente ao feto pela placenta, sendo também encontrados nos recém-natos normais, nascidos de mães imunes à rubéola. Não é possível diferenciar os anticorpos IgG maternos daqueles produzidos pelo próprio feto, quando infectados na vida intrauterina. Como a quantidade de anticorpos IgG maternos diminui com o tempo, desaparecendo por volta do 6º mês, a persistência dos níveis de anticorpos IgG no sangue do recém-nascido é altamente sugestiva de infecção intrauterina (Tabela 1).[10-16]

Tabela 1 Diagnóstico sorológico de caso suspeito de SRC[10,16]

Período da coleta	Pesquisa	Resultado	Conduta
Logo após o nascimento ou quando da suspeita de SRC	IgM	Positivo	Confirmar o caso
		Negativo	Realizar pesquisa de IgG com o mesmo soro
	IgG	Positivo	Coletar 2ª amostra após 6 meses
		Negativo	Descartar o caso
Após 6 meses da 1ª coleta (realizar testes pareados)	IgG	Se o IgG mantiver o título anterior ou for maior	Confirmar o caso
		Se houver queda acentuada do título de IgG, comparado com o anterior	Descartar o caso

Caso suspeito: recém-nascido cuja mãe teve diagnóstico confirmado de rubéola durante a gestação ou lactente com suspeita de SRC.

Conduta diante de caso suspeito de SRC

Os exames laboratoriais são imprescindíveis para o estabelecimento do diagnóstico definitivo. Deve-se coletar uma amostra de sangue logo após o nascimento, quando houver suspeita ou confirmação de infecção materna durante a gestação, ou logo após a suspeita diagnóstica, nos menores de 1 ano. A conduta diante de um caso suspeito de SRC consiste em:

1. Notificar e investigar (investigação minuciosa da história epidemiológica materna de rubéola e ou contato com caso de rubéola durante a gravidez, história vacinal materna);
2. Coletar amostra de sangue do recém-nascido para sorologia específica para rubéola (IgM e IgG) ao nascer ou o mais precocemente possível (até o 3º mês de vida);
3. Coletar amostra de espécimes clínicos (*swab* nasofaríngeo, urina, líquido cefalorraquidiano, sangue) para detecção viral e identificação do genótipo. Na fase atual de eliminação do vírus endêmico da rubéola no Brasil, é imprescindível a coleta de uma amostra de *swab* nasofaríngeo para identificação genômica do vírus;
4. Realizar diagnóstico diferencial com outras malformações congênitas, em virtude da infecção materna durante a gestação – toxoplasmose, citomegalovírus, herpes-vírus, sífilis, vírus Zika;
5. Quando a mãe do caso suspeito não foi investigada anteriormente, realizar na paciente a pesquisa de IgM e IgG;
6. Realizar medidas de controle: vacinação de bloqueio (para os contatos suscetíveis) utilizando vacina tríplice (sarampo, caxumba e rubéola) ou dupla viral (sarampo e rubéola).[16]

TRATAMENTO

O tratamento será direcionado às malformações congênitas e deficiências observadas. Quanto mais precoces a detecção e a intervenção clínica, cirúrgica ou de reabilitação, melhor será o prognóstico de vida da criança com SRC.

DESAFIOS ATUAIS

O maior desafio consiste em manter a sustentabilidade da eliminação da SRC alcançada pelas altas coberturas vacinais contra sarampo e rubéola, homogêneas em todo o território brasileiro, além do compromisso do setor público de implementar cada vez mais uma vigilância ativa para evitar a introdução de casos importados no país, em virtude da grande migração de populações de áreas onde o vírus da rubéola permanece com circulação endêmica.

ORIENTAÇÕES AOS PAIS

Os pais/responsáveis devem ser orientados no sentido de manter o calendário de vacinação atualizado, tanto das crianças quanto da família, evitando o ressurgimento da doença.

✓ CONCLUSÃO

O Brasil conseguiu eliminar a SRC por meio das medidas de vigilância e de imunização sistemáticas de rotina e campanhas de acompanhamento integradas, com o objetivo de controlar a rubéola e o sarampo. O país obteve da OPAS/OMS o certificado de eliminação da rubéola e da SRC em 2015, por apresentar taxa de incidência zero de SRC desde 2010, tornando-se livre dessa infecção congênita que tanto afeta o crescimento e desenvolvimento da criança, desde a vida intrauterina.

REFERÊNCIAS BIBLIOGRÁFICAS

1. Banatvala JE, Brown DWE. Rubella. Lancet. 2004;363:1127-37.
2. Webster WS. Teratogen update: congenital rubella. Teratology. 1998;58:13-23.
3. Brasil. Ministério da Saúde. Secretaria de Vigilância em Saúde. Guia de Vigilância em Saúde/Ministério da Saúde, Secretaria de Vigilância em Saúde. Brasília: Ministério da Saúde; 2014. 812 p.
4. Gregg NMcA. Further observations on congenital defects in infants following maternal rubella. Trans Ophtal Soc Aust. 1944;4:119-31.
5. Dudgeon JA. Congenital rubella: pathogenesis and immunology. Amer J Dis Child. 1969;118:35-44.
6. Centers for Disease Control and Prevention. Control and Prevention of Rubella: Evaluation and Management of Suspected Outbreaks, Rubella in Pregnant Women, and Surveillance for Congenital Rubella Syndrome. MMWR. 2001;50(RR-12):1-23.
7. Reef SE, Plotkin SA. Rubella vaccines. In: Plotkin SA, Orenstein WA, Offit PA, Edwards KM. Vaccines. 7. ed. Philadelphia: Elsevier; 2018. [Edição eletrônica]
8. Miller E, Cradock-Watson JE, Pollock TM. Consequences of confirmed maternal rubella at successive stages of pregnancy. Lancet. 1982;2:781-4.
9. Cooper LZ. La carga del síndrome de la rubéola congénita In: Quadros C (ed.). Vacunas: Prevención de enfermedades y protección de la salud. Washington, DC: OMS (Publ. Cient. Tec. No. 596); 2004. p. 57-65.
10. Lanzieri TM, Segatto TC, Siqueira MM, Oliveira Santos, EC, Jin L, Prevots R. The burden of congenital rubella syndrome after a community-wide rubella outbreak, Rio Branco, Acre, Brazil, 2000-2001. Ped Infect Dis J. 2003;(22):323-9.
11. Reef SE, Plotkin S, Cordero JF, Katz M, Cooper L, Schwartz B et al. Preparing for elimination of congenital rubella syndrome (CRS): summary of a workshop on CRS elimination in the United States. Clin Infect Dis. 2000;31:85-95.

12. Ministério da Saúde. Relatório da verificação dos critérios de eliminação da transmissão dos vírus endêmicos do sarampo e rubéola e da Síndrome da Rubéola Congênita (SRC) no Brasil. Brasília: Ministério da Saúde; 2010.
13. Organización Panamericana de la Salud. Plan de acción para la documentación y verificación de la eliminación del sarampión, la rubeola y el síndrome de rubéola congénita en la Región de las Américas. Washington D.C: Organización Panamericana de la Salud; 2011.
14. Lanzieri TM, Prevots DR, Dourado I. Surveillance of congenital rubella syndrome in Brazil,1995-2005. Pediatric Infectious Diseases Journal. 2007;2(1):15-22.
15. Castillo-Solorzano C, Carrasco P, Tambini G, Reef S, Brana M, Quadros CA. New Horizonsin the control of Rubella in prevention of congenital rubella syndrome in the Americas. The Journal of Infectious Diseases. 2003;187(Supl. 1):S146-57.
16. Guia de Vigilância em Saúde/Ministério da Saúde, Secretaria de Vigilância em Saúde, Coordenação Geral de Desenvolvimento da Epidemiologia em Serviços. Brasília: Ministério da Saúde; 2016. Disponível em: http://bvsms.saude.gov.br/bvs/publicacoes/guia_vigilancia_saude_1ed_atual.pdf.
17. Brasil. Ministério da Saúde. Secretaria de Vigilância em Saúde. Departamento de Vigilância das Doenças Transmissíveis. Protocolo de vigilância e resposta à ocorrência de microcefalia e/ou alterações do sistema nervoso central (SNC). Brasília: Ministério da Saúde; 2015.

SEÇÃO V

ABORDAGEM EM SITUAÇÃO DE EXPOSIÇÃO

15

CRIANÇA EXPOSTA AO VÍRUS HIV

Maria Letícia Santos Cruz

OBJETIVOS

- ✓ Descrever os diferentes cenários que definem as diretrizes para a prevenção da transmissão vertical do HIV.
- ✓ Descrever os cuidados imediatos e a quimioprofilaxia com antirretrovirais em recém-nascidos de mulheres vivendo com HIV.
- ✓ Descrever o fluxograma de exames para a definição de diagnóstico em crianças nascidas de mulheres portadoras de HIV.
- ✓ Descrever a rotina laboratorial para monitoramento de toxicidade em crianças nascidas de mulheres vivendo com HIV.

INTRODUÇÃO

De acordo com os dados do Departamento de Vigilância, Prevenção e Controle das Infecções Sexualmente Transmissíveis, do HIV/Aids e das Hepatites Virais do Ministério da Saúde, mais de 90% dos casos de infecção pelo HIV-1 na população pediátrica são adquiridos a partir da infecção materna (transmissão vertical).[1] A prevenção da infecção materno-infantil pelo HIV (PMTCT, do inglês *prevention of mother-to-child transmission*) representa uma realidade e se baseia: no tratamento antirretroviral (ARV) da mãe durante a gestação; na indicação de parto cesariano, quando a gestante chega próximo ao termo com a carga viral > 1.000 cópias/mL; na administração de zidovudina (AZT) à mãe durante o trabalho de parto, sempre que sua carga viral for > 1.000 cópias/mL; e na administração de quimioprofilaxia com antirretroviral(is) ao recém-nascido durante as quatro primeiras semanas. No Brasil, ainda preconiza-se a substituição do aleitamento materno pelo artificial.

A transmissão vertical perinatal do HIV-1 pode ocorrer em três momentos: durante a gestação, no periparto e pela amamentação. Todas as gestantes devem realizar um teste anti-HIV na primeira consulta pré-natal.[2] Mulheres com teste negativo nesse primeiro momento devem ser testadas novamente durante o 3º trimestre de gestação.

O teste rápido para HIV está indicado para todas as mulheres que estejam em trabalho de parto e não apresentem a documentação de teste anti-HIV feito durante a gestação, incluindo um teste realizado no último trimestre. No caso de o teste rápido ser positivo durante o trabalho de parto, iniciar a profilaxia antirretroviral imediatamente. A profilaxia para mãe e filho deve ser instituída com base no resultado do teste rápido, e o início do aleitamento aguardar o resultado do teste confirmatório.

Toda criança nascida de mulher vivendo com HIV é considerada uma criança exposta ao vírus e deve ser acompanhada até que os resultados de exames que comprovem se houve ou não a transmissão vertical estejam disponíveis. Além disso, diretrizes nacionais e internacionais indicam o acompanhamento de crianças expostas ao HIV em unidade especializada até o fim da adolescência, mesmo quando comprovado que não houve transmissão vertical. Esse acompanhamento visa a identificar alterações relacionadas à exposição a antirretrovirais durante a vida intrauterina.

CUIDADOS IMEDIATOS COM O RECÉM-NASCIDO

- Sempre que possível, realizar o parto empelicado, com a retirada do neonato mantendo as membranas corioamnióticas íntegras.
- Clampear imediatamente o cordão após o nascimento, sem qualquer ordenha.
- Limpar todo o sangue e as secreções visíveis no recém-nascido imediatamente após o nascimento e, se possível, dar banho em água corrente ainda na sala de parto.
- Evitar aspiração de vias respiratórias do recém-nascido, mas, se for imprescindível, fazê-lo delicadamente, evitando traumatismos.
- Iniciar a primeira dose do AZT solução oral preferencialmente ainda na sala de parto, logo após os cuidados imediatos ou nas primeiras 4 horas após o nascimento.
- Avaliar a indicação de acrescentar outros antirretrovirais ao esquema profilático.
- Orientar a não amamentação e inibir a lactação com medicamento (cabergolina). Orientar a mãe para substituir o leite materno por fórmula láctea até 6 meses de idade. O aleitamento misto também é contraindicado.

- Ao sair da maternidade, a mãe deve receber antirretrovirais em quantidade suficiente para todo o curso da profilaxia de 4 semanas.
- Agendar consulta para o monitoramento clínico e laboratorial da criança.

O esquema profilático antirretroviral dependerá de fatores maternos e do recém-nascido capazes de influenciar no risco da transmissão vertical. Os recém-nascidos cujas mães receberam tratamento antirretroviral durante a gestação e se mantiveram com carga viral indetectável até o último exame próximo ao parto e sem problemas de adesão podem receber apenas AZT xarope durante as quatro primeiras semanas de vida.

Os recém-nascidos com maior risco de aquisição do HIV devem receber duas ou três medicações, de acordo com a avaliação do risco de infecção.[3] O risco de infecção vertical aumenta se a mãe:

- não recebeu tratamento desde os primeiros meses de gravidez;
- não tem exame do final da gestação mostrando carga viral indetectável;
- teve infecção primária pelo HIV durante a gestação;
- tem infecção por HIV resistente a medicações antirretrovirais.

Os esquemas profiláticos para crianças em maior risco de infecção são compostos de AZT e três doses de nevirapina (NVP)[4] ou AZT, lamivudina (3TC) e NVP a cada 12 horas. O último esquema deve ser considerado nas crianças com maior risco de infecção e também é dito um esquema terapêutico empírico, pois crianças com infecção intrauterina já estariam sendo tratadas ao receber os três medicamentos. Diferentes estudos apontam as vantagens clínicas e imunológicas do início precoce da terapia antirretroviral em crianças com infecção pelo HIV.[5] O diagnóstico muito precoce da infecção neonatal pelo HIV tem se tornado mais frequente na medida em que estabelece a testagem inicial de crianças em maior risco dentro das primeiras 48 horas de vida.

A Tabela 1 aponta os esquemas profiláticos, de acordo com a avaliação do risco de infecção no recém-nascido, e a Tabela 2, as doses recomendadas.

Tabela 1 Profilaxia antirretroviral em recém-nascidos expostos ao HIV de acordo com seu risco de aquisição da infecção vertical

Categoria	Descrição	Profilaxia ARV
Baixo risco de transmissão vertical	Mães tratadas na gestação e mantendo carga viral indetectável até o exame próximo ao parto	4 semanas de AZT

(continua)

Tabela 1 Profilaxia antirretroviral em recém-nascidos expostos ao HIV de acordo com seu risco de aquisição da infecção vertical (*continuação*)

Categoria	Descrição	Profilaxia ARV
Maior risco de infecção vertical	Mães que não receberam ARV durante gestação nem durante o trabalho de parto Mães que receberam ARV apenas durante trabalho de parto Mães que receberam ARV, mas não tinham carga viral indetectável próxima ao parto Mães que adquiriram infecção pelo HIV durante a gestação	4 semanas de AZT + 3 doses de NVP (1ª dose dentro de 48 horas de vida; 2ª dose 48 horas após a 1ª; 3ª dose 96 horas após a 2ª) ou 6 semanas AZT+3TC+NVP
Recém-nascido com infecção pelo HIV presumida	Mães com sorologia desconhecida que tenham teste rápido reagente no periparto ou recém-nascidos com teste anti-HIV positivo	A mesma indicada para maior risco de infecção Os ARV devem ser descontinuados se testes confirmatórios mostrarem que a mãe não tem infecção pelo HIV
Recém-nascido infectado pelo HIV	Teste virológico (RNA ou DNA) positivo no recém-nascido	AZT+3TC+NVP

Fonte: Guidelines for use of Antiretroviral Agents in Pediatric HIV Infection, 2017.[3]

Tabela 2 Doses de antirretrovirais recomendadas para recém-nascidos

Antirretroviral	Dose
AZT Os recém-nascidos (RN) que não tolerem a medicação VO podem recebê-la IV, sendo indicada 75% da dose VO nos mesmos intervalos	RN com IG ≥ 35 semanas: 4 mg/kg/dose a cada 12 horas por 4 semanas RN com IG entre 30 e 35 semanas: 2 mg/kg/dose a cada 12 horas por 2 semanas 3 mg/kg/dose a cada 12 horas até 4 semanas RN com IG < 30 semanas: 2 mg/kg/dose a cada 12 horas por 4 semanas
NVP (no esquema de 3 doses)	Peso ao nascer de 1,5 a 2 kg: 8 mg /dose Peso ao nascer > 2 kg: 12 mg /dose
NVP (no esquema com AZT + 3TC)	RN com IG ≥ 37 semanas: 6mg/kg/dose 12/12 horas por 6 semanas RN com IG > 34 e < 37 semanas 4 mg/kg/dose a cada 12 horas por 1 semana 6 mg/kg/dose a cada 12 horas até 6 semanas

IV: via intravenosa; VO: via oral; RN: recém-nascido; IG: idade gestacional.
Fonte: Guidelines for use of Antiretroviral Agents in Pediatric HIV Infection, 2017.[3]

ACOMPANHAMENTO APÓS ALTA DA MATERNIDADE

O ideal é que as crianças expostas ao HIV sejam acompanhadas em serviços especializados até a definição de seu diagnóstico. Os cuidados podem ser compartilhados com unidades de atenção básica de saúde.

As consultas devem ser mensais nos primeiros 6 meses e, no mínimo, bimestrais a partir do 1º ano de vida. As crianças nascidas de mulheres vivendo com HIV frequentemente têm maior risco de exposição a outros agentes infecciosos. Entre eles, destacam-se o *Treponema pallidum*, os vírus das hepatites B e C, o HTLV-1/2, o vírus do herpes simples, o citomegalovírus, o *Toxoplasma gondii* e o *Mycobacterium tuberculosis*.[2]

A Tabela 3 relaciona os exames laboratoriais que devem ser realizados durante o acompanhamento das crianças expostas ao HIV. Esses exames visam a monitorar a toxicidade dos antirretrovirais durante a vida intrauterina e nas primeiras semanas de vida, bem como avaliar a possibilidade de outras infecções, sempre que houver dúvidas sobre sorologias maternas. Não foram incluídos os exames virológicos para o HIV, pois serão discutidos a seguir.

Tabela 3 Exames laboratoriais durante acompanhamento das crianças expostas ao HIV

Exame	Idade				
	Ao nascer ou na 1ª consulta	1 a 2 meses	4 meses	6 a 12 meses	12 a 18 meses
Hemograma	X	X	X	X	X
AST, ALT, GGT, FA, bilirrubinas	X	X	NA	NA	X
Glicemia	X	X	X	NA	X
Sorologia HIV	NA	NA	NA	NA	X
TORCHS*	X	NA	NA	NA	NA

* Sorologias para toxoplasmose, rubéola, citomegalovírus, herpes simples e sífilis. Solicitar de acordo com as sorologias maternas no pré-natal. NA - não aplicável.
Fonte: PCDT- MS, 2018.[6]

Profilaxia primária para pneumonia por *Pneumocystis jiroveci*

A pneumonia por *Pneumocystis jiroveci* compreende a infecção oportunista mais frequente em lactentes infectados pelo HIV e ainda é uma causa importante de morte entre crianças vivendo com HIV em países em desenvolvimento.[7] Por isso, está recomendada sua profilaxia para todas as crianças expostas ao HIV a partir de 4 semanas de vida, até que tenham duas cargas virais (CV) indetectáveis e que seja descartada a infecção pelo HIV.

Em crianças infectadas pelo HIV, a profilaxia deve ser mantida até 1 ano de idade, independentemente da contagem de LT-CD4+. A Tabela 4 descreve a profilaxia primária de pneumonia por *Pneumocystis jiroveci* em crianças expostas ao HIV.

Tabela 4 Recomendações para profilaxia primária de *P. jiroveci* em crianças nascidas de mulheres vivendo com HIV

Idade	Recomendação
Nascimento até 4 semanas	Não indicar
4 semanas a 4 meses	Indicar profilaxia até a definição do diagnóstico
4 a 12 meses	
Criança não infectada	Não indicar ou suspender profilaxia
Criança infectada	Manter profilaxia

Fonte: PCDT- MS, 2018.[6]

A medicação de escolha para a profilaxia de pneumonia por *P. jiroveci* é o sulfametoxazol com trimetoprim na dose de 750 mg/m^2/dia, via oral, administrado diariamente ou em dias alternados (segundas, quartas e sextas-feiras).

Diagnóstico da infecção pelo HIV em crianças expostas ao vírus

Os anticorpos maternos contra o HIV atravessam a placenta e permanecem na circulação do recém-nascido por 12 a 18 meses após o nascimento. Por isso, um teste sorológico positivo (Elisa, teste rápido, WB, teste de imunoaglutinação) antes dos 18 meses de idade só demonstra que a criança nasceu de uma mulher infectada pelo HIV. Esse tipo de exame pode ser útil em situações de crianças abandonadas ou quando não se dispõe de informações maternas, pois diagnostica uma criança exposta.

Em crianças com menos de 18 meses de idade, deve-se usar métodos virológicos para diagnóstico que detectem diretamente o DNA ou RNA do vírus. São também conhecidos como testes nucleicos ou NAT (do inglês, *nucleic acid test*). A pesquisa de DNA nem sempre está disponível para propósito de assistência e a de RNA é conhecida como CV do HIV, podendo ser realizada nos laboratórios da rede nacional ou privada.

Para a definição do diagnóstico da criança exposta, são necessários pelo menos dois exames de CV. O primeiro pode ser coletado já nas primeiras 48 horas de vida, principalmente em crianças que apresentem alto risco de infecção, e os outros devem ser coletados 2 e 6 semanas após o término da profilaxia com ARV. Um exame virológico positivo nas primeiras 48 horas de vida caracteriza infecção intrauterina, enquanto, se o primeiro exame for negativo e os posteriores positivos, considera-se que a infecção ocorreu no período periparto. A Figura 1 mostra o algoritmo para diagnóstico da criança exposta ao HIV. A realização do primeiro exame logo após o nascimento é considerada opcional e os outros dois exames devem sempre ser realizados.

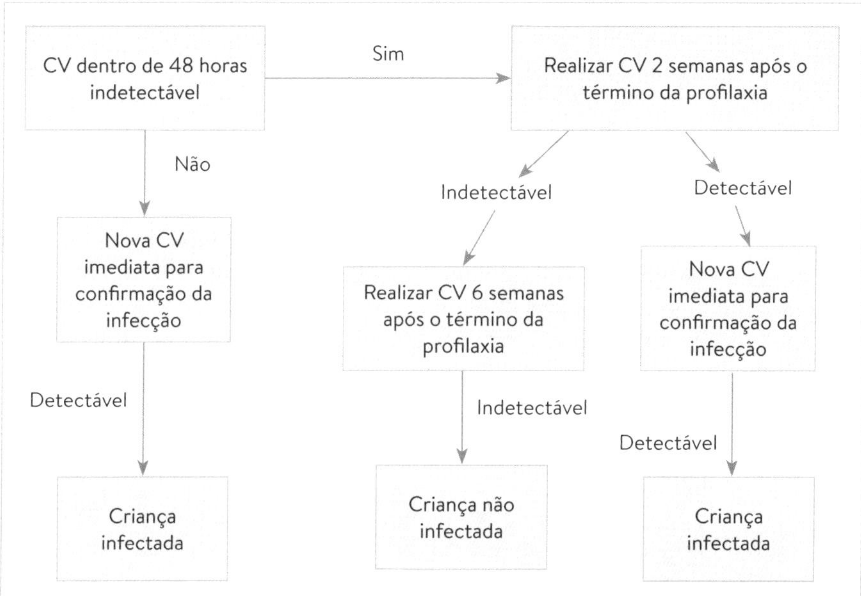

Figura 1 Algoritmo para utilização de testes para quantificação de RNA viral (carga viral ou CV) em crianças entre 1 e 18 meses.
Fonte: adaptada de PCDT-MS, 2018.[6]

Qualquer resultado de CV acima do limite de detecção deve promover a coleta imediata de nova amostra de sangue para a realização de exame confirmatório. Crianças com dois exames de CV acima do limite de detecçao são consideradas infectadas e devem iniciar terapia antirretroviral o mais precocemente possível.

DESAFIOS ATUAIS

Apesar da importante queda da transmissão vertical do HIV, ainda existe infecção de crianças expostas no Brasil e em outros países. O maior desafio nesse campo é o diagnóstico de todas as gestantes. O teste anti-HIV está amplamente disponível no Brasil, mas infelizmente algumas mulheres não fazem o acompanhamento pré-natal de maneira adequada e outras adquirem a infecção durante a gravidez; daí a extrema importância da repetição da sorologia anti-HIV no 3º trimestre de gestação das mulheres que tiveram o primeiro teste negativo. Entre as crianças que venham a adquirir a infecção, o diagnóstico precoce e o início de tratamento o mais cedo possível podem determinar um melhor prognóstico em termos de preservação do sistema imune.

ORIENTAÇÕES AO PAIS

A saúde da criança é extremamente dependente do comportamento dos pais. O teste anti-HIV é mandatório durante a gestação, mas nem sempre o pai ou parceiro da mãe também faz o teste. É imprescindível que o parceiro de uma gestante e/ou de uma mãe que está amamentando faça seu exame anti-HIV. As mulheres durante toda a fase de amamentação precisam estar conscientes de que seu leite é precioso para o bebê, mas que também pode transmitir vírus e que, se tiverem relações sexuais com parceiros que não fizeram o exame anti-HIV recentemente, devem se proteger com o uso de preservativos durante o período de amamentação.

✓ CONCLUSÃO

A prevenção da transmissão vertical do HIV é possível e se baseia na identificação precoce da gestante vivendo com HIV, seu tratamento com antirretrovirais e o manejo adequado do recém-nascido. O esquema antirretroviral ideal para profilaxia da infecção do recém-nascido depende do risco da infecção vertical e pode ser apenas AZT, AZT mais três doses de nevirapina ou AZT+ lamivudina + nevirapina. Uma vez que os anticorpos maternos contra o HIV atravessam a placenta, o diagnóstico do recém-nascido exposto deve ser feito com exames virológicos (pesquisa de DNA ou RNA). O acompanhamento de crianças expostas ao HIV deve ser feito em serviço especializado, até a definição do diagnóstico.

REFERÊNCIAS BIBLIOGRÁFICAS

1. Ministério da Saúde. Secretaria de Vigilância em Saúde. Boletim Epidemiológico – Aids e IST. 01ª a 26ª – semanas epidemiológicas – janeiro a junho de 2017. 2017;V(1).
2. Brasil. Ministério da Saúde. Secretaria de Vigilância em Saúde. Protocolo clínico e diretrizes terapêuticas para prevenção da transmissão vertical de HIV, sífilis e hepatites virais. Brasília; 2015.
3. Working Group on Antiretroviral Therapy and Medical Management of HIV-Infected Children. Guidelines for the Use of Antiretroviral Agents in Pediatric HIV Infection, April 2017. Disponível em: http://aidsinfo.nih.gov/ContentFiles/PediatricGuidelines.pdf. Acesso em: 15 jan. 2018.

4. Nielsen-Saines K, Watts H, Veloso VG, Y Bryson, Joao E, Pilotto JH et al. NICHD/HPTN 040 Study Group. Three Postpartum Antiretroviral Regimens to Prevent Intrapartum HIV Infection. N Engl J Med 2012;366:2368-79.
5. Rainwater-Lovett K, Luzuriaga K, Persaud D. Very early combination antiretroviral therapy in infants: prospects for cure. Curr Opin HIV AIDS. 2015;10(1):4-11.
6. Brasil. Ministério da Saúde. Secretaria de Vigilância em Saúde. Protocolo Clínico e Diretrizes Terapêuticas para o Manejo da Infecção pelo HIV em crianças e adolescentes, Brasília 2018.
7. Panel on Opportunistic Infections in HIV-Exposed and HIV-Infected Children. Guidelines for the Prevention and Treatment of Opportunistic Infections in HIV-Exposed and HIV-Infected Children. Department of Health and Human Services. Disponível em: http://aidsinfo.nih.gov/contentfiles/lvguidelines/oi_guidelines_pediatrics.pdf. Acesso em: 16 jan. 2018.

16

CRIANÇA EXPOSTA AO VÍRUS HTLV

Denise Cardoso das Neves Sztajnbok

OBJETIVOS

- ✓ Conhecer a infecção pelo vírus linfotrópico de células T humanas (HTLV) e as doenças associadas.
- ✓ Identificar as categorias de exposição ao HTLV.
- ✓ Reconhecer os fatores de risco para transmissão vertical.
- ✓ Adotar medidas preventivas com a criança exposta ao HTLV.
- ✓ Diagnosticar clínica e laboratorialmente a infecção pelo HTLV.
- ✓ Acompanhar adequadamente a criança exposta e a criança infectada pelo HTLV.

INTRODUÇÃO

Os vírus linfotrópicos de células T humanas (HTLV) são retrovírus compostos por quatro tipos: HTLV-1, HTLV-2, HTLV-3 e HTLV-4.

A infecção HTLV-1 acontece predominantemente nos linfócitos T, com indução da ativação e proliferação celular e elevação de determinadas citocinas. As alterações imunológicas interferem no aparecimento, nas manifestações clínicas e na resposta imune de diversas doenças infecciosas virais, bacterianas e parasitárias, além de outras não infecciosas. O HTLV-1 está associado a diversas doenças com alta morbidade, como leucemia/linfoma de células T do adulto (ATLL), mielopatia associada ao HTLV 1-2 (conhecida como paraparesia espástica tropical), outras alterações neurológicas (p. ex., déficits cognitivos leves, bexiga neurogênica, esclerose lateral amiotrófica, uveítes, dermatite infecciosa, doenças reumatológicas e autoimunes, pneumonite intersticial, linfadenopatia) e imunodeficiência com infecções oportunistas (p. ex., pneumocistose, estrongiloidíase, hanseníase, escabiose crostosa ou norueguesa e tuberculose).[1,2] São descritas outras alterações dermatológicas em infectados pelo HTLV-1, como dermatofitoses, dermatite seborreica, ictiose adquirida/xerose e dermatite atópica.[3]

O HTLV-2 parece estar associado a leucemia de células pilosas, eritrodermatite, infecções bacterianas em coinfectados com HIV, doenças neurológicas e micose fungoide. Até o momento, é desconhecida a patogenicidade do HTLV-3 e do HTLV-4 em humanos.[4]

A maioria dos infectados não desenvolve a doença, mas é reservatória do vírus e sustenta a cadeia de transmissão. As manifestações clínicas podem ocorrer em qualquer idade, incluindo a infância e a adolescência. Trata-se de uma infecção silenciosa na maioria dos casos.[5]

A transmissão vertical do HTLV aumenta o risco de linfomas não Hodgkin e linfoma de células T adulto (ATL). Cerca de 50% dos linfomas não Hodgkin podem ser evitados em crianças nas áreas endêmicas. Deve-se procurar coinfecções e doenças associadas. Nas crianças, a dermatite infecciosa e a linfadenopatia compreendem as manifestações mais comuns.[4]

EPIDEMIOLOGIA

A infecção pelo HTLV 1-2 tem distribuição mundial, estimando-se, embora não precisamente, cerca de 10 a 20 milhões de pessoas infectadas.[6] A prevalência varia de acordo com a área geográfica, os grupos étnicos e os comportamentos de maior risco. O Brasil é considerado um dos países com maior número absoluto de infectados, estimando-se cerca de 1,5 milhão de pessoas portadoras do vírus.[7] A prevalência em gestantes no país varia de 0,13%, no Mato Grosso do Sul, a 0,8%, na Bahia.[8]

FORMAS DE TRANSMISSÃO DO HTLV

A transmissão ocorre por contato sexual, parenteral (transfusão de sangue e/ou hemoderivados, uso de drogas injetáveis, transplantes, exposição percutânea com profissionais de saúde) e transmissão vertical (transplacentária, parto ou leite). O leite humano compreende uma fonte de infecção do HTLV, o qual pode ser adquirido pelo aleitamento cruzado. Pode haver transmissão zoonótica por mordidas de primatas não humanos.[4]

Transmissão vertical

Pode ocorrer antes ou após o nascimento da criança. As taxas de transmissão vertical variam de 2,5 a 39%, dependendo se há amamentação, a principal forma da transmissão vertical. A taxa de transmissão pelo leite materno em áreas endêmicas varia de 7 a 39%.[4] A transmissão transplacentária, pelo canal do parto ou cesariana ocorre em taxas de 2,5 a 13,8%, na ausência do aleitamento. Diversos fatores são determinantes e estão associados a maiores taxas de transmissão viral, como os descritos a seguir.[2,9-14]

Fatores determinantes para transmissão vertical

- Aleitamento materno com mais de 6 meses de duração.
- Antigenemia materna elevada.
- Quantidade de anticorpos (principalmente gp46).
- Presença de anticorpo anti-Tax.
- HLA classe 1 concordantes – materno e criança.
- Cromossomo 6q27.
- Tempo de bolsa rota maior que 4 horas.

Cuidados com o recém-nascido

Assemelham-se aos cuidados com a criança exposta ao HIV:

- Clampeadura imediata do cordão.
- Lavagem do bebê com água e sabão.
- Aspiração das secreções de vias respiratória e gástrica.
- Contraindicação do aleitamento.
- Fórmula infantil.

O acompanhamento clínico deverá se estender até a confirmação ou exclusão da infecção pelo HTLV, por meio dos exames laboratoriais.

DIAGNÓSTICO LABORATORIAL

O diagnóstico é realizado por meio de testes sorológicos para detecção de anticorpos e biologia molecular. Os exames de triagem são realizados inicialmente, seguidos de testes confirmatórios que possibilitam a identificação do tipo viral. O ensaio imunoenzimático (Elisa) é o teste de triagem sorológica. Caso seja reagente, deverá ser feito um teste confirmatório. Os testes confirmatórios são *Western blot* ou *Immunoblot*, IFI (imunofluorescência indireta) – que detectam anticorpos – e a reação em cadeia da polimerase (PCR, *polymerase chain reation*) – que detecta DNA pró-viral.[1]

A hipergamaglobulinemia, a presença de linfócitos atípicos e um teste falso-positivo para sífilis são achados indiretos da infecção pelo HTLV. Outras doenças sexualmente transmissíveis nas quais há risco de transmissão vertical devem ser investigadas (HIV, hepatites B e C, sífilis, HPV, herpes).

A realização do teste de triagem durante a gestação não é preconizada de rotina até o momento, apesar dos diversos fatores implicados na transmissão mãe-filho e nas doenças associadas à infecção pelo HTLV.

ACOMPANHAMENTO DA CRIANÇA EXPOSTA AO HTLV

O acompanhamento clínico deverá se estender até a confirmação ou exclusão da infecção pelo HTLV, por meio dos exames laboratoriais.

As crianças nascidas de mães infectadas pelo HTLV podem ter os anticorpos maternos detectados até os 24 meses de idade, por sua passagem transplacentária. Haverá interferência desses anticorpos nos testes Elisa, *Western Blot* e IFI. São avaliados inicialmente no recém-nascido e, após os 12 a 24 meses, devem estar negativos na criança não infectada, para critério de soroconversão, pois os anticorpos maternos não precisam ser mais detectáveis. Caso reagentes após essa idade, são anticorpos produzidos pela própria criança, indicando infecção pelo HTLV.[2,15]

A PCR é muito útil para o diagnóstico da transmissão vertical em crianças menores de 2 anos nascidas de mães positivas, detectando o DNA pró-viral, assim como contribui para avaliar o momento da transmissão vertical. Se positivo ao nascer, indica provável transmissão intraútero. Quando possível, devem ser solicitados três exames para detecção viral: ao nascer, aos 2 e aos 4 ou 6 meses de idade; ou ao nascer, no 1º e outro no 2º semestre de vida. O diagnóstico materno durante o aleitamento necessita de nova rotina de investigação diagnóstica.

Após os 24 meses, a investigação laboratorial também se faz com o teste de triagem e os testes confirmatórios (WB e/ou PCR).

Na criança infectada pelo HTLV, além do acompanhamento clínico para doenças associadas, são realizados hemograma (leucocitose, linfocitose, com ou sem leucocitose, eosinofilia ou identificação de atipias linfocitárias), LDH, teste tuberculínico, parasitológico e exame oftalmológico (pesquisa de olho seco e uveíte).

O tratamento da infecção latente por tuberculose (ILTB) ou quimioprofilaxia secundária com isoniazida reduz em 60 a 90% o risco de adoecimento. Apesar de não haver recomendação para essa intervenção em infectados pelo HTLV-1, aqueles que apresentam maior risco para o desenvolvimento da tuberculose devem seguir as mesmas normas que os infectados pelo HIV:

1. Paciente com radiografia de tórax normal e prova tuberculínica (PT) ≥ 5 mm; contatos intradomiciliares com bacilíferos, independentemente da PT; PT < 5 mm com registro documental de ter tido PT ≥ 5 mm e não ter sido submetido a tratamento ou quimioprofilaxia na ocasião;

2. Paciente com radiografia de tórax indicando presença de cicatriz radiológica de TB, sem tratamento anterior para essa doença (afastada a possibilidade de TB ativa por meio de exames de escarro, radiografias anteriores e, se necessário, tomografia de tórax), independentemente do resultado da PT.[3,16]

PREVENÇÃO

A identificação da infecção, principalmente na gestante – com orientações e medidas preventivas a serem adotadas a partir do seu conhecimento – é, no momento, a única estratégia para interromper a cadeia de transmissão. Até o momento, não há imunização ativa ou passiva, assim como terapia antiviral específica, disponíveis para atuar contra a infecção pelo HTLV. O aleitamento materno está contraindicado nos filhos de mães com HTLV.[17] As fórmulas infantis devem ser fornecidas e o monitoramento do crescimento é fundamental.

Os contactantes familiares de pessoa infectada pelo HTLV devem ser investigados pela possibilidade de transmissão.

O diagnóstico e o acompanhamento da criança são fundamentais para avaliar o comportamento da infecção e o desenvolvimento de manifestações clínicas precocemente, na infância e na adolescência.

A suspeita clínica da infecção pelo HTLV deve ser feita quando a criança apresentar doenças associadas ao HTLV, como leucemia/linfoma de células T do adulto (ATLL), mielopatia, paraparesia espástica tropical, uveítes, dermatite infecciosa e doenças reumatológicas, estrongiloidíase, hanseníase, escabiose norueguesa e TB.[3,18,19]

Nas crianças infectadas pelo HTLV, as vacinas especiais que ainda não constarem do calendário vacinal vigente devem ser recomendadas.

O aleitamento materno está contraindicado nos filhos de mães com HTLV. As fórmulas infantis deverão ser fornecidas, e o acompanhamento da criança é fundamental.

DESAFIOS ATUAIS

A infecção pelo HTLV e suas manifestações clínicas são negligenciadas. O conhecimento da prevalência na população, e principalmente na gestação, representa um desafio extremamente importante. Somente pela identificação da infecção na mãe pelos exames de triagem durante o pré-natal ou parto, as medidas preventivas da transmissão vertical poderão ser adotadas como estratégia para interromper a cadeia de transmissão. O leite materno, no caso de mães infectadas pelo HTLV, é a principal forma de transmissão para seus bebês, e o aleitamento está contraindicado. Consequentemente, a garantia do fornecimento de fórmulas infantis adequadas para essas crianças é fundamental na prevenção dos distúrbios nutricionais.

✓ CONCLUSÃO

A infecção HTLV-1 desencadeia alterações imunológicas que interferem no aparecimento, nas manifestações clínicas e na resposta imune de diversas doenças infecciosas virais, bacterianas e parasitárias, além de outras não infecciosas. O HTLV-1 está associado a leucemia/linfoma de células T do adulto, mielopatia, paraparesia espástica tropical, uveítes, dermatite infecciosa, doenças reumatológicas e autoimunes, pneumonite intersticial e imunodeficiência com infecções oportunistas, como pneumocistose, estrongiloidíase, hanseníase, escabiose e TB.

As manifestações clínicas podem ocorrer em qualquer idade e, quando presentes, a infecção pelo HTLV deve ser investigada como possibilidade diagnóstica. A identificação da infecção na mãe e na criança, com orientações e medidas preventivas a serem adotadas a partir do seu conhecimento, constitui, no momento, a única estratégia para interromper a cadeia de transmissão.

O diagnóstico e o acompanhamento da criança são fundamentais para avaliar o comportamento da infecção e o desenvolvimento de manifestações clínicas precocemente, na infância e na adolescência.

A prevenção da transmissão materno-infantil terá provavelmente o mais significativo impacto na redução das doenças associadas ao HTLV-1.[3] A triagem para HTLV-1 no pré-natal e a contraindicação do aleitamento para mães soropositivas,[17] com o fornecimento das fórmulas infantis, representam medidas que devem ser adotadas para essa prevenção.

REFERÊNCIAS BIBLIOGRÁFICAS

1. Verdonck K, González E, Dooren SV, Vandamme AM, Guid Vanham G, Gotuzzo E. Human T-lymphotropic virus 1: recent knowledge about an ancient infection. Lancet Infect Dis. 2007;7:266-81.
2. Tolle MA, Gillespie SL. Oncoviruses (human t-cell lymphotropic viruses) and lentiviruses (human immunodeficiency virus type 2). In: Cherry JD, Harrison GJ , Kaplan SL , Steinbach WJ, Hotez PJ. Feigin and cherry's textbook of pediatric infectious diseases. 7. ed. Philadelphia: Elsevier Saunders; 2014. p. 2552-619.
3. Brasil. Ministério da Saúde. Secretaria de Vigilância em Saúde. Programa Nacional de DST e Aids. Guia do manejo clínico do HTLV. Brasília: Ministério da Saúde; 2014.
4. Murphy EL, Bruhn RL. Human T-Lymphotropic Virus (HTLV). In: Mandell, Douglas, and Bennett's principles and practice of infectious diseases. 8. ed. Philadelphia: Elsevier Saunders; 2015. p. 2038-53.

5. Gonçalves DU, Proietti FA, Ribas JGR, Araújo MG, Pinheiro SR, Guedes AC et al. Epidemiology, Treatment, and Prevention of Human T-Cell Leukemia Virus Type 1-Associated Diseases. Clin Microbiol Rev. 2010;23(3):577-89.
6. Gessain A, Cassar O. Epidemiological aspects and world distribution of HTLV-1 infection. Front Microbiol. 2012;3:388.
7. Barcellos NT, Fuchs SC, Mondini LG, Murphy EL. Human T lymphotropic virus type I/II infection Prevalence and risk factors in individuals testing for in counseling centers from southern Brazil. Sex Trans Dis. 2006;33:302-6.
8. Dal Fabbro MMFJ, Cunha RV, Bóia MM, Portela P, Botelho CA, Freitas GMBF et al. HTLV 1/2 infection: prenatal performance as a disease control strategy in State of Mato Grosso do Sul. Rev Soc Bras Med Trop. 2008;41.
9. Percher F, Jeannin P, Martin-Latil S, Gessain A , Afonso PV, Vidy-Roche A et al. Mother--to-child transmission of HTLV-1: epidemiological aspects, mechanisms and determinants of mother-to-child transmission. Viruses. 2016;8(2): E40.
10. Proietti FA, Carneiro-Proietti AB, Catalan-Soares BC, Murphy EL. Global epidemiology of HTLV-I infection and associated diseases. Oncogene. 2005;24(39):6058-68.
11. Carneiro-Proietti AB, Amaranto-Damasio MS, Leal-Horiguchi CF et al. Mother-to-child transmission of human T-cell lymphotropic viruses-1/2: what we know, and what are the gaps in understanding and preventing this route of infection. J Pediatr Infect Dis Soc. 2014;3:S24-9.
12. Ureta-Vidal A, Angelin-Duclos C, Tortevoye P, Murphy E, Lepère JF, Buigues RP et al. Mother to-child transmission of human T-cell-leukemia/lymphoma virus type I: implication of high antiviral antibody titer and high proviral load in carrier mothers. Int J Cancer. 1999;82(6):832-6.
13. Takahashi K, Takezaki T, Oki T, Kawakami K, Yashiki S, Fujiyoshi T et al. Inhibitory effect of maternal antibody on Mother-to-Child transmission of human T-lymphotropic virus type I: the mother-to-child transmission study group. Int J Cancer. 1991;49(5):673.
14. Biggar RJ, Ng J, Kim N, Hisada M, Li HC, Cranston B, Hanchard B, Maloney EM. Human leukocyte antigen concordance and the transmission risk via breast-feeding of human T cell lymphotropic virus type I. J Infect Dis 2006;193(2):277.
15. Brasil. Ministério da Saúde, Secretaria de Vigilância em Saúde, Departamento de DST, Aids e Hepatites Virais. Protocolo clínico e diretrizes terapêuticas para manejo da infecção pelo hiv em crianças e adolescentes. Ministério da Saúde, Secretaria de Vigilância em Saúde, Departamento de DST, Aids e Hepatites Virais. Brasília; 2014.
16. Marinho J, Galvão-Castro B, Rodrigues LC, Barreto ML. Increased risk of tuberculosis with human T-lymphotropic virus-1 infection: a case-control study. J Acquir Immune Defic Syndr. 2005;40:625-8.
17. American Academy of Pediatrics. Transmission infectious agents via human milk. Red Book. 30. ed.
18. Romanelli LCF, Caramelli P, Proietti ABFC. O vírus linfotrópico de células t humanos tipo 1 (HTLV-1): quando suspeitar da infecção? Rev Assoc Med Bras. 2010;56(3):340-7.
19. Bittencourt AL, Primo J, Oliveira MFP. Manifestations of the human T-cell lymphotropic virus type I infection in childhood and adolescence. J Pediatr (Rio J). 2006;82(6):411-20.

17

CRIANÇA EXPOSTA AO VÍRUS DA HEPATITE B

Gloria Regina da Silva e Sá
José Gilberto de Sá
Tânia Cristina de Mattos Barros Petraglia

OBJETIVOS

- ✓ Destacar a importância da transmissão vertical da hepatite B.
- ✓ Reconhecer a importância da imunização ativa como prevenção.
- ✓ Uso da imunização passiva na profilaxia da exposição perinatal e na pós-exposição.

INTRODUÇÃO

A hepatite B é uma doença viral aguda caracterizada por inflamação e necrose das células hepáticas, cujo espectro clínico varia de infecções assintomáticas a formas graves e fulminantes. O agente etiológico é o vírus da hepatite B (VHB), um hepatovírus, tipo DNA polimerase, da família Hepadnaviridae, com múltiplos sorotipos e heterogeneidade genética.[1]

Com a vacinação da criança, a prevalência no mundo da infecção pelo VHB diminuiu para 1,3%, comparativamente com 4,7% na era pré-vacinação, em menores de 5 anos.[2] O Brasil recomenda atualmente a vacinação universal para todas as faixas etárias.[3]

O antígeno de superfície do VHB (AgHBs) é marcador de infecção, e a presença de anticorpos contra esse antígeno (anti-HBs) indica proteção contra hepatite B. Títulos ≥ 10 UI/mL de anti-HBs conferem proteção contra novas infecções.

A vacinação contra o VHB também protege contra a infecção pelo vírus da hepatite D, uma vez que este vírus só existe em pessoas infectadas pelo VHB.[1,4]

TRANSMISSÃO

A transmissão do HBV se dá por via parenteral e, sobretudo, por via sexual, sendo a hepatite B considerada uma infecção sexualmente transmissível (IST). O vírus pode ser transmitido de pessoa a pessoa, via hematogênica, por soluções de continuidade da pele e das mucosas, mesmo íntegras:

1. Via parenteral (transfusões de sangue e derivados, utilização de agulhas contaminadas ou acidentes perfurocortantes, tatuagens, *piercings*, procedimentos odontológicos ou cirúrgicos etc.).
2. Por contatos íntimos domiciliares (compartilhamento de escovas de dentes, tesouras de unhas).
3. Por contato sexual (consensual ou em situações de abuso sexual).
4. Por transmissão vertical: de gestantes portadoras do vírus para os conceptos (via transplacentária, ainda durante a vida intrauterina, em consequência de comunicação direta entre a circulação materna e o sangue da criança) ou, geralmente, no momento ou logo após o parto, por ingestão de sangue materno pelo recém-nato ou inoculação inadvertida desse sangue durante os procedimentos na sala de parto, que podem provocar pequenas lesões na boca e na faringe da criança. A transmissão vertical (de mãe para filho) também é causa frequente de disseminação do VHB em regiões de alta endemicidade.

A via perinatal, no momento do parto, é uma das mais importantes. A evolução, nesses casos, é frequentemente desfavorável, com grande risco de cronificação do caso, em relação direta com a situação sorológica da mãe (crianças nascidas de mães infectadas pelo VHB, que sejam tanto HBsAg quanto HBeAg reativas, sofrem risco de infecção de 70 a 90%; as geradas por mães unicamente HBsAg reativas têm risco de 5 a 30%). O risco é maior quando o concepto é infectado no último trimestre da gestação. Cerca de 70 a 90% das infecções ocorridas em menores de 5 anos se cronificam, e 20 a 25% dos casos crônicos com evidências de replicação viral evoluem para doença hepática avançada (cirrose e hepatocarcinoma).[4-7]

PROFILAXIA

Imunização na exposição perinatal

Para facilitar a prevenção da transmissão vertical, recomenda-se investigar o estado sorológico materno durante o acompanhamento pré-natal das gestantes.

A transmissão vertical da hepatite B pode acontecer tanto durante a infecção aguda da mãe quanto na forma crônica. Nas gestantes que não foram avaliadas quanto à infecção durante o pré-natal, deve-se realizar a pesquisa de HBsAg no momento da admissão hospitalar para o parto. O exame pode ser realizado por meio de imunoensaio ou teste rápido.

Por ocasião do parto, os neonatos das mães HBsAg positivas devem ser limpos e banhados o mais rapidamente possível após a ligadura do cordão umbilical, para a remoção do sangue e das secreções maternas capazes de contaminar sua pele ao nascimento.

A aspiração das secreções das vias respiratórias deve ser feita de maneira delicada e suave, evitando-se o traumatismo das mucosas.

É preciso evitar a aplicação de injeções antes que o sangue e as secreções que envolvem o recém-nato sejam cuidadosamente removidos.

A imunização básica é iniciada com a primeira dose da vacina monovalente contra a hepatite B, aplicada nas primeiras 12 horas de vida da criança, quando a gestante for HBsAg ou HBeAg positiva. O mesmo deve ser feito quando o perfil sorológico da mãe for desconhecido. Se a gestante for sabidamente não portadora do vírus, a vacinação pode ser iniciada após a 12ª hora de vida, devendo, no entanto, ser realizada o mais precocemente possível (ainda dentro do 1º dia de vida), conforme o calendário básico de imunização do Programa Nacional de Imunizações (PNI) do Ministério da Saúde. As doses subsequentes da vacina devem ser agendadas para quando a criança completar 2, 4 e 6 meses de idade, com a utilização da vacina pentavalente (cinco componentes antigênicos em uma única vacina: contra difteria, tétano, pertussis, *Haemophilus influenzae b* e hepatite B).

Embora esteja demonstrado que, nos recém-nascidos a termo, a simples vacinação dentro das primeiras horas de vida seja isoladamente eficaz, quando a gestante for sabidamente portadora do vírus, HBsAg positiva com ou sem HBeAg, está indicada também a imunização passiva, com a imunoglobulina humana anti-hepatite B, na dose de 0,5 mL via intramuscular, até 7 dias de vida.

A vacina e a imunoglobulina anti-hepatite B podem ser administradas simultaneamente, desde que aplicadas com seringas diferentes, em massas musculares distintas.

Não há indicação especial para parto operatório (cesariana) ou contraindicação para o aleitamento materno.

Recomenda-se verificar a soroconversão após a imunoprofilaxia das crianças cujas mães eram HBsAg/HBeAg positivas 3 a 6 meses após a complementação da série vacinal. As crianças que permanecerem HBsAg negativas e antiHBs negativas devem ser submetidas à revacinação.[4-10]

Quando houver retardo no início ou na complementação do esquema vacinal contra hepatite B, este pode ser iniciado ou continuado a qualquer época, complementando-se três doses, respeitando-se os intervalos mínimos de 1 mês entre a primeira dose e a segunda e de 6 meses entre a primeira dose e a terceira.[3,4]

Imunização na pós-exposição

Quando o paciente não estiver adequadamente imunizado e eventualmente for submetido a situações de risco para a infecção, deverá ser imediatamente iniciado ou complementado o esquema de três doses. Por exemplo:

- situações de violência sexual;
- vítimas de acidente com material biológico contaminado ou fortemente suspeito de infecção pelo VHB (exposição acidental percutânea ou de mucosas).

São consideradas situações de risco aquelas em que a possível contaminação do material biológico seja a partir de:

- hepatopatas ou nefropatas crônicos;
- receptores de múltiplas transfusões de sangue, hemodiálise ou transplantes;
- comunicantes domiciliares contínuos de pessoas portadoras do VHB ou de hepatopatas crônicos;
- portadores de asplenia anatômica (esplenectomizados) ou funcional (anemia falciforme);
- pacientes com mucoviscidose;
- imunodeprimidos ou portadores do HIV;
- populações indígenas;
- habitantes de instituições fechadas (abrigos, asilos, internatos, presídios ou casas de recolhimento).

A imunoglobulina contra hepatite B deve ser indicada (em dose única de 0,06 mL/kg de peso corpóreo – no máximo de 5 mL) às crianças não adequadamente imunizadas expostas ao vírus da hepatite B (abuso sexual, acidentes perfurocortantes) e aos imunodeprimidos após exposição de risco (mesmo que anteriormente vacinados).[4-7]

DESAFIOS ATUAIS

A hepatite B é uma infecção sexualmente transmissível e passível de prevenção por meio da vacinação. O grande desafio atual consiste na ampliação da cobertura vacinal para todas as faixas etárias.

ORIENTAÇÕES AO PAIS

A forma mais eficaz de evitar a contaminação da criança pelo vírus da hepatite B é sua imunização a partir do 1º dia de vida.

A vacina contra a hepatite B está disponível nas salas de vacinação do Sistema Único de Saúde (SUS) para todas as pessoas, independentemente de idade e/ou das condições de vulnerabilidade.

✓ CONCLUSÃO

A infecção pelo VHB continua sendo um problema de saúde pública mundial, por sua alta transmissibilidade. Fatores como a introdução da vacinação em larga escala pelo PNI, políticas de testagem para a doença nos bancos de sangue e estudos epidemiológicos na população geral têm contribuído para mudanças no perfil epidemiológico da doença.

REFERÊNCIAS BIBLIOGRÁFICAS

1. Kasper DL, Fauci AS, Hauser SL, Longo DC, Jameson JL, Loscalzo J. Harrison's Manual of Medicine, 19. ed. McGraw-Hill Education; 2016.
2. WHO. Global hepatites report, 2017. Disponível em: http://www.who.int/hepatitis/publications/global-hepatitis-report2017-executive-summary/en/. Acesso em: 8 fev. 2018.
3. Brasil. Ministério da Saúde. Programa Nacional de Imunizações. Calendário nacional de vacinação. Disponível em: http://portalarquivos2.saude.gov.br/images/pdf/2018/julho/11/Calendario-de-Vacinacao-2018.pdf. Acesso em: 11 nov. 2018.
4. Brasil. Ministério da Saúde. Secretaria de Vigilância em Saúde. Departamento de Vigilância das Doenças Transmissíveis. Manual dos Centros de Referência para Imunobiológicos Especiais. 4. ed. Brasília: Ministério da Saúde; 2014. 160 p.
5. Brasil. Ministério da Saúde. Secretaria de Vigilância em Saúde. Departamento de Vigilância, Prevenção e Controle das Infecções Sexualmente Transmissíveis, do HIV/Aids e das Hepatites Virais. Protocolo clínico e diretrizes terapêuticas para prevenção da transmissão vertical de HIV, sífilis e hepatites virais. Brasília; 2017.
6. Sztajnbok DCN, Vasconcelos MM, Liberal EF (coords.). Infectologia: Pediatria. Rio de Janeiro: Guanabara Koogan/SOPERJ; 2013.
7. Brasil. Ministério da Saúde. Secretaria de Vigilância em Saúde. Departamento de Vigilância, Prevenção e Controle das Infecções Sexualmente Transmissíveis, do HIV/Aids e das Hepatites Virais. Manual Técnico para o Diagnóstico das Hepatites Virais. 2. ed. Brasília: Ministério da Saúde; 2018. 121 p.
8. Ministério da Saúde. Secretaria de Vigilância em Saúde. Departamento de Vigilância das Doenças Transmissíveis. Nota Informativa n. 11; 2016.
9. Ministério da Saúde, Secretaria de Vigilância em Saúde, Departamento de Vigilância Epidemiológica. Guia de Vigilância em Saúde. Brasília/DF: Ministério da Saúde; 2016.
10. World Health Organization. Consolidated Guideline on sexual and reproductive health and rights of women living with HIV. Executive Sumary; 2017. Disponível em: http://www.who.int/reproductivehealth/publications/gender_rights/Ex-Summ-srhr-women-hiv/en/. Acesso em: 27 nov. 2018

18

CRIANÇA EXPOSTA AO VÍRUS DA HEPATITE C

Denise Cardoso das Neves Sztajnbok

OBJETIVOS

- ✓ Conhecer a infecção pelo vírus da hepatite C (VHC).
- ✓ Identificar as formas de transmissão do VHC.
- ✓ Reconhecer os fatores de risco para transmissão vertical.
- ✓ Diagnosticar clínica e laboratorialmente a infecção pelo VHC.
- ✓ Acompanhar adequadamente a criança exposta ao VHC.

INTRODUÇÃO

A hepatite C é uma doença contagiosa causada pelo vírus da hepatite C (VHC), constituída por seis genótipos principais, que podem causar doença crônica e ser transmitidos verticalmente.[1] O espectro clínico varia de doença leve a cirrose e câncer hepático.

A Organização Mundial da Saúde (OMS) estima que, a cada ano, 3 a 4 milhões de pessoas sejam infectadas pelo VHC em todo mundo. As hepatites B e C são as causas mais comuns de hepatite crônica viral em crianças e adultos, entretanto, com os programas de imunização para hepatite B em diversos países, a hepatite C se tornou mais frequente.

A transmissão vertical representa a passagem do vírus da mãe para a criança durante a gestação, no momento do parto ou nos primeiros 28 dias após o nascimento, sendo a principal via de infecção para a criança.

A prevalência da infecção pelo VHC em gestantes varia de 0,6 a 2,4%, com taxas de transmissão para criança de 8 a 15%.[2,3]

FORMAS DE TRANSMISSÃO DO VHC

A doença é transmitida pelo contato com sangue ou fluidos corporais infectados pelo VHC, o que ocorre em:

- crianças nascidas de mães com VHC;
- transfusão de sangue e/ou hemoderivados (principalmente antes de 1993), transplante de órgãos;
- uso de drogas injetáveis e inaladas ou pipadas, que compartilham equipamentos contaminados, como agulhas, seringas, canudos e cachimbos;
- compartilhamento de equipamentos contaminados com sangue para tatuagens, *piercing*, lâminas de barbear ou depilar, escovas de dente, material de manicure e acupuntura;
- exposição ocupacional;
- exposição percutânea ou mucosa em contatos domiciliares;
- sexual (desprotegido ou múltiplos parceiros).

A coinfecção por alguma doença sexualmente transmissível, principalmente o HIV, aumenta o risco de transmissão.

O teste de triagem durante a gestação não é preconizado de rotina até o momento no Brasil. Está recomendado para gestantes quando houver fator de risco para infecção pelo VHC com as categorias de exposição descritas.

Momento da transmissão

Os mecanismos que envolvem a transmissão vertical do VHC ainda não são totalmente esclarecidos, mas são possíveis a transmissão intrauterina e no momento do parto. A detecção viral positiva para VHC-RNA em poucos dias após o parto sugere que possa haver transmissão intrauterina, entretanto a maioria das crianças infectadas terá a PCR positiva para VHC-RNA muitas semanas após o parto, sugerindo infecção perinatal (intrauterina tardia ou intraparto).

Transmissão vertical

As taxas de transmissão vertical são muito variáveis dependendo dos estudos, variando de 1 a 19,4%.[4] As taxas são maiores em alguns subgrupos, como em crianças nascidas de mães coinfectadas pelo HIV, nas quais a transmissão pode chegar a 36%, e em mães com coinfecção pelo VHB (até 20%).

Fatores de risco para transmissão vertical do VHC

Diversos fatores de risco estão associados ao maior risco da transmissão para a criança. A viremia materna (VHC-RNA positivo) na gestação ou no parto está associada ao maior risco de transmissão, entretanto pode ser intermitente; ainda, a ausência de detecção viral no início da gestação não exclui a possibilidade de haver viremia no parto.[5-7] Os estudos são controversos quanto aos valores da quantificação viral associados ao maior risco de transmissão.

A infecção de células mononucleares no sangue periférico (*peripheral blood mononuclear cell* – PBMC) constitui um fator de risco evidente na transmissão, como vetor do VHC ou pode ser uma variante do vírus com capacidade específica de infectar as PBMC e ultrapassar as células imunes placentárias.[8]

As mães com história de uso de drogas injetáveis têm maior risco de transmissão, associado a maior incidência de infecção de PBMC e heterogeneidade de superinfecções por diversas cepas de VHC.[1]

A coinfecção pelo HIV apresenta risco de transmissão quatro vezes maior do que em mães soronegativas para o HIV (transmissão de 19 e 4%, respectivamente) provavelmente pela imunodepressão causada pelo vírus.[9] Atualmente, com o uso da terapia antirretroviral para o HIV, estudos demonstram atenuação do risco de transmissão.[10]

Situações intraparto que aumentam a exposição ao vírus materno potencialmente apresentam maior risco de transmissão perinatal, como ruptura prolongada de membranas acima de 6 horas e procedimentos invasivos.[1,4]

Não existem evidências de transmissão pelo leite materno e, até o momento, os protocolos clínicos não contraindicam a amamentação.[11,12] Quando houver fissuras nos mamilos e risco de contato com sangue materno, orienta-se para os cuidados adequados e a interrupção temporária do aleitamento até a resolução das lesões.[1]

DIAGNÓSTICO LABORATORIAL E ACOMPANHAMENTO

As crianças nascidas de mães com VHC precisam ser testadas para infecção por esse vírus. O acompanhamento clínico deverá se estender até confirmar ou excluir a infecção pelo VHC, por meio dos exames laboratoriais. O diagnóstico é realizado por teste sorológico, teste de ensaio imunoenzimático e por testes moleculares com detecção de VHC-RNA.

Os anticorpos IgG maternos podem atravessar passivamente a placenta e ser detectados pelo anti-VHC até os 12 a 18 meses de idade, sem necessariamente indicar infecção. Eles desaparecem em 95% das crianças não infectadas até os 12 meses de idade e o restante negativará até os 18 meses. Quando houver reagentes após 18 meses idade, podem ser anticorpos produzidos pela própria criança, indicando ou não infecção pelo VHC. Não existem testes disponíveis para detecção de IgM.[1,4]

A detecção de VHC-RNA é necessária para o diagnóstico da infecção viral na transmissão vertical durante o 1º ano de vida nas crianças nascidas de mães com

VHC. Os métodos para detecção do VHC-RNA são os testes de reação de cadeia em polimerase (PCR) e os testes de amplificação de ácido nucleico (*nucleic acid amplification testing* – NAAT).

A sensibilidade da PCR para o diagnóstico aumenta com o tempo, em virtude do aumento gradual do VHC-RNA até o limiar de detecção. Recomenda-se que o primeiro teste molecular (detecção do VHC-RNA) seja feito entre 2 e 6 meses de vida: a) se positivo, realizar aos 18 meses de vida o segundo teste molecular (detecção do VHC-RNA) e um anti-HCV (imunoensaio ou teste rápido). O segundo teste molecular tem por objetivo avaliar os casos de clareamento espontâneo do vírus ou confirmação do diagnóstico da hepatite C; b) se negativo, testar para anticorpos anti-HCV aos 18 meses de idade.

O anti-VHC deve ser realizado aos 18 meses de vida e se: a) anti-HCV, não reagente e detecção do VHC-RNA negativa, a transmissão vertical do VHC está descartada; b) anti-HCV reagente e detecção do VHC-RNA positiva, a infecção pelo vírus da hepatite C está confirmada; c) anti-HCV reagente e detecção do VHC-RNA indetectável (após os 18 meses) indicam contato passado e provável cura espontânea do vírus da hepatite C. A detecção do VHC-RNA em 2 amostras obtidas com 3 meses de intervalo entre elas durante os 18 meses de vida e a detecção de anticorpos anti-HCV após os 18 meses de idade, confirmam o diagnóstico da hepatite C. Na criança infectada, como há possibilidade de clareamento viral até os 3-5 anos, avalia-se o HCV-RNA anualmente até essa idade.

A ausência de detecção do HCV-RNA com dois resultados negativos afastam a infecção pelo vírus da hepatite C em crianças. Há recomendação de realizar os anticorpos anti-HCV após os 18 meses de idade.[4]

EVOLUÇÃO

A maioria das crianças infectadas pelo VHC ao nascer é assintomática na infância; frequentemente, há elevação de ALT durante os primeiros 6 a 12 meses de vida. Alguns lactentes podem apresentar viremia intermitente e outros altas cargas virais com elevação significativa de enzimas hepáticas durante o 1º ano de vida. Por razões desconhecidas, em mais de 50% dessas crianças a viremia e hepatite se resolverão espontaneamente.[1] O *clearance* viral espontâneo em crianças infectadas pelo VHC varia de 25 a 40%, conforme o genótipo. Em geral, crianças infectadas pelo genótipo 3 têm maiores chances de clarear o vírus do que crianças infectadas pelo genótipo 1 até os 5 anos de idade.[4,7]

Não há qualquer relato de alteração de crescimento ou desenvolvimento em fases precoces da vida da criança. O risco de cirrose na infância e em adolescentes com hepatocarcinoma é de 1 a 2%. Não existe indicação definida de tratamento para crianças pequenas, talvez pela ausência de sintomas, o desenvolvimento lento de cirrose e muitos efeitos colaterais com pouca eficácia no tratamento-padrão. Entretanto, existe a perspectiva futura da inclusão de crianças nos estudos com uso dos antivirais de ação direta contra o VHC (DAAs) e a cura da infecção.[1]

As crianças infectadas pelo VHC devem ser vacinadas contra hepatites A e B.

DESAFIOS ATUAIS

O teste de triagem durante a gestação já tem sido preconizado de rotina em alguns países, entretanto, no Brasil, está recomendado quando houver fatores de risco para infecção pelo VHC, como infecção pelo HIV, uso de drogas ilícitas, antecedentes de transfusão ou transplante (antes de 1993), hemodiálise, elevação de aminotransferases sem outra causa clínica evidente e profissionais de saúde com história de acidente com material biológico, havendo perspectiva para recomendação de sorologia em todas as gestantes na primeira consulta de pré-natal (preferencialmente no primeiro trimestre), em todas as gestações. Seria importante o diagnóstico precoce nas gestantes para evitar procedimentos de maior risco de transmissão para a criança, assim como acompanhamento adequado das crianças expostas.

As medicações antivirais para VHC são teratogênicas e estão contraindicadas na gestação.[4] O tratamento antiviral da hepatite C e as indicações mais abrangentes oferecem a perspectiva da inclusão de crianças menores de 11 anos nos estudos com uso dos DAAs contra o VHC e cura da infecção.[1]

ORIENTAÇÕES AO PAIS

Os pais/responsáveis infectados pelo VHC não devem compartilhar aparelhos cortantes, escovas de dente, cortadores de unhas/cutículas ou outros objetos contaminados por sangue com os familiares, pelo risco da transmissão viral. A hepatite C não é transmitida pelo contato casual e a criança infectada deve exercer as atividades escolares, esportivas e sociais sem restrições. As orientações e as medidas específicas devem ser preconizadas para quando houver risco de contato com sangue, pela indicação do uso de luvas e acompanhamento para profilaxia pós-exposição.

✔ CONCLUSÃO

A hepatite C apresenta um espectro clínico que varia de doença leve a cirrose e câncer hepático. Atualmente, com a imunização para hepatite B, tornou-se a causa mais comum de hepatite crônica viral em crianças e adultos. Os mecanismos da transmissão vertical do VHC ainda não são totalmente esclarecidos, mas são possíveis a transmissão intrauterina e no momento do parto. As taxas de transmissão vertical variam de 1 a 19,4%[4] e são muito maiores em crianças nascidas de mães coinfectadas pelo HIV. Diversos fatores estão associados ao maior risco para transmissão para a criança. O acompanhamento clínico deverá se estender até confirmar ou excluir a infecção pelo VHC, por meio dos exames laboratoriais. O diagnóstico é feito por teste sorológico e detecção de VHC-RNA. Não existem evidências, até o momento, de transmissão pelo leite materno. Quando houver fissuras nos mamilos e risco de contato com sangue materno, orienta-se para os cuidados adequados e a interrupção temporária do aleitamento até a resolução das lesões. O tratamento para as crianças com hepatite C é avaliado individualmente em crianças de 3 a 11 anos de idade, realizado com alfapeginterferona e ribavirina. O uso dos DAAs contra o VHC é indicado apenas para os maiores de 12 anos ou com mais de 35 kg.[12]

REFERÊNCIAS BIBLIOGRÁFICAS

1. Jhaveri R, Swamy GK. Hepatitis C virus in pregnancy and early childhood: current understanding and knowledge deficits. J Pediatr Infect Dis Soc. 2014;3(Suppl. 1):S13-18.
2. Arshad M, El-Kamary SS, Jhaveri R. Hepatitis C virus infection during pregnancy and the newborn period–are they opportunities for treatment? J Viral Hepat. 2011;18:229-36.
3. Reddick KL, Jhaveri R, Gandhi M, James AH, Swamy GK. Pregnancy outcomes associated with viral hepatitis. J Viral Hepat. 2011;18:e394-8.
4. Ministério da Saúde. Secretaria de Vigilância em Saúde Departamento de DST, Aids e Hepatites Virais. Protocolo clínico e diretrizes terapêuticas para prevenção da transmissão vertical de HIV, sífilis e hepatites virais. Brasília; 2018.
5. Ohto H, Terazawa S, Sasaki N, Hino K, Ishiwata C, Kako M et al. Transmission of hepatitis C virus from mothers to infants. The Vertical Transmission of Hepatitis C Virus Collaborative Study Group. N Engl J Med. 1994;330:744-50.
6. Granovsky MO, Minkoff HL, Tess BH, Waters D, Hatzakis A, Devoid DE et al. Hepatitis C virus infection in the mothers and infants cohort study. Pediatrics. 1998;102:355-9.
7. Shebl FM, El-Kamary SS, Saleh DA, Abdel-Hamid M, Mikhail N, Allam A et al. Prospective cohort study of mother-to-infant infection and clearance of hepatitis C in rural Egyptian villages. J Med Virol. 2009;81:1024.
8. Azzari C, Moriondo M, Indolfi G, Betti L, Gambineri E, de Martino M, Resti M. Higher risk of hepatitis C virus perinatal transmission from drug user mothers is mediated by peripheral blood mononuclear cell infection. J Med Virol. 2008;80:65-71.
9. Yeung LT, King SM, Roberts EA. Mother-to-infant transmission of hepatitis C virus. Hepatology. 2001;34:223-9.
10. Checa Cabot C, Stoszek S, Quarleri J, Losso MH, Ivalo S, Peixoto MF et al. Mother-to-child transmission of hepatitis c virus (HCV) among HIV/HCV-coinfected women. J Ped Infect Dis. 2013;2:126-35.
11. American Academy of Pediatrics, Section on Breastfeeding. Breastfeeding and the use of human milk. Red Book: 2015 Report of the Committee on Infectious Diseases. Pickering LK, ed. 30. ed. Elk Grove Village, IL: American Academy of Pediatrics; 2018.
12. Ministério da Saúde. Secretaria de Vigilância em Saúde Departamento de DST, Aids e Hepatites Virais. Protocolo clínico e diretrizes terapêuticas para Hepatite C e Coinfecções. Brasília; 2018.

19

CRIANÇA EXPOSTA À TUBERCULOSE

Denise Cardoso das Neves Sztajnbok
José Gilberto de Sá

OBJETIVOS

- ✓ Caracterizar a tuberculose congênita e perinatal.
- ✓ Sistematizar os dados clínico-epidemiológicos, bacteriológicos e de imagem no diagnóstico da tuberculose congênita e perinatal.
- ✓ Orientar a conduta clínica nas diferentes situações epidemiológicas.
- ✓ Diagnóstico e manejo da infecção latente pelo *Mycobacterium tuberculosis*.

INTRODUÇÃO

A tuberculose materna durante a gravidez tem curso e prognóstico influenciados por diversos fatores, como localização e extensão da doença, gravidade, diagnóstico em fases avançadas da gestação, coinfecção com HIV e tratamento.[1] Quando a doença não é tratada, pode estar associada à mortalidade materna e na criança em taxas de 30 a 40%.[2] A avaliação diagnóstica e o tratamento da tuberculose ativa materna devem ser realizados, independentemente da idade gestacional, o mais rapidamente possível. Em alguns estudos, as formas extrapulmonares na gestação se mostram tão comuns quanto as formas pulmonares.[3] Podem ocorrer complicações obstétricas, como aborto espontâneo, parto prematuro, baixo peso ao nascer e aumento da mortalidade neonatal.[1] Os riscos da doença na mãe e na criança ultrapassam os do tratamento. A infecção materna pelo *Mycobacterium tuberculosis* pode resultar em tuberculose congênita, perinatal e pós-natal. A tuberculose congênita, embora rara, tem taxa de mortalidade de até 50%.[4] A tuberculose pós-natal no recém-nascido (RN) pode ser transmitida por coabitante domiciliar bacilífero. A investigação da coinfecção pelo HIV materno é recomendada.

TUBERCULOSE NO RECÉM-NASCIDO – CONGÊNITA E PERINATAL

A tuberculose congênita é transmitida intraútero pela mãe durante a gestação, geralmente com tuberculose grave. A disseminação pode ocorrer via hematogênica transplacentária para o feto, com foco primário no fígado e nos linfonodos adjacentes, ou pela ingestão e a aspiração de líquido amniótico infectado.[1,3]

A prematuridade e o baixo peso ocorrem em cerca de 50% dos casos, e o neonato apresenta quadro semelhante ao de outras infecções congênitas ou sepse. Podem ocorrer febre ou hipotermia, hipoatividade ou irritabilidade, desconforto respiratório, linfadenopatia, hepatoesplenomegalia, otorreia/mastoidite, lesões dermatológicas, vômitos, diarreia com sangue, icterícia colestática, convulsões, meningite, paralisia de pares cranianos, cianose, apneia, ascite, pouco ganho de peso, anemia e plaquetopenia.[3] A tuberculose perinatal pode surgir quando a tuberculose materna no trato genital for transmitida diretamente para o feto pela infecção no canal do parto por meio da aspiração ou deglutição de sangue ou líquido amniótico infectado. O aparecimento do complexo primário pulmonar ou digestivo depende do modo de infecção (Figura 1). As manifestações clínicas podem ser semelhantes às de sepse, infecções congênitas, pneumonia irresponsiva ao tratamento antibiótico inespecífico e outros descritos na congênita.[3]

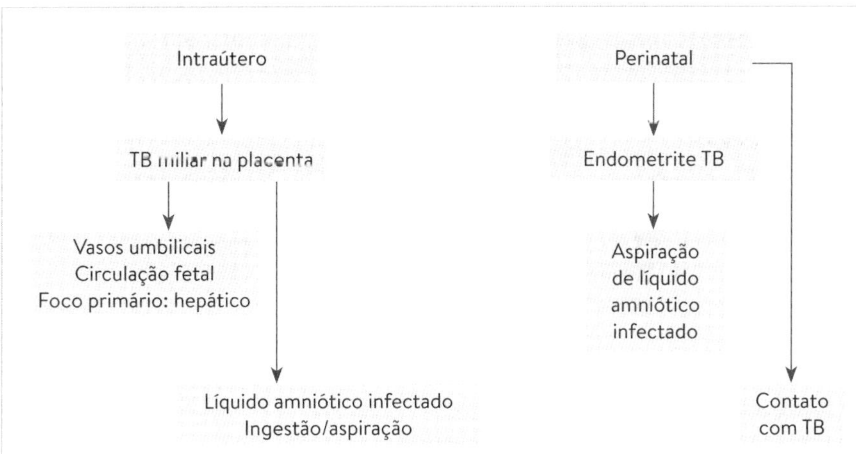

Figura 1 Transmissão na tuberculose congênita e perinatal.
TB: tuberculose.
Fonte: Sztajnbok, 2013.[4]

Diagnóstico da tuberculose congênita e perinatal

A investigação e o tratamento devem ser feitos o mais rapidamente possível, pela progressão rápida da tuberculose no RN. O diagnóstico é realizado por meio de radiografia de tórax (frequentemente com padrão reticulonodular ou miliar), ultrassonografia abdominal (focos no fígado e baço, macronódulos, linfadenomegalia e dilatação do trato biliar), hemocultura para micobactéria, punção lombar, lavado gástrico e broncoalveolar (se necessário), além de biópsias. A pesquisa e a identificação do *M. tuberculosis* devem ser feitas em todo o material obtido, com realização de BAAR, cultura para micobactéria e detecção de DNA da Mtb por testes de amplificação nuclear com Xpert. Exame oftalmológico para pesquisa de granulomas e coriorretinite também deve ser realizado.[4,5]

A prova tuberculínica (PT) no RN infectado pelo *M. tuberculosis* pode ser negativa em razão da imaturidade do sistema imune e da resposta Th1, podendo demorar mais de 3 meses para se tornar reativa. O *interferon gama release assay* (IGRA) tem sensibilidade menor em crianças pequenas, mas é bastante útil quando positivo, principalmente quando da prova tuberculínica negativa.[4,5]

No pós-natal, período mais frequente de infecção no RN, a tuberculose pode ser adquirida pela mãe ou por contatos intradomiciliares bacilíferos.

Prova tuberculínica sugestiva de infecção latente de tuberculose (ILTB) em crianças

Até bem recentemente, a interpretação sugestiva de infecção pelo *M. tuberculosis* seria PT ≥ 5 mm em não vacinados ou vacinados com BCG há mais de 2 anos ou qualquer condição imunossupressora. Em vacinados há menos de 2 anos, considera-se ≥ 10 mm.[6] Atualmente, para fins de tratamento de ILTB, tem-se PT ≥ 5 mm ou IGRA positivo em contatos adultos e crianças, independentemente da vacinação prévia com BCG.[7]

No Brasil, dois esquemas terapêuticos são recomendados para o tratamento da ILTB: um com isoniazida e outro com rifampicina. No esquema de tratamento com isoniazida, a dose é de 5 a 10 mg/kg de peso (dose máxima: 300 mg/dia) e o mais importante é o número de doses tomadas: 180 doses, em 6 a 9 meses, ou 270 doses, em 9 a 12 meses.[7]

TUBERCULOSE PÓS-NATAL

Exposição ao bacilo da tuberculose

A tuberculose é transmitida principalmente por via respiratória, a partir da inalação de núcleos secos de partículas contendo bacilos expelidos pela tosse, a fala ou o espirro do doente com tuberculose ativa de vias respiratórias, detectados pela baciloscopia de escarro positiva.[6]

Toda criança que apresente história de contato íntimo (intradomiciliar) ou frequente e prolongado com um paciente tuberculoso bacilífero (Figura 2) foi exposta ao *Mycobacterium tuberculosis* e deve ser investigada para ILTB ou tuberculose ativa. No caso de RN, a medida a ser adotada na prevenção para a infecção pelo bacilo da tuberculose consiste em quimioprofilaxia primária.[6,8]

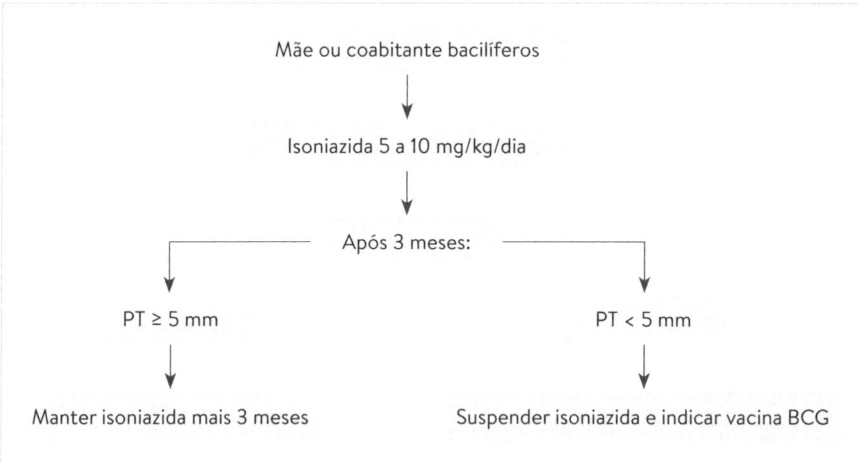

Figura 2 Fluxograma de profilaxia primária no recém-nascido.
Fonte: Sant'Anna, 2007.[8]

A conduta médica será indicada de acordo com a situação clínico-epidemiológica.

1ª situação

RN de mãe tuberculosa considerada abacilífera ou em tratamento há pelo menos 2 semanas antes do parto ou doente de tuberculose exclusivamente extrapulmonar.

Conduta:

- deve ser vacinado normalmente ao nascer (BCG);
- aleitamento materno sem restrições;
- não há necessidade de indicar quimioprofilaxia.[9-12]

2ª situação

RN de mãe bacilífera, com sinais, sintomas e exames radiológicos compatíveis com tuberculose ativa.

Conduta:

- adiar a vacinação com o BCG;
- iniciar a quimioprofilaxia primária para o RN: isoniazida (INH) – 5 a 10 mg/kg/dia, dose única diária. Manter o esquema durante 3 meses e fazer a prova tuberculínica.
  Se: PPD reator + radiografia de tórax anormal: criança com tuberculose, instituir tratamento; PPD reator + radiografia de tórax normal: infecção latente pela tuberculose, manter INH durante mais 3 meses; PPD não reator – suspender a quimioprofilaxia e vacinar (BCG).
- amamentação deverá ser suspensa temporariamente até o diagnóstico e o início da terapia materna e profilática na criança. A amamentação poderá ser feita, porém a mãe deverá usar máscara de proteção respiratória (cirúrgica), cobrindo o nariz e a boca durante o aleitamento e restringindo o contato próximo com a criança por pelo menos 2 semanas após início do tratamento, pelo risco potencial de transmissão dos bacilos por meio de gotículas. O leite materno pode ser ordenhado e oferecido cru à criança, por não haver risco de passagem do *M. tuberculosis* pelo leite humano. Reforçar a necessidade do uso profilático de isoniazida na criança.[9,10]

3ª situação

Diagnóstico materno após o início da amamentação.

4ª situação

Contato intradomiciliar com outra pessoa infectada.

Conduta:

- radiografia de tórax normal + PPD não reator: acompanhamento clínico. Repetir o PPD após 8 semanas para investigar conversão. Considera-se conversão da prova tuberculínica se aumento ≥ 5 mm;
- radiografia de tórax normal + PPD reator: indicar tratamento para ILTB, com INH;

- radiografia de tórax anormal + PPD reator: criança com tuberculose muito provável, iniciar o tratamento para tuberculose ativa com esquema tríplice (rifampicina, isoniazida, pirazinamida).[6]

Muitas vezes, o diagnóstico da tuberculose materna se dá no puerpério, ainda na maternidade, após a aplicação do BCG, havendo dificuldade no acompanhamento do teste tuberculínico. Caso o RN tenha sido inadvertidamente vacinado, recomenda-se o uso de isoniazida por 6 meses, não estando indicada a realização da PT. Ainda que controverso, avaliar individualmente a necessidade de revacinar para BCG após esse período, já que a isoniazida é bactericida e pode interferir na resposta imune aos bacilos da BCG efetuada. A conduta consiste em administrar a isoniazida como quimioprofilaxia e acompanhar criteriosamente a criança quanto à resposta ao BCG. Quando a BCG não for dada ao nascimento, administrá-la após 2 semanas do término da quimioprofilaxia para proteção de futuras exposições ao bacilo da tuberculose. O uso de piridoxina durante a quimioprofilaxia com isoniazida em lactentes é considerado na literatura mundial, para evitar crises convulsivas.[3]

Amamentação

O leite humano não representa uma via de transmissão da tuberculose.[3] A mãe com tuberculose bacilífera é fonte de infecção para o RN pela transmissão aérea.

As mães com tuberculose ativa que apresentam manifestações clínicas, baciloscopia positiva e alterações radiológicas devem restringir o contato com a criança, em razão da transmissão por meio das gotículas do trato respiratório. O leite materno pode ser ordenhado e oferecido cru para o RN. A amamentação deverá ser feita com uso de máscara (cobrindo nariz e boca). A criança estará em uso profilático de isoniazida, na dose de 10 mg/kg/dia até o 3º mês de vida e realizará prova tuberculínica.[9,10]

Os RN de mães consideradas abacilíferas ou tratadas por 2 ou mais semanas antes do parto podem ser amamentados sem restrição; a criança deve receber a vacina BCG ao nascer.[9-12]

A mãe com tuberculose multidroga resistente tem maior infectividade e o período de resposta ao tratamento é mais prolongado, não devendo amamentar. É necessário separar a criança do contato materno. O leite materno ordenhado poderá ser oferecido à criança até a mãe se tornar abacilífera.[10,12]

A mastite ou o abscesso mamário pelo *M. tuberculosis* são raros, mas o aleitamento materno deverá ser interrompido, oferecendo-se o leite ordenhado até que a mãe seja considerada abacilífera. A criança deverá receber isoniazida.[9]

TRATAMENTO DA TUBERCULOSE CONGÊNITA, PERINATAL E PÓS-NATAL

O tratamento para tuberculose ativa é feito com esquema tríplice (rifampicina, isoniazida, pirazinamida) para todas as formas de tuberculose pulmonar e extrapulmonar, de acordo com as doses e os esquemas recomendados até o momento, mas em processo de atualização. Outros esquemas são utilizados na tuberculose multidroga resistente.[6]

DESAFIOS ATUAIS

A criança nascida de mãe com tuberculose durante a gestação e no momento do parto deve ser avaliada para excluir doença ativa, adotando-se as medidas de prevenção como vacinação e/ou quimioprofilaxia primária.

ORIENTAÇÕES AO PAIS

A criança com tuberculose compreende um evento sentinela para a busca de um adulto tuberculoso. Os pais ou outros familiares com tuberculose devem ser informados da importância deles na cadeia de transmissão da doença, assim como da adesão ao tratamento. A partir do conhecimento do adulto doente, deverão ser adotadas condutas diagnósticas e terapêuticas para evitar o acometimento da criança.

✓ CONCLUSÃO

O diagnóstico materno e dos contactantes domiciliares com tuberculose é fundamental para a adoção de medidas preventivas e terapêuticas na criança exposta a essa infecção. A adoção da quimioprofilaxia primária nos RN, o diagnóstico e o tratamento da infecção tuberculosa latente na criança fora do período neonatal representam intervenções importantíssimas para prevenir a tuberculose. O desconhecimento da patogênese e das características clínicas e laboratoriais das infecções tuberculosas congênita e perinatal implicam a perda de oportunidade do diagnóstico e do tratamento precoces, com o adoecimento da criança. As recomendações recentes no diagnóstico e tratamento da ILTB e da tuberculose, com novos esquemas terapêuticos, visam à redução dessa infecção tão frequente em nosso meio, assim como as suas consequências, principalmente na criança.[7]

REFERÊNCIAS BIBLIOGRÁFICAS

1. Loto OM, Awowole I. Tuberculosis in pregnancy: a review, J Pregnancy. 2012;2012:379271. [Epub 2011 Nov 1.]
2. Lawrence RA, Lawrence RM. Transmission of infectious diseases through breast milk and breastfeeding. In: Breastfeeding: A guide for the medical profession. Elsevier; 2016. p. 407-82.
3. Hanekom WA, Linley LL, Nuttall J, Hawn TR. Tuberculosis in Remington and Klein's infectious diseases of the fetus and newborn infant. 8. ed. Elsevier; 2016.
4. Sztajnbok DCN, Sá JG. Manejo da criança exposta à tuberculose. In: Infectologia Soperj. Rio de Janeiro: Guanabara Koogan; 2013.
5. Coulter JBS. Perinatal tuberculosis. Ann Trop Paediatr. 2011;31:11-3.
6. Ministério da Saúde. Série A: Normas e Manuais Técnicos. Manual de Recomendações para o controle da tuberculose no Brasil. Brasília; 2011.
7. Ministério da Saúde. Protocolo de vigilância da infecção latente pelo Mycobacterium tuberculosis no Brasil/Ministério da Saúde, Secretaria de Vigilância em Saúde, Departamento de Vigilância das Doenças Transmissíveis. Brasília: Ministério da Saúde; 2018.
8. Sant'Anna CC. Quimioprofilaxia da tuberculose. Pulmão. 2007;16(2-4):82-5.
9. Lawrence RM. Circumstances when breastfeeding is contraindicated. Pediatr Clin North Am. 2013;60(1);295-318.
10. American Academy of Pediatrics. Human milk. Transmission of infectious agents via human milk. In: Pickering LK, Baker CJ, Kimberlin DW, Long SS (eds.). Red Book: 2015 Report of the Committee of Infectious Diseases. Elk Grove Village, II.: American Academy of Pediatrics; 2015.
11. Vieira GO, Issler H, Teruya KM. Amamentação e doenças maternas. In: Campos Junior D, Burns DAR. Tratado de pediatria. 3. ed. Barueri: Manole; 2014. p. 485-90.
12. Succi RCM. Aleitamento natural e infecções. In: Rego JD, editor. Aleitamento materno. Rio de Janeiro: Atheneu; 2006. p. 193-205.

20

CRIANÇAS E ADOLESCENTES VÍTIMAS DE VIOLÊNCIA SEXUAL

Denise Cotrim da Cunha
José Gilberto de Sá
Tânia Cristina de Mattos Barros Petraglia

OBJETIVOS

- ✓ Orientar para a condução dos casos de vítimas de violência sexual.
- ✓ Enfatizar a importância da vacinação para hepatite B.
- ✓ Discriminar medicações e esquemas para as diversas profilaxias necessárias, bem como para a gestação acidental.
- ✓ Destacar as investigações laboratoriais necessárias durante o acompanhamento do paciente.

INTRODUÇÃO

Frequentemente, o pediatra defronta-se com situações em que o paciente atendido apresenta queixas ou evidências de maus-tratos domésticos ou de agressões físicas ou, ainda, psicológicas, muitas delas inerentes à esfera sexual. Crianças e adolescentes vítimas de abuso sexual não constituem grupos de atendimentos raros. Muitas vezes, os relatos dos atos de violência sexual contra crianças não são objetivos, frequentemente sem fazer parte da miríade de queixas relatadas, pois nem sempre a criança revela abertamente a situação de abuso, por medo, vergonha ou insegurança, além disso, nem sempre existem sinais de violência física aparente. Isso reforça a necessidade de que os profissionais de saúde estejam capacitados para considerar esse diagnóstico, que, em geral, não é evidente.

DEFINIÇÕES

Define-se como violência o "uso intencional da força física ou do poder, real ou em ameaça, contra si próprio, contra outra pessoa ou contra um grupo ou uma comunidade, que resulte ou tenha grande possibilidade de resultar em lesão, dano psicológico, deficiência do desenvolvimento ou privação".[1] Ainda, "quaisquer atos ou omissões dos pais, parentes, responsáveis, instituições e, em última instância, da sociedade em geral, que redundem em dano físico, emocional, sexual e moral às crianças" define o aspecto peculiar da violência na infância ou adolescência.[2]

Violência ou abuso sexual compreende "a exploração da criança ou adolescente, por contato físico ou outros meios, com a finalidade de estímulo sexual por um adulto ou adolescente mais adiantado em seu desenvolvimento psicossexual, visando utilizá-la para obter satisfação sexual".[3]

A Lei nº 12.015, de 7 de agosto 2009, passa a definir estupro como: "Constranger alguém, mediante violência ou grave ameaça, a ter conjunção carnal ou a praticar ou permitir que com ele se pratique outro ato libidinoso". Assim, a mulher e o homem podem ser vítimas de estupro quando constrangidos, mediante violência (física) ou grave ameaça (psicológica) a praticar conjunção carnal ou qualquer outro ato libidinoso.

Estupro de vulnerável consiste em "ter conjunção carnal ou praticar outro ato libidinoso com menor de 14 (catorze) anos"; "induzimento de menor de 14 anos a satisfazer a lascívia de outrem"; "satisfação de lascívia mediante a presença de criança ou adolescente". Todos são considerados crimes, dentre outras definições, e configuram violência sexual.[4]

QUANDO SUSPEITAR

Nem sempre a suspeita de abuso ou violência sexual decorre de alguma queixa objetiva da criança ou dos responsáveis em relação a um episódio específico. Mais frequentemente, pode-se chegar a ela a partir da observação de dados de anamnese ou do exame físico, colhidos diante de atendimentos diversos. Tal como o educador, o profissional de saúde pode pressentir os primeiros indícios a partir de alterações do comportamento demonstradas pela criança.

É importante que o profissional procure fazer o diagnóstico diferencial com outras situações, como:

- a participação da criança em jogos sexuais infantis entre colegas de mesma faixa etária;
- situações fisiológicas ou patológicas não relacionadas com a violência (p. ex., menarca, sangramentos consequentes de doenças ou traumatismos acidentais dos aparelhos genital ou excretor);
- o uso falso da acusação de violência sexual contra a criança como argumento de algum dos responsáveis contra o outro, em situações de conflitos familiares.

CONSEQUÊNCIAS

Além de potencialmente compreenderem causa de traumatismos físicos e processos infecciosos bacterianos (sífilis, gonococcia), virais (HIV, HBV, HCV, HPV, herpes) e por protozoários (*Trichomonas vaginalis*), os atos de abuso sexual são capazes de levar a distúrbios psicológicos que podem persistir por toda a vida, como descuido com sua própria saúde sexual e reprodutiva, comportamento sexual mais vulnerável e menos protegido, transtornos da sexualidade, riscos aumentados para doenças sexualmente transmissíveis, maior frequência de gestações indesejadas e abortamentos e, algumas vezes, a repetição do ciclo de vitimização contra seus próprios filhos. Outro aspecto observado refere-se a uma maior frequência de ideias suicidas.

ATENDIMENTO

Diante de uma criança sob suspeita de abuso sexual, o pediatra deverá analisar minuciosamente o caso para avaliar a conduta a ser adotada. O atendimento precisa envolver uma equipe multiprofissional, uma vez que não é apenas a saúde física do paciente que está envolvida. A equipe de enfermagem, o assistente social e os profissionais de saúde mental devem estar também envolvidos e entrosados para um atendimento integral.

Existem duas situações distintas: o atendimento de urgência, imediatamente após o episódio de abuso; e os casos em que se identifica uma situação de abuso crônico ou permanente, ou que o relato é feito algum tempo após o episódio.

O primeiro ponto a ser garantido é o acolhimento, com privacidade, dentro de princípios éticos e garantindo sigilo e confidencialidade.

Anamnese

Especificar quando as informações forem prestadas – se pela criança, pelos responsáveis ou por outras pessoas. É importante valorizar as informações prestadas pela própria criança ou o adolescente.

Indagar e anotar:

- sexo e idade do paciente, e fase do desenvolvimento puberal;
- situação social e econômica da família, existência de adultos ou outras crianças com sinais de infecções sexualmente transmissíveis (IST) na mesma residência do paciente;
- tipo de violência: suspeitada ou confirmada? Recente ou antiga? Episódio isolado ou repetido?

- o agente do abuso é conhecido? Contactante ou familiar da criança? Houve um ou mais agressores? Existem evidências de alguma IST?
- ocorreu penetração sexual ou sangramento? Penetrações múltiplas?

Todos os registros de atendimento ou prontuários devem ser bem identificados, minuciosamente preenchidos, e o caso, notificado.

Avaliação laboratorial

No momento do atendimento, devem ser solicitados:

- sorologia para o HIV;
- sorologias para hepatites B (HBsAg, antiHBs e anti HBc IgM) e C (anti-HCV);
- sorologia para sífilis (VDRL);
- hemograma;
- transaminases hepáticas;
- teste imunológico de gravidez ou dosagem de beta-hCG (quando a paciente já tiver em idade gestacional ou na iminência da menarca).

Idealmente, os mesmos exames sorológicos deverão ser realizados no autor do abuso sexual, contudo isso muito raramente é factível.[3,4]

Profilaxias indicadas

Infecções sexualmente transmissíveis não virais

As profilaxias indicadas para sífilis, gonorreia, infecção por clamídia e tricomoníase (meninas) estão apresentadas na Tabela 1.

Tabela 1 Profilaxias indicadas para infecções sexualmente transmissíveis (IST) não virais[5]

IST	Medicação	Posologia	
		Adultos e adolescentes com mais de 45 kg	Crianças e adolescentes com menos de 45 kg
Sífilis	Penicilina G benzatina	2,4 milhões UI, IM (1,2 milhão em cada glúteo) Dose única	50.000 UI/kg, IM Dose única
Gonorreia	Ceftriaxone	500 mg, IM Dose única	125 mg, IM Dose única

(continua)

Tabela 1 Profilaxias indicadas para infecções sexualmente transmissíveis (IST) não virais[5] (*continuação*)

IST	Medicação	Posologia	
		Adultos e adolescentes com mais de 45 kg	Crianças e adolescentes com menos de 45 kg
Infecção por clamídia	Azitromicina	1 g, VO Dose única	20 mg/kg, VO Dose única
Tricomoníase	Metronidazol*	2 g, VO Dose única	15 mg/kg/dia, a cada 8 horas, por 7 dias

IM: via intramuscular; VO: via oral. * Deverá ser postergado em caso de contracepção de urgência ou uso de antirretrovirais.

Hepatite B

Avaliar a situação vacinal prévia.

- Imunizados com esquema completo (3 ou 4 doses): não necessitam de dose de reforço ou do uso de imunoglobulina humana anti-hepatite B.
- Não imunizados ou com esquema vacinal de três doses incompleto: deverá ser completado o esquema vacinal até três doses com intervalos de 1 mês entre as duas primeiras e de 5 meses entre as duas últimas. O uso da imunoglobulina humana anti-hepatite B está indicado para esses casos, segundo o manual dos Centros de Referência para Imunobiológicos Especiais (CRIE), em dose única intramuscular (IM), 0,06 mL/kg, máximo de 5 mL, aplicada concomitantemente com a vacina hepatite B, porém em sítios diferentes. A imunoglobulina só deve ser indicada quando o atendimento for feito até 14 dias após a possível exposição e a vacina a qualquer tempo.[6]

Infecção pelo HIV

- Se a fonte de exposição (autor do abuso) for sabidamente HIV-positivo: profilaxia pós-exposição (PEP) com antirretrovirais.
- Se a fonte de exposição for ignorada ou sorologicamente desconhecida: avaliar a indicação considerando-se os dados epidemiológicos e/ou fatores de gravidade.

Uma vez indicado, o esquema deve ser iniciado o mais precocemente possível (idealmente até 72 horas após a possível exposição).[5] O esquema para profilaxias está discriminado nas Tabelas 2 a 5.

Tabela 2 Esquema de profilaxia pós-exposição (PEP) para crianças e adolescentes de acordo com a faixa etária[7]

Faixa etária	Esquema preferencial	Medicações alternativas
0 a 14 dias	AZT + 3TC + NVP	–
14 dias a 2 anos	AZT + 3TC + LPV/r	Impossibilidade do uso de LPV/r: NVP
2 anos a 12 anos	AZT+ 3TC + RAL	Impossibilidade do uso de RAL: LPV/r
Acima de 12 anos: seguir as recomendações para adultos		

Tabela 3 Posologia dos medicamentos antirretrovirais na população pediátrica[7]

Raltegravir (RAL)*
14 a < 20 kg: 100 mg, a cada 12 horas
20 a < 28 kg: 150 mg, a cada 12 horas
28 a < 40 kg: 200 mg, a cada 12 horas
≥ 40 kg: 300 mg, a cada 12 horas
Zidovudina (AZT)
Até 4 kg: 4 mg/kg/dose, a cada 12 horas
4 a 9 kg: 12 mg/kg, a cada 12 horas
9 a 30 kg: 9 mg/kg, a cada 12 horas (dose máxima: 150 mg, a cada 12 horas)
≥ 30 kg: 300 mg, a cada 12 horas
Lamivudina (3TC)
RN: 2 mg/kg, a cada 12 horas
4 mg/kg, a cada 12 horas (dose máxima 150 mg, a cada 12 horas)
Lopinavir/ritonavir (LPV/r)[8]
Solução oral: 80/20 mg/mL e comprimido infantil: 100 mg/25 mg
14 dias a 12 meses: 300 mg/75 mg/m^2 a cada 12 horas
≥ 1 ano: 230 mg/57,5 mg/m^2 a cada 12 horas
> 35 kg: 400 mg/100 mg a cada 12 horas (dose máxima 400 mg, a cada 12 horas)
Nevirapina (NVP) – uso neonatal
Peso de nascimento 1,5 a 2 kg: 8 mg (0,8 mL)/dose a cada 12 horas
Peso de nascimento > 2 kg: 12 mg (1,2 mL)/dose a cada 12 horas
Peso de nascimento < 1,5 kg: não usar NVP
14 dias a 8 anos: 200 mg/m^2, 1 vez/dia por 14 dias, depois: 200 mg/m^2, a cada 12 horas

* RAL está indicado para crianças acima de 2 anos e com mais de 14 kg.

Esquema de PEP proposto para maiores de 12 anos de idade:[7] tenofovir (TDF) + lamivudina (3TC) + dolutegravir (DTG).

Tabela 4 Esquema de PEP proposto para maiores de 12 anos de idade[7]

Medicamento	Apresentação	Posologia
TDF[a] + 3TC	Comprimido coformulado (TDF 300 mg + 3TC 300 mg) Na indisponibilidade da apresentação coformulada: Comprimido TDF 300 mg + Comprimido 3TC 150 mg	1 comprimido, VO, 1 vez/dia Na indisponibilidade da apresentação coformulada: 1 comprimido, VO, 1 vez/dia + 2 comprimidos, VO, 1 vez/dia
DTG	Comprimido DTG 50 mg	1 comprimido, VO, 1 vez/dia

[a] Não indicado para pessoa exposta com insuficiência renal aguda.

Tabela 5 Esquemas alternativos para TDF+3TC+DTG[7]

Medicamento	Apresentação	Posologia
AZT + 3TC	Comprimido coformulado (AZT 300 mg + 3TC 150 mg)	1 comprimido, VO, 2 vezes/dia
TDF	Comprimido 300 mg	1 comprimido, VO, 1 vez/dia
ATV/rtv	ATV: cp. 300 mg RTV: cp. 100 mg	1 comprimido, VO, 1 vez/dia 1 comprimido, VO, 1 vez/dia
DRV/rtv	DRV: cp. 600 mg RTV: cp. 100 mg	1 comprimido, VO, 2 vezes/dia 1 comprimido, VO, 2 vezes/dia

ATV/rtv: atazanavir/ritonavir; DRV/rtv: darunavir/ritonavir.

A duração do esquema profilático deve se estender por 28 dias, tanto para crianças quanto adolescentes.

Observação: nos casos de abuso crônico, com exposição repetida ao mesmo agressor, a profilaxia não está indicada.

* Cálculo da superfície corporal:[9]

$$SC = \frac{4 \times \text{Peso (kg)} + 7}{\text{Peso} + 90}$$

Ressalta-se que os adolescentes têm direito à PEP mesmo sem a presença dos pais ou responsáveis. Nesses casos, como previsto no Estatuto da Criança e do Adolescente (ECA) – Lei n. 8.069, de 13 de julho de 1990, deve-se avaliar a capacidade de discernimento do adolescente, com exceção das situações de violência.[10]

Tétano

Quando houver ferimentos extensos sujeitos a contaminação tetanogênica, verificar os esquemas específicos de profilaxia pós-acidentes. Se a última dose da vacina tiver mais de 5 anos, está indicada dose de reforço. O soro antitetânico somente está recomendado em caso de ferimento de alto risco para tétano em indivíduo inadequadamente vacinado ou com vacinação incerta.[11]

Contracepção hormonal de urgência

Consiste no fornecimento de contraceptivo hormonal às vítimas de violência sexual que já atingiram a menarca (ou estejam em sua iminência) e que estiverem no período fértil. Não tem contraindicações absolutas ou relativas, não leva a efeitos secundários graves, não aumenta o risco de gravidez ectópica nem de malformações fetais e, em caso de falha, não há evidência científica de que seja abortiva.

Administrar levonorgestrol 0,75 mg – tomar 2 comprimidos (dose única) ou 1 comprimido a cada 12 horas por 1 dia.

Recentes investigações da Organização Mundial da Saúde (OMS) demonstram o uso eficiente da contracepção por este esquema, até 5 dias após a relação sexual sem proteção. No entanto, a eficácia do método diminui depois dos dois primeiros dias, por isso deve ser usado o mais precocemente possível.[8]

Vale ressaltar que, quando a violência sexual resulta em gestação, está prevista pelo Artigo 128 do Código Penal Brasileiro a indução do abortamento ("Aborto ético ou sentimental").[12]

Outras medidas recomendadas

- A notificação de violência sexual é compulsória pela Ficha de notificação/investigação individual de violência interpessoal e autoprovocada do Sistema de Informação de Agravos de Notificação (Sinan) do Ministério da Saúde,[13] que deve ser adequadamente preenchida e enviada ao Serviço de Vigilância Epidemiológica da Secretaria Municipal de Saúde.
- O paciente deverá ser encaminhado para avaliação psicossocial e orientação quanto aos aspectos jurídicos (psicólogos e assistentes sociais).
- Os responsáveis (se ainda não o tiverem feito) devem ser orientados a fazer o boletim de ocorrência policial (BO) e a levar a criança para exame no Instituto Médico-Legal (levando o laudo médico com a descrição das lesões da criança para validação pelo perito).
- O registro do BO, embora recomendável, não é um pré-requisito para o atendimento do paciente. A recusa de atendimento por essa exigência caracteriza crime de omissão de socorro, passível de consequências legais e éticas cabíveis.
- O caso deverá ser comunicado ao Conselho Tutelar da região.[14]

ACOMPANHAMENTO

Recomenda-se o acompanhamento clínico e laboratorial regular do paciente vítima de violência sexual (Tabela 6) pelo menos até que tenham transcorrido 6 meses, tendo em vista:

- suporte psicossocial;
- verificação da possibilidade de eventos adversos dos medicamentos utilizados;
- diagnóstico ou acompanhamento de gravidez;
- diagnóstico e tratamento de infecções decorrentes do ato de violência;
- acompanhamento laboratorial.

Tabela 6 Acompanhamento laboratorial de pacientes vítimas de abuso sexual[3]

1º atendimento	4 a 6 semanas	3 meses	6 meses
Hemograma	Hemograma	–	–
Plaquetas	Plaquetas	–	–
TGO e TGP	TGO e TGP	–	TGP
HIV	HIV	HIV	HIV
VDRL	VDRL	VDRL	–
HbsAg	–	–	HbsAg
Anti-HBc IgM	–	–	Anti-HBc IgM
Anti-HCV	–	–	Anti-HCV

DESAFIO ATUAIS

A complexidade da abordagem do tema requer uma equipe multidisciplinar, para uma situação de extrema vulnerabilidade de crianças e adolescentes vítimas de violência sexual, revitimizados a cada instância em que procuram atendimento. O acolhimento em tais situações torna-se fundamental, para cada etapa em que a criança precisa percorrer, até que tenha finalizado todo o protocolo para prevenção de doenças. A humanização desse atendimento é um desafio para toda a equipe de saúde, comprometida em amenizar todas as dificuldades que envolvam essa situação de extrema gravidade e violência contra a infância.

ORIENTAÇÕES AOS PAIS

No caso de suspeita de violência sexual, procurar atendimento médico de emergência, levando a criança nas condições em que estiver, para facilitar a detecção de anormalidades o mais precocemente possível.

✓ CONCLUSÃO

A violência sexual, principalmente contra a criança, tem abordagem complexa, cuja detecção às vezes é difícil, pois nem sempre a criança revela abertamente a situação de abuso, por medo, vergonha ou insegurança, além da possibilidade de não existirem sinais de violência física aparente. Isso reforça a necessidade de que os profissionais de saúde estejam capacitados para considerar esse diagnóstico, que frequentemente não é evidente, e para realizar o manejo adequado dessa situação de tamanha gravidade.

REFERÊNCIAS BIBLIOGRÁFICAS

1. Krugg EG, Dahlberg LL, Mercy JA, Zwi AB, Lozano R (eds.). Relatório Mundial sobre violência em saúde. Genebra: OMS; 2002.
2. Brasil. Portaria Interministerial n. 288, de 25 de março de 1015. Estabelece orientações para a organização e integração do atendimento às vítimas de violência sexual pelos profissionais de segurança pública e pelos profissionais de saúde do SUS, quanto à humanização do atendimento e ao registro de informações e coleta de vestígios. Diário Oficial da República Federativa do Brasil. Brasília; 20 de março de 2015 – seção I – n. 58.
3. Aloe M. Abuso sexual na infância/adolescência e doenças sexualmente transmissíveis. Sociedade de Pediatria do Rio de Janeiro. Comitê de Infectologia. São Paulo: Lemos: 2004. p. 55-8.
4. Ministério da Saúde. Prevenção e Tratamento dos Agravos Resultantes da Violência Sexual contra Mulheres e Adolescentes. 3. ed. Brasília: Ministério da Saúde; 2012.
5. Ministério da Saúde. Conitec. Protocolo Clínico e Diretrizes Terapêuticas para Profilaxia Pós-Exposição de Risco à Infecção pelo HIV, IST e Hepatites Virais. Brasília: Ministério da Saúde; 2017.
6. Ministério da Saúde. Manual dos Centros de Referência para Imunobiológicos Especiais. 4. ed. Brasília: Ministério da Saúde; 2014.
7. Ministério da Saúde. Secretaria de Vigilância em Saúde. Departamento de Vigilância, Prevenção e Controle das Infecções Sexualmente Transmissíveis, do HIV/Aids e das Hepatites Virais. Protocolo Clínico e Diretrizes Terapêuticas para Profilaxia Pós-exposição (PEP) de Risco à Infecção pelo HIV, IST e Hepatites Virais. Brasília; 2018.
8. Ministério da Saúde. Secretaria de Vigilância em Saúde. Departamento de Vigilância, Prevenção e Controle das Infecções Sexualmente Transmissíveis, do HIV/Aids e das Hepatites Virais. Protocolo Clínico e Diretrizes Terapêuticas para o Manejo da Infecção pelo HIV em Crianças e Adolescentes. Brasília; 2018.
9. Fluxo de atendimento à violência sexual. Superintendência de Atenção Primária S/SUB-PAV/SAP. Secretaria Municipal de Saúde do Rio de Janeiro. 2016.
10. Estatuto da Criança e do Adolescente. Lei n. 8.069, de 13 de julho de 1990. Ministério da Justiça. Brasil, 1990. Disponível em: http://www.planalto.gov.br/ccivil_03/LEIS/L8069.htm. Acesso em: 29 dez. 2018.
11. Guia de Vigilância em Saúde/Ministério da Saúde, Secretaria de Vigilância em Saúde, Coordenação Geral de Desenvolvimento da Epidemiologia em Serviços. Brasília: Ministério da Saúde; 2016. Disponível em: http://bvsms.saude.gov.br/bvs/publicacoes/guia_vigilancia_saude_1ed_atual.pdf. Acesso em: 29 dez. 2018.
12. Oliveira J. Código Penal (Artigo 224). São Paulo: Saraiva; 1987.
13. Brasil. Ministério da Saúde. Portaria n. 1.271 de 06 de junho de 2014 Define a Lista Nacional de Notificação Compulsória de doenças, agravos e eventos de saúde pública nos serviços de saúde públicos e privados em todo o território nacional, nos termos do anexo, e dá outras

providências. http://bvsms.saude.gov.br/bvs/saudelegis/gm/2014/prt1271_06_06_2014.html. Acesso em: 31 dez. 2018.

14. Sociedade Brasileira de Pediatria/Centro Latino-Americano de Estudos de Violência e Saúde Jorge Carelli (Claves)/Escola Nacional de Saúde Pública (Ensp)/Fiocruz/Secretaria de Estado dos Direitos Humanos/Ministério da Justiça. Guia de atuação frente a maus-tratos na infância e na adolescência. 2. ed. Rio de Janeiro; 2001.

SEÇÃO VI

OUTROS TÓPICOS DE INTERESSE

21

ADENOMEGALIAS NA INFÂNCIA

Regina Célia de Souza Campos Fernandes
Tânia Cristina de Mattos Barros Petraglia
Susie Andries Nogueira
Marisa Alóe
Adriane Silva Cruz

OBJETIVOS

- ✓ Demonstrar as principais causas de adenomegalia na infância.
- ✓ Correlacionar achados normais e patológicos.
- ✓ Descrever sinais e sintomas associados às adenomegalias e suas possíveis etiologias.

INTRODUÇÃO

A linfoadenopatia constitui uma importante causa de consulta ao pediatra e ao especialista em Infectologia.

É fundamental reconhecer que o período compreendido entre o 2º e o 10º ano de vida é a fase de esplendor do tecido linfoide. Devem ser considerados hipertrofiados gânglios cervicais superiores a 1 cm de maior diâmetro, os axilares maiores que 0,5 cm e os inguinais superiores a 1,5 cm.[1]

A hipertrofia ganglionar deve ser sempre analisada em relação à sua localização anatômica. Por exemplo, os linfonodos occipitais e retroauriculares são comuns entre os lactentes, já os cervicais e inguinais predominam a partir de 2 anos associados a infecções de vias respiratórias e a traumas e infecções de membros inferiores, respectivamente. Os epitrocleares e os supraclaviculares são incomuns em qualquer idade, merecendo avaliação mais minuciosa.[1]

É importante diferenciar também as adenopatias de massas correspondentes a outras estruturas (p. ex., na região cervical: parotidite, higroma cístico, cisto tireoglosso etc.).[2]

Em Pediatria, a etiologia infecciosa é a mais frequente. As neoplasias (mormente as hematológicas),[3] as doenças inflamatórias, as medicações, as doenças de depósito, as doenças autoinflamatórias[4] e as imunodeficiências devem ser consideradas no diagnóstico diferencial.

ETIOLOGIA

Etiologia infecciosa

As adenomegalias infecciosas podem ser divididas, para fins didáticos, de acordo com o tempo de evolução, em agudas (menor que 6 semanas) e crônicas (maior que 6 semanas) e, de acordo com a localização dos gânglios acometidos, em localizadas e generalizadas (quando são acometidas mais de duas cadeias não contíguas).[2]

Localizadas agudas

- Adenite bacteriana cervical.
- Adenite satélite.
- Difteria.
- Doença da arranhadura do gato.

Localizadas crônicas

- Adenite tuberculosa.
- Paracoccidioidomicose.
- Micobacterioses atípicas.

Generalizadas agudas

- Mononucleose infecciosa.
- Toxoplasmose.
- Citomegalovirose.
- Rubéola.
- Doença de Chagas aguda.
- Tuberculose miliar.
- Sífilis congênita ou secundária.
- Listeriose.
- Filariose.
- Infecção aguda pelo HIV.

Generalizadas crônicas

- Aids.
- Tuberculose disseminada.

- Paracoccidioidomicose.
- Histoplasmose.
- Calazar.
- Micobacterioses.

Etiologia não infecciosa crônica

Neoplasias

- Linfoma.
- Leucemia.
- Neoplasias metastáticas.

Inflamatórias

- Colagenoses: artrite idiopática juvenil, lúpus eritematoso sistêmico.
- Doença do soro.

Doença de depósito

- Doença de Gaucher.
- Doença de Niemann-Pick.

Medicamentos

- Fenitoína.
- Isoniazida.

Histiocitose

- Histiocitose de células de Langherhan.
- Síndrome hemofagocítica.
- Histiocitose maligna.
- Histiocitose de seio com importante linfoadenopatia.

Imunodeficiências primárias

- Doença granulomatosa crônica; deficiência de adesão dos leucócitos.
- Defeitos na via IL-12/IFN-γ.

Doenças autoinflamatórias

- PFAPA (febre periódica, adenite, faringite e aftas).

Miscelânea

- Sarcoidose.

- Doença de Kawasaki (adenopatia cervical, única, não piogênica e superior a 1,5 cm).
- Doença de Kikuchi (linfadenite necrosante histiocítica).
- Doença de Castleman (doença linfoproliferativa de etiologia desconhecida e curso clínico benigno).
- Doença de Rosai-Dorfman (histiocitose benigna).

EPIDEMIOLOGIA

As adenomegalias surgem em qualquer grupo racial e etário, sendo mais comuns em pré-escolares e escolares. Frequentemente, conforme a etiologia, pode haver outros familiares ou contactantes com doença semelhante (rubéola, Aids, difteria, tuberculose, surtos de toxoplasmose adquirida etc.).

Dados epidemiológicos podem ser investigados, como: viagens, história vacinal, residência em área rural (paracoccidioidomicose), contato com fezes de morcegos ou visitas a grutas (histoplasmose), abuso sexual (sífilis secundária e Aids), familiares sintomáticos respiratórios (tuberculose), contato com animais (toxoplasmose, doença da arranhadura do gato, doença da mordedura do rato), história de piodermite frequente (adenite bacteriana), imunodeficiência (Aids, micobacteriose), história de asma (síndrome de Churg-Strauss), comprometimento dentário e/ou da mucosa oral (infecção por anaeróbios, herpes) e uso de medicações (carbamazepina e fenitoína).

É frequente a ausência de dados epidemiológicos na investigação de uma criança com adenomegalia, o que não afasta a possibilidade de etiologia infecciosa.

Manifestações clínicas

Geralmente, a criança com adenomegalia apresenta-se ao pediatra com outros sintomas e/ou sinais, como febre, exantema, lesões cutâneas de porta de entrada, manifestações respiratórias, hepatoesplenomegalia e alterações gerais – p. ex., febre, anorexia, perda de peso (nas doenças crônicas) e queda do estado geral. Tem grande importância o exame semiótico dos gânglios acometidos, buscando se há dor, sinais inflamatórios, fistulização, abscedação, acometimento da pele adjacente, mobilidade ou aderência a outros gânglios ou a estruturas subjacentes, consistência elástica ou endurecida. De acordo com essas características, pode-se simplificar as hipóteses diagnósticas. Na Tabela 1, estão descritas as características clínicas associadas às diversas causas de adenomegalias e, na Tabela 2, os sinais associados a adenomegalias e suas possíveis etiologias.[5-7]

Tabela 1 Características clínicas das adenomegalias e etiologias mais frequentes

Sinal ou sintoma	Causas mais prováveis
Dor, calor, rubor	Adenite bacteriana
Gânglios móveis, pouco dolorosos, elásticos	Viroses sistêmicas, artrite idiopática juvenil, toxoplasmose, sífilis, Kawasaki, Chagas, listeriose, lúpus eritematoso sistêmico, histoplasmose, calazar, leucemia
Edema periganglionar	Difteria
Fístula	Semanas ou meses: tuberculose, micobacterioses não tuberculosas Dias: adenite bacteriana
Consistência aumentada e aderência a planos profundos	Linfoma, metástase, leucemia
Conglomerado de gânglios	Linfoma, tuberculose, metástase, paracoccidioidomicose
Ausência de dor, calor e rubor	Tuberculose, micobactéria não tuberculosa, doença da arranhadura do gato

Tabela 2 Sinais associados a adenomegalias e suas possíveis etiologias

Sinais associados	Etiologias mais prováveis
Exantema maculopapular	Rubéola, síndrome de mononucleose, artrite idiopática juvenil, Kawasaki, lúpus eritematoso sistêmico, farmacodermia
Exantema petequial	Enteroviroses, leucemias, farmacodermia
Linfangite	Adenite satélite, filariose, esporotricose*
Angina pseudomembranosa	Difteria, mononucleose
Esplenomegalia leve ou moderada, de duração aguda	Síndrome de mononucleose, Chagas aguda, sífilis, listeriose, leucemia
Esplenomegalia leve ou moderada de duração crônica	Aids, artrite idiopática juvenil, calazar, tuberculose, lúpus eritematoso sistêmico, leucemia aguda, paracoccidioidomicose
Esplenomegalia volumosa de duração crônica	Calazar, histoplasmose disseminada, linfomas, doenças de depósito, histiocitose, leucemias crônicas

* O *Sporothrix schenckii* constitui a principal causa, no Brasil, de linfangite nodular ascendente. A clássica aquisição a partir do solo hoje é suplantada pela resultante do contato com gatos infectados. No local da inoculação, surge uma pequena úlcera, não dolorosa, acompanhada de nódulos eritematosos proximais ao longo da extremidade envolvida e na ausência de sintomas sistêmicos. O principal diagnóstico diferencial se dá com a leishmaniose, sendo o itraconazol o tratamento de eleição.[6,7]

DIAGNÓSTICO

Após avaliação da história clínica, epidemiológica e de um exame físico cuidadoso, na maioria dos casos serão necessários exames complementares. O rastreamento inicial deve incluir hemograma completo com plaquetometria e velocidade de hemossedimentação (VHS), que se constitui o grande divisor de águas entre as etiologias infecciosa, inflamatória e neoplásica, como demonstrado a seguir:

- leucocitose com desvio para a esquerda: adenite bacteriana, satélite com celulite, Kawasaki e artrite idiopática juvenil.
- leucopenia: Aids, leucemias, linfomas e lúpus eritematoso sistêmico.
- linfomonocitose atípica: síndrome de mononucleose, doença de Chagas aguda, listeriose, rubéola e sífilis.
- eosinofilia: filariose e reações a medicamentos.
- VHS elevada: tuberculose, Aids, paracoccidioidomicose, colagenoses, linfoma, leucemia e doença autoinflamatória.
- plaquetopenia: Aids, leucemias, linfoma e lúpus eritematoso sistêmico.

Está indicada a realização de imagem (radiografia de tórax, ultrassonografia abdominal) para investigação de adenomegalias em cadeias hilares ou intra-abdominais e ultrassonografia do sítio comprometido, sendo importante para diferenciar adenite supurativa da não supurativa. Quando houver a suspeita de patologia neoplásica, acrescentar a dosagem da desidrogenase lática e do ácido úrico.[1]

Diagnóstico etiológico

Adenomegalias agudas

- Culturas para germes aeróbicos e anaeróbicos.
- Sorologias específicas (IgM e IgG) para: rubéola, vírus Epstein-Barr (a reação de Paul Bunnell-Davidson geralmente é negativa nas crianças com menos de 5 anos), toxoplasmose, citomegalovírus e sífilis (VDRL, FTAbs).
- Soroaglutinação para *Listeria*.
- Sorologia para doença de Chagas (se houver história epidemiológica).
- Sorologia anti-HIV ou carga viral nos menores de 18 meses.

Adenomegalias crônicas

- PPD.
- Sorologia anti-HIV ou carga viral nos menores de 18 meses.
- Radiografia de tórax.
- Aspirado de gânglio com pesquisa direta de BAAR (Ziehl-Neelsen) e de fungo (KOH).
- Cultura para micobactérias e fungos.
- Exame histopatológico do gânglio com colorações específicas (HE, PAS para micobactérias e fungos).

- Aspirado e biópsia de medula óssea na suspeita de calazar, histiocitose, histoplasmose disseminada, linfoma ou leucemia.
- Raspado de lesão cutânea com pesquisa direta e cultura para fungo (*Paracoccidioides brasiliensis* e *Histoplasma capsulatum*) e micobactérias.

TRATAMENTO

No caso da adenite bacteriana, os principais agentes etiológicos são *Staphylococcus aureus* e *Streptococcus* beta-hemolítico. Na suspeita inicial de adenite bacteriana e em se tratando de uma região com baixa prevalência de estafilococos resistentes à oxacilina adquiridos na comunidade, utiliza-se como prova terapêutica uma cefalosporina de primeira geração (cefalexina) ou amoxicilina com clavulanato e, nos alérgicos, um macrolídeo por 10 dias. Em áreas com elevada prevalência de estafilococos adquiridos na comunidade, resistentes à oxacilina, está indicado o uso de clindamicina ou trimetoprima-sulfametaxazol, bem como nos casos inicialmente abordados com cefalexina e sem melhora em 72 horas, por 10 a 14 dias.[1,8]

Os demais casos devem receber tratamento conforme a etiologia.

Indicações de biópsia ganglionar

Nem o tamanho nem a duração da linfadenopatia constituem indicação de biópsia. Considerar esse procedimento nos casos da localização supraclavicular, quando de manifestações sistêmicas (febre, sudorese, perda de peso, hepato e/ou esplenomegalia, anemia) e no caso de aumento durante o período de observação (4 a 6 semanas). Sempre que possível, realizá-la em instituição de referência em Oncologia.[9]

DESAFIOS ATUAIS

Apesar de uma excelente anamnese e um exame físico minucioso, na maioria dos casos serão necessários exames complementares, alguns de mais fácil acesso e rapidez de resultados, outros mais complexos, com dificuldades para acesso e demora na obtenção dos resultados, o que pode resultar em diagnósticos etiológicos não resolvidos. Melhorar esse cenário é o maior desafio para a elucidação etiológica.

ORIENTAÇÕES AO PAIS

A detecção de adenomegalias em crianças compreende uma queixa comum, porém não pode ser negligenciada, tornando-se necessária a avaliação pelo pediatra. A prática comum de uso pelas famílias de anti-inflamatórios ou antibióticos por iniciativa própria deve ser desestimulada.

✓ CONCLUSÃO

As adenomegalias, sobretudo as cervicais, constituem queixa muito frequente em pacientes pediátricos, devendo ser diferenciadas do aumento fisiológico do tecido linfoide relacionado à faixa etária. As de origem bacteriana são de diagnóstico fácil, porém outras infecções devem ser consideradas, além de patologias imunológicas e neoplásicas, demandando uma investigação mais abrangente, inclusive com estudo histopatológico dos gânglios.

REFERÊNCIAS BIBLIOGRÁFICAS

1. Nield LS, Kamat D. Lymphadenopathy in children: when and how to evaluate. Clin Pediatr (Phila). 2004;43(1):25-33.
2. Twist CJ, Link MP. Assessment of lymphadenopathy in children. Pediatr Clin North Am. 2002;49(5):1009-25.
3. Bazemore AW, Smucker DR. Lymphadenopathy and malignancy. Am Fam Physician. 2002;66(11):2103-10.
4. Rigante D. Autoinflammatory syndromes behind the scenes of recurrent fevers in children. Med Sci Monit. 2009;15(8):RA179-87.
5. Cruz A, Fernandes RCSC, Nogueira SA, Aloé M. Abordagem das adenomegalias. In: Sztajnbok DCN, Vasconcelos MM, Liberal EF (coords.). Infectologia: Pediatria. Rio de Janeiro: Guanabara Koogan/SOPERJ; 2013.
6. Kostman JR, DiNubile MJ. Nodular lymphangitis: a distinctive but often unrecognized syndrome. Ann Intern Med.1993;18:883-8.
7. Barros MBL, Schubach AO, do Valle ACF, Galhardo MCG, Conceição-Silva F, Schubach TMP et al. Cat-transmitted Sporotrichosis epidemia in Rio de Janeiro, Brazil: Description of a serie of cases. CID. 2004;38:529-35.
8. Liu C, Bayer A, Cosgrove SE, Daum RS, Fridkin SK, Gorwitz RJ, et al. Clinical practice guidelines by the infectious diseases society of america for the treatment of methicillin--resistant Staphylococcus aureus infections in adults and children. Clin Infect Dis. 2011;52(3):e18-55.
9. Farndon S, Behjati S, Jonas N, Messahel B. How to use... lymph node biopsy in paediatrics. Arch Dis Child Educ Pract Ed. 2017;102(5):244-8.

22

SINUSITE, OTITE E AMIGDALITE

Thalita Fernandes de Abreu
Denise Cotrim da Cunha
Marcos Junqueira do Lago
Denise Cardoso das Neves Sztajnbok
Paulo Cesar Guimarães

OBJETIVOS

- ✓ Diagnosticar clinicamente sinusite, otite e amigdalite bacterianas agudas.
- ✓ Identificar seus principais agentes etiológicos.
- ✓ Conhecer os critérios de gravidade e as indicações de tratamento.
- ✓ Recomendar adequadamente os antimicrobianos para tratamento e sua duração.
- ✓ Reconhecer quando há falha terapêutica e as principais complicações.

INTRODUÇÃO

Durante a infância, em pacientes previamente hígidos, as infecções virais de vias respiratórias superiores são, isoladamente, as principais causas de visita aos departamentos de pronto atendimento e ambulatórios. Entretanto, as infecções bacterianas têm maior potencial de gravidade e, portanto, maior relevância.

SINUSITE BACTERIANA AGUDA (SBA)[1]

Também chamada de rinossinusite, tem etiologia viral na maioria dos casos; apenas 5 a 13% das crianças com resfriado evoluem para SBA. Consideram-se rinossinusite os processos inflamatórios e infecciosos que persistem após o período agudo das infecções das vias respiratórias superiores. A rinite mucopurulenta está presente nas infecções virais.

Vale destacar uma particularidade dos seios paranasais na criança: os seios maxilares e etmoidais pneumatizam pouco depois do nascimento, os esfenoidais pneumatizam adequadamente aos 2 ou 3 anos de idade e os frontais a partir dos 7 anos.

Etiologia

- *S. pneumoniae.*
- *H. influenzae* não tipáveis.
- *Moraxella catarrhalis.*
- *Streptococcus pyogenes* e *Staphylococcus aureus* com menor frequência.

Diagnóstico clínico

- Rinorreia ou tosse persistente por mais de 10 dias.
- Halitose, cefaleia, gotejamento pós-nasal.
- Sensação de dor e pressão na topografia dos seios paranasais.
- Grave: febre alta e descarga nasal purulenta por 3 a 4 dias em criança com aparência doente, dor facial, edema periorbitário.

É importante destacar o fato de o diagnóstico ser clínico e os exames de imagens desnecessários em crianças com idade inferior a 6 anos, sendo destinados apenas para casos especiais.

Indicação de antimicrobiano

- Quadro persistente por mais de 10 dias.
- Quadro grave, como definido anteriormente.
- Quando houver piora dos sintomas, após a melhora da infecção da via respiratória superior.

Tratamento

O tratamento de primeira linha apresenta controvérsias quanto à escolha de amoxicilina ou de amoxicilina/ácido clavulânico. As opções são:

- SBA não complicada: amoxicilina 50 mg/kg/dia.
- SBA mais grave ou persistência dos sintomas após 48 ou 72 horas: amoxicilina/ácido clavulânico 50 mg/kg/dia.

As recomendações atuais da Infectious Diseases Society of America (IDSA) para terapia empírica inicial de SBA é de amoxicilina/ácido clavulânico na dose de 90 mg/kg/dia, a cada 12 horas, nas seguintes indicações:

- regiões com mais de 10% de pneumococo invasivo resistente;
- infecção grave;
- complicações supurativas;
- creche < 2 anos, hospitalização recente;
- uso de antimicrobiano há menos de 1 mês;
- imunodeprimidos.

É importante destacar que a resistência intermediária do pneumococo em quadros clínicos com exceção de meningite no Brasil, segundo dados do Sireva de 2013, é de 10,9% em menores de 5 anos e de 6,9% entre crianças de 5 e 14 anos (Tabela 1).

Tabela 1 *Streptococcus pneumoniae* – suscetibilidade à penicilina (concentração inibitória mínima – Clinical and Laboratorial Standards Institute, 2013) nas infecções invasivas, exceto meningites, por grupo etário

Grupo etário	Sensível (%)	Sensibilidade intermediária (%)	Resistente (%)
< 12 meses	94,3	5,7	0
12 a 23 meses	85,7	14,3	0
24 a 59 meses	86,1	13,9	0
Total < 5 anos	**89,1**	**10,9**	**0**
5 a 14 anos	93,1	6,9	0

Fonte: Organización Panamericana de la Salud, 2016.[3]

Duração do tratamento

- Mais de 7 dias após melhora dos sintomas, mínimo de 10 dias.
- 10 a 14 dias (IDSA).

OTITE MÉDIA AGUDA[4] (OMA)

É muito frequente, já que cerca de 70% das crianças têm um episódio até os 5 anos, 80% delas evoluindo para cura. Trata-se de um processo infeccioso da orelha média, da qual fazem parte a caixa timpânica, a tuba auditiva e as células mastoideas. Frequentemente, as infecções são virais, entretanto compreende a doença que mais requer uso de antimicrobianos. Em casos selecionados, pode-se optar por não iniciar terapia antimicrobiana de imediato, considerando a idade, a certeza do diagnóstico e a gravidade da doença.

Existem muitos fatores predisponentes, como creche, ambiente com tabagistas, aleitamento artificial, posicionamento da amamentação na horizontal, natação, hiperplasia adenoamigdaliana, refluxo gastresofágico, malformações, cateter nasal etc.

Etiologia

A mesma da sinusite bacteriana aguda.

Diagnóstico clínico

- Otalgia súbita.
- Febre.
- Irritabilidade.
- Otoscopia alterada: abaulamento da membrana timpânica (MT), mobilidade comprometida, nível hidroaéreo atrás da MT, perda da transparência e alteração na cor da MT.
- Otorreia: na OMA supurada, encontram-se ruptura da membrana timpânica e secreção purulenta extravasando para o conduto auditivo externo.

Os critérios para definição do tratamento estão descritos na Tabela 2.

Tabela 2 Critérios para definir o tratamento na OMA

Idade	Diagnóstico confirmado	Diagnóstico incerto
< 6 meses	Antimicrobiano	Antimicrobiano
6 meses a 2 anos	Antimicrobiano	Antimicrobiano, se doença grave* Observação, se doença não grave**
≥ 2 anos	Antimicrobiano, se doença grave* Observação, se doença não grave**	Observação

* Doença grave: otalgia moderada a grave ou febre ≥ 39°C.
** Iniciar antimicrobiano, se houver persistência ou piora dos sintomas.
Fonte: adaptada de Lieberthal et al., 2013.[4]

Tratamento

- Amoxicilina: 50 mg/kg/dia. Na ausência de febre alta e/ou otalgia grave, as doses elevadas estão recomendadas para < 2 anos, crianças que frequentam creche e em uso de betalactâmicos há menos de 1 mês.
- Amoxicilina/ácido clavulânico: 50 mg/kg/dia. Na doença inicial mais grave (febre alta, otalgia grave), persistência dos sintomas após 48 a 72 horas do início do tratamento de primeira linha.
- Claritromicina 15 mg/kg/dia, a cada 12 horas.
- Azitromicina 10 mg/kg no 1º dia; 5 mg/kg depois; duração total do tratamento de 5 dias.

- Cefuroxima 30 mg/kg/dia; a cada 12 horas.
- Ceftriaxona 100 mg/kg/dia; 3 dias – indicação na impossibilidade de via oral e/ou em casos graves.
- Clindamicina: opção via oral na ausência de resposta aos outros antibióticos (pneumococo).

As recomendações atuais da IDSA para alérgicos à penicilina na SBA consistem na administração de levofloxacina na hipersensibilidade tipo I e na combinação clindamicina + cefalosporina em hipersensibilidade outra que não tipo I.

Não são recomendados sulfametoxazol/trimetoprima (SMT/TMP) (R: pneumo 40% e *Haemophilus* sp. 27,8% no Brasil) e cefaclor, pois este não penetra bem em orelha média. As gotas otológicas também não estão recomendadas.

Duração do tratamento

- Duração de 10 dias.
- Tempo mais curto (5 dias) se: > 2 anos, melhora nas primeiras 48 horas, sem história de OM de repetição e sem doença grave.

AMIGDALITE AGUDA[2]

Os agentes infecciosos mais frequentes nas amigdalites ou faringotonsilites agudas são os vírus (70 a 80% dos casos). Quando a etiologia é bacteriana, considerada em crianças > 2 anos, o *Streptococcus* beta-hemolítico do grupo de A de Lancefield (*S. pyogenes*) representa o principal patógeno.

Etiologia

Agentes virais

- Adenovírus (principalmente em < 2 anos).
- *Influenza* A e B, parainfluenza, VSR, rinovírus, coronavírus.
- Epstein-Barr, herpes, CMV, HIV.
- Coxsackie, echovírus.

Agentes bacterianos

- *Streptococcus* beta-hemolítico do grupo A de Lancefield (*S. pyogenes* – o mais frequente em > 2 anos).
- *Streptococcus* C e G, *Corynebacterium diphtheriae*, *Haemophilus influenzae*.
- *Neisseria meningitidis*, *Moraxella catarrhalis*, *Mycoplasma* sp., *Chlamydia pneumoniae*.
- Anaeróbios – angina de Vincent.

Na Tabela 3, há uma comparação entre as manifestações clínico-epidemiológicas da amigdalite estreptocócica e da de etiologia viral. Já na Figura 1, é apresentado um fluxograma do diagnóstico e manejo da amigdalite estreptocócica.

Tabela 3 Manifestações clínico-epidemiológicas da amigdalite estreptocócica *versus* amigdalite de etiologia viral

Amigdalite estreptocócica	Amigdalite viral
Início agudo	Conjuntivite
Idade mais comum entre 5 e 15 anos	Coriza
Febre	Tosse
Cefaleia	Diarreia
Náuseas, vômitos, dor abdominal	Rouquidão
Hiperemia de amígdalas e faringe	Estomatite ulcerativa
Exsudato em amígdalas	Exantema viral
Petéquias no palato	
Adenomegalia cervical anterior	
História de exposição à amigdalite estreptocócica	
Exantema escarlatiniforme	

Fonte: adaptada de IDSA, 2012.[1]

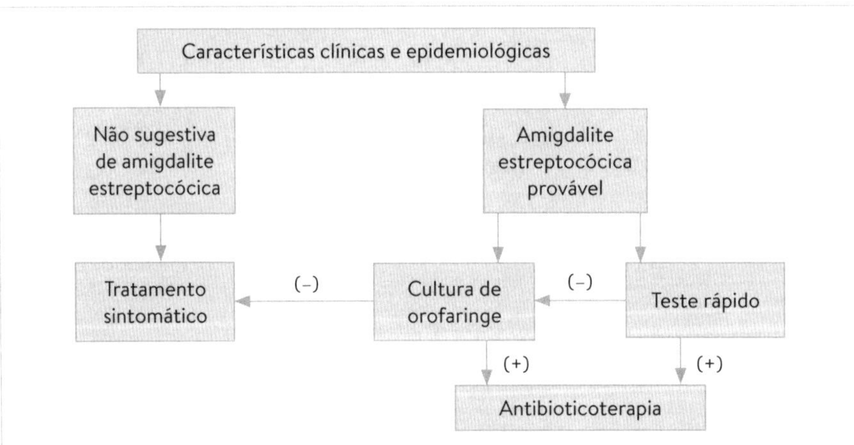

Figura 1 Diagnóstico e manejo da amigdalite estreptocócica.
Fonte: adaptada de IDSA, 2012.[1]

Complicações supurativas

- Abscesso periamigdaliano.
- Abscesso retrofaríngeo.
- Rinossinusite.

- Otite média.
- Linfadenite supurativa.

Complicações não supurativas

- Febre reumática.
- Glomerulonefrite pós-estreptocócica.
- PANDAS (*pediatric autoimmune neuropsychiatric disorder*).

Tratamento

- Penicilina benzatina: < 20 kg: 600.000 UI; e > 20 kg: 1.200.000 UI IM, dose única.
- Amoxicilina: 40 a 50 mg/kg/dia, a cada 8 ou 12 horas.

- Alergia comprovada à penicilina:
  - eritromicina: 30 a 40 mg/kg/dia, a cada 6 horas por 10 dias;
  - claritromicina: 15 mg/kg/dia a cada 12 horas por 10 dias;
  - azitromicina: 12 mg/kg/dia, 1 vez/dia, 5 dias;
  - clindamicina: 15 a 40 mg/kg/dia a cada 8 horas por 10 dias (máximo de 300 mg/dose).

Importante: considerar a presença de bactérias produtoras de β-lactamases, nos casos que não respondem à penicilina.

Não há nenhuma indicação para utilização de anti-inflamatórios não hormonais.

Falência terapêutica

O *Streptococcus* beta-hemolítico do grupo A não apresenta resistência às penicilinas, de modo que, quando não há melhora do quadro, deve-se pensar em:

- baixa adesão ao tratamento;
- reinfecção a partir de contatos próximos;
- baixos níveis do antimicrobiano no foco infeccioso;
- duração inadequada do tratamento;
- resistência a alguns antimicrobianos;
- microbiota da orofaringe produtora de betalactamase que inativa a penicilina (p. ex., hemófilo, estafilococo, moraxella);
- desequilíbrio ecológico de orofaringe (alfa e beta-hemolítico);
- outro agente etiológico (viral ou outras bactérias).

ORIENTAÇÕES AO PAIS

Antimicrobianos, para tratamento de qualquer infecção, somente devem ser usados a partir de prescrição médica, após consulta com o pediatra. A família deve ter ciência a respeito dos riscos do uso indiscriminado de antimicrobianos.

DESAFIOS ATUAIS E CONCLUSÃO

Grande parte das infecções de vias respiratórias superiores tem etiologia viral, dispensando, portanto, o uso indiscriminado de antimicrobianos, que tem levado ao aumento progressivo da resistência, principalmente em relação ao pneumococo. Sempre que possível, reavaliar o paciente em 24 a 48 horas para decidir sobre o início ou a suspensão do antimicrobiano.

Importante reforçar o uso de dose adequada de amoxicilina para tratamento dessas infecções, reservando a dose elevada para as seguintes indicações:

- regiões com mais de 10% de pneumococo invasivo resistente;
- infecção grave;
- complicações supurativas;
- creche < 2 anos, hospitalização recente;
- uso de antimicrobiano há menos de 1 mês;
- imunodeprimidos.

REFERÊNCIAS BIBLIOGRÁFICAS

1. IDSA. Clinical Practice Guideline for Acute Bacterial Rhinosinusitis in Children and Adults. Clinical Infectious Diseases. 2012;54(8):e-72-112.
2. IDSA. Clinical Practice Guideline for the Diagnosis and Management of Group a Streptococcal Pharyngitis: 2012 Update by the Infectious Diseases Society of America. Clinical Infectious Diseases. 2012;55(10):e86-102.
3. Organización Panamericana de la Salud. Informe regional de SIREVA II (2013). Datos por país y por grupos de edad sobre las características de los aislamientos de Streptococcus pneumoniae, Haemophilus influenzae y Neisseria meningitidis em procesos invasivos bacterianos. Washington D.C.: Organización Panamericana de la Salud; 2016.
4. Lieberthal AS, Carrol AE, Chonmaitree T, Ganiats TG, Hoberman A, Jackson MA et al. The diagnosis and management of acute otitis media. Pediatrics. 2013;131:e964-99.

23

INFECÇÕES OSTEOARTICULARES

Márcia Galdino Sampaio
Myrtes Amorelli Gonzaga (in memoriam)

OBJETIVOS

- ✓ Compreender os mecanismos fisiopatogênicos das infecções osteoarticulares.
- ✓ Reconhecer as principais manifestações clínicas das infecções osteoarticulares pertinentes a cada faixa etária.
- ✓ Identificar os principais agentes etiológicos das infecções osteoarticulares.
- ✓ Tratar adequadamente as infecções osteoarticulares.

OSTEOMIELITE

Osteomielite é a inflamação do tecido ósseo causada por bactérias aeróbias, anaeróbias, micobactérias e fungos. Na criança, geralmente a invasão do tecido ósseo se dá por via hematogênica, acometendo as metáfises dos ossos longos, como fêmur e tíbia.[1,2]

Fisiopatologia[1-3]

- Disseminação hematogênica durante a septicemia ou a bacteremia.
- Infecção por contiguidade (foco adjacente): trauma, piodermites, artrite séptica, associada a prótese.
- Inoculação direta: por trauma, fratura exposta, manipulação cirúrgica do osso.

Etiologia

O agente mais comum é o *Staphylococcus aureus*, em cerca de dois terços dos casos em todas as faixas etárias. Osteomielite por *S. aureus* oxacilina/meticilina resistente adquirido na comunidade (CA-MRSA) pode ser mais grave e apresentar: múltiplos sítios ósseos, miosite, piomiosite, abscesso intraósseo e subperiosteal, envolvimento pulmonar e complicações vasculares (p. ex., tromboses profundas e embolia séptica pulmonar).[2-4] Diante de quadros mais graves, é mandatório o início empírico de vancomicina.

Streptococcus do grupo A ocorre principalmente como complicação de varicela e o *Haemophilus influenzae* do tipo b tornou-se raro após o advento da vacina conjugada. Nos últimos anos, tem-se relatado a emergência de um cocobacilo Gram-negativo (*Kingella kingae*), que coloniza o trato respiratório e a orofaringe de crianças como importante agente de osteomielite e artrite séptica em menores de 3 anos. A maioria das crianças com doença invasiva apresenta história de estomatite recente ou sintomas de infecção do trato respiratório superior. A transmissão se dá pela saliva e por secreções respiratórias. Por se tratar de um agente de crescimento lento, as culturas devem ser mantidas por mais de 7 dias nos laboratórios. Esse agente responde à maioria dos betalactâmicos.[5]

Após a mordida humana, os agentes mais comuns são *S. aureus*, *Eikenella corrodens*, *Streptococcus* spp., *H. influenzae*, *Corynebacterium* spp. e anaeróbios. E, após mordida de cão e gato, *Pasteurella multocida*, *Streptococcus* spp., *S. aureus* e anaeróbios.[1-3]

Manifestações clínicas

Deve-se suspeitar de osteomielite aguda na presença de sintomas constitucionais (febre, irritabilidade, adinamia, inapetência), sinais flogísticos locais e impotência funcional. No neonato, são comuns a infecção articular associada e a pseudoparalisia envolvendo o membro acometido. Sinais ou sintomas sistêmicos, como irritabilidade, recusa alimentar, vômitos e febre, podem estar ausentes. Os lactentes e pré-escolares podem apresentar dor local, edema, hiperemia e impotência funcional. Já o escolar e o adolescente apresentam sinais locais importantes, como dor e flogose. A febre surge na fase de bacteremia acompanhada de mal-estar e inapetência.[1,3]

A evolução divide-se em três estágios: I, apresenta apenas dor (dor óssea aguda localizada); II, apresenta sinais e sintomas sistêmicos (extensão do processo infeccioso para o espaço subperiosteal); e III, apresenta edema, hiperemia, calor e dor à palpação da metáfise acometida.[2]

Diagnóstico

O diagnóstico etiológico é realizado pelo isolamento do agente por meio de hemocultura, cultura do material obtido por aspiração óssea e/ou articular ou biópsia por agulha guiada por ultrassonografia ou tomografia. Sem uso prévio de antimicrobiano, a positividade da cultura varia entre 70 e 80% e da hemocultura entre 50 e 60%. É importante solicitar cultura para germes anaeróbios, aeróbios, fungos e micobactérias, além da visualização do microrganismo em esfregaços corados por Gram, Ziehl-Neelsen e coloração para fungos do material obtido da lesão.[2,3]

O diagnóstico confirmado de osteomielite é realizado quando há alterações inflamatórias do histopatológico ósseo ou pelo isolamento de um patógeno no material ósseo. Na osteomielite provável, a criança apresenta alteração laboratorial, clínica e/ou radiológica com cultura positiva (sangue, articulação ou secreção periosteal) ou culturas negativas, mas com resposta ao antimicrobiano empírico. Resultado normal de ressonância magnética (alta sensibilidade de 80 a 90%) ou de cintilografia óssea torna o diagnóstico de osteomielite improvável.[2,3]

O leucograma pode evidenciar leucocitose com desvio para a esquerda. A velocidade de hemossedimentação (VHS) aumenta até o final da primeira semana de tratamento. A proteína C-reativa aumenta em horas após a infecção, retornando ao normal geralmente após a primeira semana de tratamento adequado. Ambas são úteis para acompanhar a resposta ao tratamento.[2,3]

Métodos de imagem[1-3]

- Radiografia simples: é importante realizá-la no início, embora revele alterações ósseas após 10 ou 14 dias do início do quadro (7 a 10 dias em neonatos), evidenciando áreas de reação ou elevação periosteal, áreas de destruição óssea e de espessamento cortical.
- Cintilografia óssea: método que utiliza isótopos radioativos, como tecnécio ou gálio na área com inflamação. A osteomielite caracteriza-se pela hipercaptação do radionuclídeo nas três fases. Alteração óssea por cirurgia, tumor, fratura, entre outras causas, diminui a especificidade do exame. Tem maior vantagem sobre a ressonância magnética caso haja múltiplas áreas de envolvimento e os sintomas não sejam bem localizados.
- Ultrassonografia: útil na identificação de abscesso subperiosteal e de abscessos de partes moles.
- Ressonância magnética: é útil na detecção precoce de alterações da cavidade medular antes da observação das alterações do osso cortical na radiografia; na coleção subperiosteal, no envolvimento do corpo vertebral e do disco adjacente na osteomielite vertebral, no envolvimento da placa de crescimen-

to e da articulação contígua, na associação com piomiosite, na suspeita de trombose venosa e na diferenciação entre celulite e osteomielite. Não é utilizada para acompanhar a resposta ao tratamento em virtude da persistência das alterações por meses, mesmo após resolução microbiológica.
- Tomografia computadorizada (TC): demonstra excelente definição do osso cortical, sequestros, fístulas e áreas de infecção ativa.

O diagnóstico diferencial de infecção óssea e articular inclui trauma, celulite, piomiosite, neoplasias e doenças vasculares do colágeno. Não é rara a apresentação da leucemia ou de neuroblastoma com febre e sinais focais articular ou ósseo, sendo importante a realização de biópsia.[2,3]

Tratamento

A escolha do antimicrobiano empírico baseia-se na idade da criança e na história clínica e epidemiológica. Caso o *S. aureus* seja o principal agente causal, na maioria dos casos, o tratamento empírico deve conter uma medicação antiestafilocócica. A terapia deverá ser modificada de acordo com o resultado das culturas, considerando o microrganismo isolado e o antibiograma. A terapêutica adequada e precoce contribui para diminuir a morbidade. A principal causa de osteomielite crônica consiste no tratamento inadequado na fase aguda, com persistência do microrganismo no tecido ósseo, presença de osso desvitalizado, sequestros e fístulas, baixo grau de inflamação e de sinais e sintomas sistêmicos.[2-4,6]

A duração mínima do tratamento na osteomielite aguda é de 4 a 6 semanas e a suspensão do antimicrobiano pode ser realizada quando há normalização da VHS e da PCR e ausência de evidência na radiografia de sequestro ou de novas lesões líticas. Esquemas mais curtos de tratamento mostraram alto índice de recidivas (cronificação).[3,6]

A troca da antibioticoterapia parenteral para oral poderá ser realizada nas seguintes situações: após o paciente apresentar melhora clínica (afebril por mais de 48 horas, diminuição da dor e do eritema local), após melhora laboratorial (normalização do leucograma e redução da PCR $\geq$ a 50% – geralmente em 5 a 10 dias), em crianças com mais de 1 mês de vida, nos imunocompetentes, em pacientes imunizados adequadamente para a idade, nos casos com patógeno identificado em cultura ou com boa resposta ao tratamento empírico e em pacientes com boa adesão ao tratamento e ao acompanhamento médico. Os efeitos adversos dos antibióticos devem ser monitorados como alteração da função renal e hepática, anemia, leucopenia ou trombocitopenia, diarreia e colite pseudomembranosa.[2,3]

Na osteomielite crônica, a duração do tratamento não é bem estabelecida (geralmente ≥ 3 meses).[6] O antimicrobiano deverá ser iniciado apenas após o isolamento do agente etiológico. O debridamento cirúrgico de todo o tecido necrótico é essencial para o controle da doença e a antibioticoterapia deverá ser mantida por pelo menos 4 a 6 semanas após o procedimento. A necessidade de intervenção cirúrgica se dá na presença de foco infeccioso contíguo que necessite de debridamento, abscesso subperiósteo ou de partes moles, pus em região intramedular e de sequestro. Oxigenoterapia hiperbárica é indicada nos casos não responsivos ao debridamento cirúrgico e antimicrobiano adequado.[2,3]

A Tabela 1 apresenta antimicrobianos que podem ser usados empiricamente na osteomielite aguda de acordo com características epidemiológicas.[2,3,6]

Tabela 1 Uso empírico de antimicrobianos na osteomielite

Epidemiologia	Etiologia	Antimicrobiano	Alternativas
Neonatos	*S. aureus*, *Streptococcus* do grupo B e bacilos Gram-negativos entéricos	Oxacilina + gentamicina Oxacilina: 100 mg/kg/dia, IV, ≤ 7 dias a cada 12h e > 7 dias a cada 6 horas. Gentamicina: RN a termo 3,5 a 5 mg/kg, IV, a cada 24 horas	Oxacilina + cefotaxima Cefotaxima: ≤ 7 dias, 25 a 50 mg, IV, a cada 12 horas, > 7 dias: 25 a 50 mg/kg, a cada 8 horas
Após o período neonatal	*S. aureus* sensível à oxacilina ou CA-MRSA, *Streptococcus* spp. *S. pneumoniae*, *H. influenzae*	Oxacilina 150 mg/kg/dia, IV, a cada 4 ou 6 horas	Cefuroxima, clindamicina, cefazolina, cefuroxima: 50 a 240 mg/kg/dia, IV, a cada 6 ou 8 horas; 30 a 50 mg/kg/ dia, VO a cada 12 horas Clindamicina: 10 a 40 mg/kg/dia, IV ou VO, a cada 6 ou 8 horas
Pacientes com quadro grave (aparência toxêmica, imunocomprometidos)	*S. aureus* ou CA-MRSA	Vancomicina: 40 mg/kg/dia, IV, a cada 6 horas + oxacilina	Teicoplanina: 10 mg/kg, a cada 12 horas nos primeiros 4 dias e 10 mg/kg, a cada 24 horas posteriormente
Asplenia anatômica ou funcional	*Salmonella* spp. e outros Gram-negativos, *S. aureus*, *H. influenzae* tipo b	Oxacilina + ceftriaxona Ceftriaxona: 50 a 100 mg/kg/dia, a cada 12 ou 24 horas	Cefuroxima
Pós-ferida puntiforme do pé	*Pseudomonas aeruginosa*, *S. aureus*	Cefepima: 100 a 150 mg/kg/dia, IV, a cada 8 horas	Ceftazidima: 30 a 50 mg/kg, IV, a cada 8 horas

Fonte: adaptada de Schechter e Marangoni, 1998.[2]
IV: via intravenosa; RN: recém-nascido; VO: via oral.

Em neonatos, sugere-se início empírico com vancomicina se o paciente estiver em unidade de tratamento intensivo por mais de 1 semana ou na suspeita de colonização materna por CA-MRSA.

A escolha empírica depende também da prevalência local do *Staphylococcus aureus* CA-MRSA e da sua suscetibilidade aos antimicrobianos. Sugere-se o início empírico com vancomicina se ≥ 10% dos *S. aureus* isolados forem resistentes à oxacilina. Conforme o resultado do antibiograma e das condições do paciente, sulfametoxazol + trimetoprima (4 mg/kg/dose, a cada 12 horas do componente TMP) ou clindamicina. Ambos podem ser usados via oral ou venosa (uso da clindamicina após verificar a existência de resistência induzida analisada pelo teste-D). Utilizar empiricamente oxacilina + vancomicina até o resultado das culturas e antibiograma.

Evolução

Espera-se que haja redução da dor e melhora da curva térmica após 72 horas do início do tratamento. Após 7 dias, o paciente apresenta maior mobilidade da região, queda em 20% da VHS e em 50% da PCR e normalização do leucograma. A PCR normaliza geralmente em 10 dias. É importante realizar radiografia da área afetada antes do término do tratamento para descartar novas lesões.[2,3]

ARTRITE SÉPTICA

Trata-se de uma inflamação de uma articulação relacionada à infecção por bactérias ou fungos, acometendo mais pacientes menores de 15 anos, principalmente crianças menores de 2 anos (50%). Em 80 a 90% dos casos, observam-se monoartrites, tendendo a envolver grandes articulações das extremidades inferiores, como joelhos (39%), quadril (26%) e tornozelos (13%). Há predominância do sexo masculino e a principal forma de invasão da articulação se dá pela via hematogênica.[7-9]

Fisiopatologia

Os organismos ganham acesso às articulações por:[7-9]

- via hematogênica: a partir de infecções como pneumonia, otite média, meningite, infecção vascular, infecção cutânea, infecção urinária etc.;
- áreas infecciosas contíguas: como nas osteomielites em menores de 12 meses em razão das anastomoses vasculares entre a metáfise e a epífise e osteomielite na metáfise intra-articular (quadril, ombro e cotovelo);

- inoculação direta: por meio de traumas penetrantes, cirurgias ortopédicas, mordedura animal ou humana, injeção intra-articular e artroscopia.

Etiologia

O *S. aureus* é o agente mais comum da artrite séptica em todas as idades. Observa-se aumento da incidência de artrite séptica por CA-MRSA, estando associada a complicações supurativas, aumento da duração da febre e dos dias de hospitalização quando comparada a artrite causada pelo *S. aureus* oxacilina sensível.[7-9] Destacam-se também os *Streptococcus* spp., principalmente beta-hemolíticos do grupo A. *S. pneumoniae* e *Salmonella* spp. podem acometer crianças falcêmicas. Em crianças menores de 4 anos, descreve-se o aumento do número de casos de artrite por *K. kingae*,[5] suplantando o *Haemophilus influenzae* (frequente entre 6 e 36 meses de idade antes do advento da vacina conjugada).[9] No neonato, embora o *S. aureus* seja o agente mais frequente, o *Streptococcus* do grupo B e os Gram-negativos têm papel importante. *S. aureus* é o agente etiológico em mais de 90% dos casos em pacientes com artrite reumatoide. *Neisseria gonorrhoeae* representa uma importante causa de artrite em neonatos, além de adultos e adolescentes com vida sexualmente ativa.[2,8]

Manifestações clínicas

A maioria das crianças apresenta febre, quadro toxêmico, dor à movimentação ativa e passiva, calor, edema e rubor em uma única articulação e de início agudo. Geralmente, apresentam semiflexão da articulação. O sinal mais frequente é a limitação dos movimentos. O neonato pode não apresentar febre, evoluir de forma mais lenta e ter acometimento poliarticular e pseudoparalisia.[2,7,9]

O diagnóstico do comprometimento do quadril é difícil, já que os sinais de localização geralmente estão ausentes, entretanto, a movimentação da articulação é muito dolorosa.[2,7]

Diagnóstico

Aspiração articular deverá ser realizada o mais cedo possível, sendo importante para o diagnóstico e a descompressão da articulação. Solicitar para o líquido articular bacterioscopia pelo Gram (diagnóstico em apenas 50% dos casos), cultura para aeróbios e anaeróbios e antibiograma do material (70 a 80% de positividade sem uso de antimicrobiano prévio), celularidade total e específica (elevação de leucócitos – geralmente > 20 mil e do percentual de polimorfonucleares), dosagem de glicose (< 50% do nível sanguíneo), pesquisa de antígenos bacterianos.[2,7,9]

A hemocultura é positiva em 40% dos casos.[2]

Leucograma com leucocitose e desvio para a esquerda estão presentes em 60 a 75% dos casos. Há aumento da velocidade de hemossedimentação e da proteína C reativa.[2]

Inicialmente, as radiografias demonstram edema de partes moles e abaulamento da cápsula articular. No quadril, podem evidenciar alargamento do espaço articular, subluxação ou luxação da cabeça do fêmur. A ultrassonografia é capaz de evidenciar coleções articulares e extra-articulares. Cintilografia pode demonstrar aumento da captação do radioisótopo na articulação comprometida. Tomografia computadorizada e ressonância magnética são importantes no comprometimento das articulações do quadril, sacroilíacas e vertebrais.[2,7]

Tratamento[2,7,9]

A suspeita clínica da doença com o diagnóstico e o tratamento precoces (ideal iniciar o tratamento nos primeiros 4 dias de doença para evitar a destruição da cartilagem articular) é importante para uma terapia bem-sucedida. Para o manejo adequado da artrite séptica, são necessários:

- uso de antimicrobiano com dose, via de administração venosa e duração adequadas;
- alívio da dor e do desconforto;
- aspiração do líquido articular (aspirações repetidas por agulha) ou drenagem (artrotomia ou artroscopia) para a retirada do pus articular. Há relatos de que adultos apresentam melhor evolução (restabelecimento da função articular) com aspirações repetidas do que com drenagem cirúrgica. Alguns autores sugerem drenagem cirúrgica para o envolvimento do ombro e do quadril em crianças. Inadequada drenagem ou realização do procedimento tardiamente podem levar ao aumento da pressão intra-articular e comprometer a irrigação da cabeça femoral com evolução para necrose avascular;
- mobilização passiva (após a drenagem), caso a articulação esteja estável.
- tratamento empírico com antimicrobianos:
  - período neonatal: oxacilina + cefotaxima ou oxacilina + gentamicina;
  - lactentes < 36 meses sem vacinação completa para o *H. influenzae* tipo b: oxacilina + ceftriaxona ou oxacilina + cefotaxima;
  - crianças > 36 meses: oxacilina;
  - pacientes com quadro grave (aparência séptica, imunocomprometidos): iniciar vancomicina + oxacilina até o resultado das culturas. Oxacilina ou cefazolina podem ser utilizadas empiricamente em pacientes hemodinamicamente estáveis e em locais com menos de 10 a 15% dos *S. aureus*

comunitários resistentes à oxacilina.[2] O início empírico de clindamicina para pacientes estáveis também é sugerido quando menos de 10% dos *S. aureus* de comunidade forem resistentes à clindamicina.

As doses dos antimicrobianos e o critério de cura são semelhantes aos da osteomielite. O antimicrobiano parenteral é usado em média por 2 semanas ou de acordo com a resposta clínica. Estudos demonstram sucesso terapêutico com o tratamento venoso em média por 7 dias e depois trocado para via oral para completar o tempo total. A troca para via oral poderá ser realizada nos seguintes casos: em crianças maiores de 1 mês (em neonatos, a absorção oral é imprevisível); em crianças com melhora evolutiva após o uso de medicação venosa (melhora da dor e dos outros sinais flogísticos, ausência de febre, melhora da mobilidade articular e diminuição dos marcadores inflamatórios); em criança cuja família tem boa compreensão do tratamento e adesão ao acompanhamento; e em crianças que tiveram isolamento do agente etiológico ou que melhoraram com o tratamento empírico.[7]

Infecções causadas por *Streptococcus* spp. (do grupo A ou SGB, *S. pneumoniae*), *H. influenzae*, *K. kingae* e *N. meningitidis* são erradicadas em 2 a 3 semanas. Já o *S. aureus* requer no mínimo 3 semanas. Para outros Gram-negativos e na artrite com cultura negativa, a duração do tratamento também é de 3 semanas.[2,7]

Espera-se que haja resolução da febre em 3 a 5 dias após o início do tratamento, melhora dos sinais e sintomas articulares (dor, edema, eritema, mobilidade) em 2 dias, normalização do leucograma em 1 semana e queda da PCR após 3 dias. A VHS ainda poderá estar alterada no final do tratamento e não implica falha terapêutica se não houver associação com osteomielite.[2,7]

DESAFIOS ATUAIS

A principal causa de evolução para a cronicidade nas infecções osteoarticulares refere-se ao tratamento inadequado na fase aguda, com persistência do microrganismo no tecido osteoarticular, levando à impotência funcional e a sequelas permanentes. Dessa forma, o grande desafio para diminuir a morbidade consiste no reconhecimento precoce da infecção e no início rápido da terapêutica adequada.

ORIENTAÇÕES AO PAIS

A infecção óssea ou articular na criança pode ser muito grave pelo comprometimento agudo da vida do paciente ou crônico por meio de sequelas no crescimento e na função do membro atingido.

É importante que os pais/responsáveis estejam atentos a quadros de dor, inchaço, vermelhidão e diminuição ou ausência da mobilidade em alguma região do corpo da criança, principalmente após traumas ou lesões cutâneas, que poderão servir como porta de entrada para microrganismos.

O diagnóstico e o tratamento da infecção óssea ou articular realizados o mais precocemente possível diminuem o risco de evolução para sequelas como osteomielite crônica e de destruição da cartilagem articular.

✓ CONCLUSÃO

As infecções dos ossos e articulações são mais frequentes entre crianças menores de 2 anos e apresentam elevado risco de evolução para sequelas permanentes. As manifestações clínicas podem ser inespecíficas, principalmente nos neonatos e lactentes jovens, dificultando o diagnóstico caso não haja alta suspeição clínica. Crianças maiores geralmente apresentam febre e sinais flogísticos na área afetada. A origem hematogênica dos possíveis agentes etiológicos é referida como a mais comum, porém alguns autores apontam na atualidade a inoculação direta e a contiguidade. O *S. aureus* é o microrganismo mais frequente.

REFERÊNCIAS BIBLIOGRÁFICAS

1. Berbari E.F, Steckelberg JM, Osmon DR. Osteomyelitis. In: Mandell GL, Bennett JE, Dolin R. Principles and practice of infectious diseases. 7. ed. Philadelphia: Churchill Livingstone; 2010; p. 1457-67.
2. Marangoni DV, Gouvêa MIFS, Gomes MZR. Infecções osteoarticulares. In: Schechter M; Marangoni DV. Doenças infecciosas: conduta diagnóstica e terapêutica. 2. ed. Guanabara Koogan; 1998. p. 489-51.
3. Krogstad P. Hematogenous osteomyelitis in children: Management. UpToDate; 2017. Disponível em: https://www.uptodate.com/contents/hematogenous-osteomyelitis-in-children-managemen. Acesso em: 27 jul. 2017.
4. Liu C et al. Treatment of Methicillin-Resistant Staphylococcus aureus infections in adults and children. Clinical Infectious Diseases. 2011;52(3):18-55.
5. Kiang KM. Outbreak of osteomyelitis/septic artritis caused by Kingella kingae among child care center attendees. Pediatrics. 2005;116(2):206-13.
6. Liu C, Bayer A, Cosgrove SE, Daum RS, Fridkin SK, Gorwitz RJ et al. Diretrizes práticas da Infectious Diseases Society of America para o tratamento de infecções por Staphylococcus aureus resistente à meticilina em adultos e crianças. Separata em Português. 2011;52.
7. Krogstad P. Bacterial arthritis: Treatment and outcome in infants and children. UpToDate; 2017. Disponível em: https://www.uptodate.com/contents/bacterial-arthritis-treatment-and-outcome-in-infants-and-children. Acesso em: 27 jul. 2017.
8. Ohl CA. Infectious arthritis of native joints. In: Mandell GL, Bennett JE, Dolin R. Principles and practice of infectious diseases. 7. ed. Philadelphia: Churchill Livingstone; 2010. p. 1443-56.
9. Nassifi KC, Arantes NF, Dezontini NF, Santos PA, Gomes PTC et al. Artrite séptica em pediatria. Rev Med Minas Gerais. 2009;19(2 Supl. 3):S39-S45.

24

PRINCIPAIS INDICAÇÕES DE USO DOS ANTIMICROBIANOS

Thalita Fernandes de Abreu
Denise Cotrim da Cunha
Marcos Junqueira do Lago
Denise Cardoso das Neves Sztajnbok
Paulo Cesar Guimarães

OBJETIVOS

- ✓ Descrever as características principais de cada classe de antimicrobianos utilizados na prática ambulatorial.
- ✓ Apresentar os principais parâmetros para uma escolha adequada.
- ✓ Descrever as principais síndromes infecciosas da prática ambulatorial.
- ✓ Descrever os agentes mais frequentemente envolvidos nas principais síndromes infecciosas da prática ambulatorial.
- ✓ Apresentar as opções mais adequadas para terapias alternativas em situações especiais, como atopias, intolerâncias e ausência de resposta ao tratamento inicial.

INTRODUÇÃO

Durante a infância, na ausência de comorbidades, os vírus são, isoladamente, os principais agentes envolvidos em infecções. No entanto, as infecções bacterianas têm maior potencial de gravidade e, portanto, maior relevância. Nos pacientes ambulatoriais, as infecções das vias respiratórias (otites, sinusites, amigdalites e pneumonias), as infecções de pele, as gastroenterites e as infecções do trato urinário correspondem a praticamente 100% dos casos atendidos. Nos pacientes internados, além do maior potencial de gravidade, diversos outros fatores estão presentes, como maior quantidade de agentes envolvidos, resistência aos antimicrobianos, condições clínicas associadas ao hospedeiro, origem da infecção (comunitária ou hospitalar) etc. Nesse caso, a escolha correta do antimicrobiano é muito mais complexa quando comparada à dos pacientes ambulatoriais. Neste capítulo, serão abordados de forma sucinta os principais antimicrobianos utilizados na prática clínica.

CRITÉRIOS PARA A ESCOLHA DO ANTIMICROBIANO

A escolha adequada de um antimicrobiano depende de uma série de fatores ligados ao agente, ao paciente, ao meio e às características do fármaco a ser escolhido. Na maior parte dos casos, existirá mais de uma opção terapêutica para uma mesma situação clínica. Na prática, a decisão mais difícil é iniciar ou não o tratamento com um antimicrobiano, uma vez que, em grande parte dos casos, não é possível estabelecer com certeza o diagnóstico diferencial entre infecção viral e bacteriana. É preciso que, pela anamnese, pelo exame físico e os dados laboratoriais, se estabeleça pelo menos um diagnóstico provável de infecção bacteriana. Outra questão relevante é a de que, exceto nas infecções do trato urinário (ITU) e nas amigdalites estreptocócicas, não será possível, na maioria dos casos, isolar o agente e a decisão estará baseada nos dados de literatura que indicarão o(s) agente(s) mais provavelmente envolvido(s), assim como o padrão de sensibilidade esperado. O primeiro passo para que essa escolha seja a mais acertada possível consiste em conhecer as características básicas dos principais antimicrobianos utilizados na prática ambulatorial.

PRINCIPAIS ANTIMICROBIANOS NA PRÁTICA AMBULATORIAL

Betalactâmicos[1]

Trata-se de antibióticos com estrutura físico-química baseada em um anel betalactâmico, cujo mecanismo de ação principal refere-se à interferência na síntese da parede bacteriana. Fazem parte desse grupo as penicilinas, as cefalosporinas, os carbapenêmicos e os monobactâmicos. O ácido clavulânico, o sulbactam e o tazobactam também são antibióticos betalactâmicos que atuam como inibidores de betalactamases (enzimas que inativam/quebram o anel betalactâmico) e têm baixa ação antibiótica. São utilizados em associação com as penicilinas semissintéticas, aumentando a potência destas contra bactérias produtoras de betalactamases. Os antibióticos betalactâmicos são tempo-dependentes.

Penicilinas

A penicilina G, ou benzilpenicilina, foi o primeiro antibiótico descoberto, em 1929, por Alexander Fleming.

As penicilinas dividem-se em dois grupos: naturais e semissintéticas (Quadros 1 e 2).[1]

Quadro 1 Penicilinas naturais

Espectro	Cocos Gram-positivos e anaeróbios A maioria dos *Staphylococcus aureus* é resistente por produção de betalactamase
Penicilina G cristalina	Ação curta com nível sérico em 30 minutos Eliminação rápida Atinge nível sérico alto Uso IV, a cada 4 horas
Penicilina G procaína	Ação intermediária com nível sérico em 2 a 4 horas Eliminação lenta Atinge nível sérico intermediário Uso IM estrito, a cada 12 ou 24 horas
Penicilina G benzatina	Ação prolongada com nível sérico após 8 horas Eliminação lenta Atinge nível sérico baixo Uso IM estrito, a cada 15 ou 21 dias
Penicilina V	Ação curta com nível sérico em 1 a 2 horas Eliminação rápida Absorção irregular com nível sérico intermediário Uso VO, a cada 6 horas
Efeitos colaterais	Dor local (P benzatina) Flebite (P cristalina) Convulsões, mioclonias, nefrotoxicidade (doses altas) Reações de hipersensibilidade (mais frequente)

IM: via intramuscular; IV: via intravenosa; VO: via oral.

Quadro 2 Penicilinas semissintéticas

Antiestafilocócicas: oxacilina	Indicação específica para infecções pelo estafilococo oxacilina (meticilina) sensível (MSSA) São resistentes à ação da betalactamase[1] Efeitos colaterais mais frequentes: os mesmos das penicilinas G, aumento reversível das transaminases, nefrite intersticial (mais comum com a meticilina), hemólise, leucopenia
Aminopenicilinas: ampicilina/ amoxicilina	Ativas contra cocos Gram-positivos (pneumococo, estreptococo, enterococo) e bacilos Gram-negativos (*H. influenzae*, enterobactérias) não produtores de betalactamase A ampicilina tem apresentação IV e VO Efeitos colaterais mais frequentes: os mesmos das penicilinas G; diarreia com a apresentação VO

(*continua*)

Quadro 2 Penicilinas semissintéticas (*continuação*)

Associação entre penicilinas semissintéticas e inibidores de betalactamase: ampicilina + sulbactam (VO/IV); amoxicilina + ácido clavulânico (VO/IV); piperacilina + tazobactam (IV)	As mesmas indicações descritas, porém com atividade contra as bactérias produtoras de betalactamases Efeitos colaterais mais frequentes: os mesmos descritos, porém com maior incidência de diarreia, principalmente nas apresentações VO Piperacilina + tazobactam: ação semelhante à das aminopenicilinas para os cocos Gram-positivos e maior ação contra bacilos Gram-negativos não produtores de betalactamase (incluindo *Pseudomonas aeruginosa* e *Klebsiella* spp.). Também têm ação contra anaeróbios (*B. fragilis*) não produtores de betalactamase Efeitos colaterais mais frequentes: os mesmos das penicilinas G

IV: via intravenosa; VO: via oral.

Cefalosporinas

As cefalosporinas (Quadro 3)[1] de uso clínico são derivados semissintéticos do ácido-7-aminocefalosporânico, que foi obtido originalmente de um antibiótico natural (cefalosporina C). Elas distinguem-se entre si pelas alterações nas cadeias laterais da molécula básica e dividem-se em quatro gerações. De modo geral, as cefalosporinas ganham ação contra bastonetes Gram-negativos de acordo com as gerações, e não têm ação contra enterococo. Apesar de *in vitro* haver uma diminuição na atividade contra Gram-positivos, isso não é observado na prática clínica.

Quadro 3 Cefalosporinas

Primeira geração (cefalosporinas I)	
Parenterais	Cefalotina (a cada 6 horas) Cefazolina (a cada 8 horas)
Orais	Cefalexina (a cada 6 horas) Cefadroxil (a cada 12 horas)
Espectro	Gram-positivos: estafilococos sensíveis à oxacilina (MSSA), estreptococos Sem ação contra anaeróbios Sem ação contra enterococos
Indicações	Infecções de pele, principalmente associadas ao MSSA Profilaxia da infecção de sítio cirúrgico (por um período não superior a 24 horas) Obs: as cefalosporinas I não são adequadas para tratamento de meningites ou otite média aguda (OMA)
Segunda geração (cefalosporinas II)	
Parenterais	Cefuroxima
Orais	Cefaclor Cefuroxima axetil

(*continua*)

Quadro 3 Cefalosporinas (*continuação*)

Segunda geração (cefalosporinas II)	
Espectro	Gram-negativos: enterobactérias, *Haemophilus influenzae* tipo b (Hib) Gram-positivos, incluindo MSSA Sem ação contra enterococos
Indicações	Infecções respiratórias leves e moderadas: OMA e sinusites, pneumonia comunitária, infecções de pele (abscessos, celulites, furúnculos)
Terceira geração (cefalosporinas III)	
Parenterais	Cefotaxima Ceftriaxona Ceftazidima Cefoperazona
Espectro	Maior ação contra Gram-negativos em relação às cefalosporinas I e II (maior estabilidade em caso de betalactamases) Algumas com ação contra *P. aeruginosa* (ceftazidima, cefoperazona) Ação contra Gram-positivos menor que a da cefalosporina I (contra MSSA, preferir cefalotina ou oxacilina) Não têm ação contra enterococos
Indicações	Meningoencefalite bacteriana (cefotaxima, ceftriaxona) Falha terapêutica no tratamento de OMA, pneumonias, ITU após uso de aminopenicilinas ou cefalosporinas II
Quarta geração (cefalosporinas IV)	
Parenterais	Cefpiroma Cefepima
Espectro	Gram-negativos ≥ cefalosporinas III Gram-positivos ≤ cefalosporinas I *Pseudomonas aeruginosa* = ceftazidima Sem ação contra anaeróbios Sem ação contra enterococos Boa penetração no sistema nervoso central (SNC)
Indicações	Por serem menos indutoras de resistência produzida pelas betalactamases, são mais utilizadas nas infecções hospitalares Tratamento inicial do neutropênico febril

Aminoglicosídeos

Os aminoglicosídeos (Quadro 4)[1] se mantêm como uma das melhores opções para infecções por bactérias Gram-negativas, a despeito da sua alta toxicidade. Além disso, é rara a ocorrência de resistência contra essa classe de antimicrobianos, o risco de alergia é muito baixo e apresentam efeito pós-antibiótico. Atuam inibindo a síntese proteica pelo bloqueio irreversível da atividade ribossômica. Não têm ação contra Hib e anaeróbios, e agem moderadamente contra o *S. aureus*. Como não são absorvidos por via oral, seu uso ambulatorial restringe-se basicamente às infecções do trato urinário. São concentração-dependentes.

Quadro 4 Aminoglicosídeos

Uso parenteral estrito	Gentamicina Amicacina
Espectro	Gram-negativos (enterobactérias) Discreto efeito sobre Gram-positivos (utilizados em associação para potencializar ação – não usar como medicação única para esse tipo de infecção) Não atuam sobre anaeróbios Não apresentam resistência cruzada
Efeitos colaterais	Ototoxicidade (cumulativa) Nefrotoxicidade Bloqueio neuromuscular (associado à medicação anestésica ou relaxante muscular ou paciente com miastenia grave) Não alcançam concentrações efetivas no líquido cefalorraquidiano
Indicações	Infecção do trato urinário, infecções de origem hospitalar, associação com penicilina/ampicilina no tratamento de endocardite bacteriana e bacteremia por *Enterococcus* sp.

Macrolídeos

Compreendem antibióticos de baixa toxicidade (Quadro 5)[1] que atuam inibindo a síntese proteica pelo bloqueio da unidade 50S do ribossoma. São bacteriostáticos, com ação principal contra bactérias Gram-positivas. Fazem parte desse grupo a eritromicina, a espiramicina, a miocamicina, a roxitromicina, a azitromicina e a claritromicina. Atualmente, no Brasil, utilizam-se na prática clínica a eritomicina, a azitromicina, a claritromicina e a espiramicina.

Quadro 5 Macrolídeos

Macrolídeos	Eritromicina (VO) Azitromicina (VO e IV) Claritromicina (VO e IV) Espiramicina (VO)
Espectro	Eritromicina: Gram-positivos (exceto enterococo), bactérias atípicas. Baixa ação contra anaeróbios e gram-negativos
	Azitromicina e claritromicina: o mesmo da eritromicina, porém com melhor ação contra Gram-negativos (Hib, *Moraxella*, algumas enterobactérias) e micobatérias
	Espiramicina: ação contra o *Toxoplasma gondii*
Efeitos colaterais	Irritabilidade e intolerância gástrica
Indicações	Infecção das vias respiratórias superiores, pneumonias comunitárias, infecções de pele, coqueluche, difteria, infecções genitais e pélvicas (causadas por *Chlamydia*, *Ureaplasma* e *N. gonorrhoeae*), toxoplasmose adquirida na gestante, tratamento de infecções disseminadas pelo complexo *Mycobacterium avium-intracellulare* (MAC)

IV: via intravenosa; VO: via oral.

Quinolonas

As quinolonas (Quadro 6),[1] assim como as cefalosporinas, também são classificadas em gerações. São bactericidas, atuando pela inibição da DNA-girase, promovendo, entre outras alterações, uma superprodução de enzimas de degradação do cromossoma.

As fluoroquinolonas não devem ser utilizadas rotineiramente, como agentes de 1ª linha, em pacientes menores de 18 anos, exceto quando houver indicação ou condição específica em que não haja outra medicação alternativa. Algumas circunstâncias justificam o uso de fluoroquinolonas em Pediatria, como:[2] dificuldade em realizar terapia parenteral quando não houver outro medicamento oral disponível eficaz e seguro; infecções causadas por microrganismos multirresistentes, como algumas cepas de *Pseudomonas* ou *Mycobacterium*, para os quais não há outro agente parenteral ou oral eficaz disponível. As únicas indicações para menores de 18 anos, aprovadas pelo Food and Drug Administration (FDA) são infecção do trato urinário complicada ou pielonefrite (ciprofloxacina) e profilaxia pós-exposição por inalação de antrax (ciprofloxacina, levofloxacina).

Os potenciais usos das fluoroquinolonas em pacientes pediátricos são:

- infecção do trato urinário causada por *Pseudomonas aeruginosa* ou outro microrganismo Gram-negativo multirresistente;
- infecções causadas por pneumococo multidroga-resistente (p. ex., infecções causadas pelo sorotipo 19A);
- otite média crônica supurativa ou otite maligna externa causada por *Pseudomonas aeruginosa*;
- osteomielite ou osteocondrite aguda ou crônica causada por *Pseudomonas aeruginosa* ou por outro Gram-negativo multirresistente suscetível às fluoroquinolonas e resistente a outros antimicrobianos;
- infecções causadas por bactérias Gram-negativas em pacientes imunocomprometidos, nos quais resistência a outros antimicrobianos está presente e opta-se por terapia oral;
- infecções do trato gastrintestinal causada por espécies multirresistentes de *Shigella*, *Salmonella*, *Vibrio cholerae*, *Campylobacter jejuni* ou *Campylobacter coli*;
- pacientes com infecções graves e histórico de alergia a outros agentes;
- medicamentos tópicos contendo fluoroquinolonas são preferíveis aos tópicos contendo aminoglicosídeos, por serem alternativas mais seguras para o tratamento de otorreia associada à perfuração timpânica ou otorreia na presença de tubo de timpanostomia.

O uso inadequado desses medicamentos em crianças e adultos está associado ao aumento de resistência a esses agentes.

Quadro 6 Quinolonas

Primeira geração	
1962: ácido nalidíxico/ácido oxolínico	
Espectro	Gram-negativos (enterobactérias) Sem atividade anti-*Pseudomonas* Sem ação contra Gram-positivos Ação terapêutica somente em vias urinárias e intestino
Características	Concentração tissular baixa Bom nível em trato geniturinário Indicação restrita à infecção do trato urinário por enterobactérias Uso oral
Segunda geração (fluoroquinolonas)	
Norfloxacina (VO)/ciprofloxacina (VO e IV)/ofloxacina (VO e IV)	
Espectro	Maior potência para Gram-negativos Enterobactérias *Pseudomonas aeruginosa* Não têm ação contra anaeróbios Melhor ação contra Gram-positivos, incluindo o *Staphylococcus aureus* De todas, a ciprofloxacina é a que tem melhor ação contra Gram--negativos, principalmente a *P. aeruginosa*
Características	Atingem excelente concentração terapêutica em tubo gastrintestinal, aparelho renal e próstata Com exceção da norfloxacina, têm boa concentração tissular em diversos tecidos e líquidos orgânicos, inclusive no sistema nervoso central
Indicações	Infecção do trato urinário Infecções associadas ao aparelho gastrintestinal Infecções sistêmicas Prostatites
Terceira geração (quinolonas respiratórias)	
Levofloxacina (VO e IV)/moxifloxacina (VO e IV)	
Espectro	Gram-negativos (semelhante aos de terceira geração) Gram-positivos (incluindo o pneumococo e o enterococo) Anaeróbios (*B. fragilis*, *Clostridium*) Patógenos atípicos (clamídias, legionela e micoplasmas)
Características	As mesmas das outras gerações
Indicações	Infecção das vias respiratórias superiores Pneumonias comunitárias Pele/partes moles Infecção do trato urinário

IV: via intravenosa; VO: via oral.

Cloranfenicol

O cloranfenicol (Quadro 7)[1] é um antibiótico de amplo espectro com excelente atividade para anaeróbios. Tem uma capacidade extraordinária para penetrar no sistema nervoso central e em abscessos. Age sobre a síntese proteica nos ribossomos, e é bacteriostático para a maioria das bactérias. Em razão de seu efeito colateral mais temido, a aplasia medular irreversível, vem sendo utilizado de forma criteriosa nos últimos 40 anos, o que o manteve com níveis muito baixos de resistência e, consequentemente, uma boa alternativa para situações como alergia a outros grupos e falha terapêutica com os esquemas de primeira linha.

Quadro 7 Cloranfenicol

Cloranfenicol (VO e IV)	
Espectro	Gram-positivos Gram-negativos Anaeróbios Microrganismos intracelulares: clamídias, micoplasma, rickettsias Geralmente bacteriostático; bactericida para pneumococo, Hib
Indicação	Pacientes alérgicos às penicilinas e cefalosporinas Abscessos Meningite bacteriana Utilizado de modo geral como última opção terapêutica
Efeitos colaterais	**Reversível** Supressão de medula óssea Dose-dependente Controle semanal do hemograma **Irreversível** Anemia aplástica Não relacionada à dose Mais frequente com uso oral Síndrome cinzenta do recém-nascido

IV: via intravenosa; VO: via oral.

Sulfametoxazol-trimetoprima (SMT/TMP)

A associação da sulfametoxazol com um composto pirimidínico, a trimetoprima, resultou em um agente amplamente utilizado com apresentações oral e intravenosa (IV), conhecido como cotrimoxazol ou SMT/TMP (Quadro 8).[1] Agem em estágios sucessivos do metabolismo do acido fólico, interferindo na formação do DNA.

Quadro 8 SMT/TMP

Espectro	Gram-positivos (exceto estreptococo A e enterococos) Ativo contra *Staphylococcus aureus* resistente à oxacilina e sensível à SMT (CA-MRSA) Gram-negativos Microrganismos intracelulares: clamídias, micoplasma, rickettsias *Toxoplasma* spp. e *P. jiroveci*
Indicação	Infecção do trato urinário Infecções de pele estafilocócicas (CA-MRSA) Tratamento e profilaxia da pneumocistose Infecção das vias respiratórias superiores, exceto amigdalites
Efeitos colaterais	Hiperbilirrubinemia (não deve ser administrado a gestantes e recém-nascidos) Hipersensibilidade (incluindo síndrome de Stevens-Johnson) Toxicidade transitória de medula óssea Anemia hemolítica (principalmente em pacientes com deficiência de glicose 6-fosfato-desidrogenase)

Clindamicina

A clindamicina (Quadro 9)[1] pertence ao grupo das lincosamidas e apresenta mecanismo de ação e resistência semelhante ao dos macrolídeos, porém com excelente ação para anaeróbios. Constitui, em geral, uma alternativa no tratamento ambulatorial das infecções de pele. Tem apresentação oral e IV.

Quadro 9 Clindamicina

Espectro	Gram-positivos (exceto enterococos) Ativo contra *Staphylococcus aureus* resistente à meticilina da comunidade (CA-MRSA) Anaeróbios (incluindo *B. fragilis*) *Toxoplasma* spp. e *P. jiroveci*
Indicação	Infecções de pele estafilocócicas (CA-MRSA) Osteoartrites Alternativa para alérgicos às penicilinas/cefalosporinas Abscessos
Efeitos colaterais	Diarreia (20 a 30%) Colite pseudomembranosa (1/10.000) Elevação das transaminases O uso intravenoso deve ser feito com diluição em soro fisiológico e infusão lenta

Carbapenemas

Os antibióticos carbapenêmicos (Quadro 10)[1] são originariamente naturais, produzidos por diferentes espécies de *Streptomyces*. Entretanto, atualmente, substâncias dessa classe vêm sendo produzidas por via sintética em laboratório.

Caracterizam-se por apresentar um anel carbapenêmico (anel pentagonal não saturado, com um átomo de carbono na posição 1, ligado ao grupamento betalactâmico), com propriedade de atuar sobre bactérias Gram-negativas e Gram-positivas, com maior estabilidade com as betalactamases produzidas pelas bactérias.

Todos os representantes dessa classe disponíveis no Brasil são de uso parenteral (IV), podendo o ertapenem ser administrado também por via intramuscular (IM).

Quadro 10 Carbapenemas: imipenem, meropenem, ertapenem

Espectro	Cocos Gram-positivos (exceto *Enterococcus faecium* e *faecalis* resistentes à ampicilina e à vancomicina) Ativo contra *Staphylococcus aureus* oxacilina-sensíveis *Haemophilus* sp., gonococo, meningococo Enterobactérias *P. aeruginosa* (maior potência do meropenem), *A. baumannii* – exceto ertapenem Anaeróbios (incluindo *B. fragilis*) *Listeria monocytogenes* (meropenem)
Indicação	Infecções graves causadas por bacilos Gram-negativos produtores de betalactamases de espectro estendido ou por Gram-negativos não fermentadores (*P. aeruginosa*/ *A. baumannii*), com exceção do ertapenem Infecções mistas causadas por anaeróbios e Gram--negativos
Efeitos colaterais	A infusão rápida pode causar náuseas e vômitos Diarreia, febre, manifestações alérgicas, leucopenia, plaquetopenia e elevação de transaminases (raras) Convulsões em 2% dos pacientes – imipenem O meropenem tem menor potencial para causar convulsões Não utilizar o ertapenem para infecções do sistema nervoso central

Monobactâmicos

O único antibiótico monobactâmico utilizado na prática médica é o aztreonam, um fármaco sintético (Quadro 11).[1] Os monobactâmicos são antibióticos betalactâmicos formados por uma estrutura monocíclica. Têm alta resistência à inativação por betalactamases tanto de origem plasmidial quanto cromossômica. São inativados por betalactamases de espectro estendido produzidas por enterobactérias e não apresentam atividade indutora de produção de ESBL por essas bactérias.

Quadro 11 Monobactâmicos: aztreonam

Espectro	Bastonetes Gram-negativos – *E. coli*, *K. pneumoniae*, *Proteus* sp., *Morganella morgani*, *Salmonella* sp., *Providencia stuartii* Ação sobre gonococo, meningococo e *Haemophilus influenzae* *P. aeruginosa*
Indicação	Infecções causadas por bastonetes Gram-negativos (infecção do trato urinário, infecções ginecológicas, infecções osteoarticulares, infecções intra-abdominais, pelviperitonites, meningites). Em infecções mistas, com possibilidade de anaeróbios, associar agente com ação contra *Bacteroides fragilis* e outros anaeróbios
Efeitos colaterais	Flebite (2%) Dor e edema no local de injeção intramuscular Erupção maculopapular (1%) Febre, prurido, eosinofilia e púrpura são raras Não tem sido observada reação cruzada entre o aztreonam e as penicilinas e cefalosporinas – pode ser usada, com cuidado, em pacientes com alergia às penicilinas e cefalosporinas Diarreia, náuseas, vômitos, icterícia, alteração do paladar, plaquetopenia, leucopenia, elevação de transaminases e fosfatase alcalina são raros

ESCOLHA DO ANTIMICROBIANO

Na prática ambulatorial, após a definição clínica e/ou laboratorial de que se está provavelmente diante de uma infecção bacteriana, a escolha se baseará nos prováveis agentes envolvidos e no "custo-benefício" do antimicrobiano a ser escolhido. Atualmente, em vista dos níveis mundiais crescentes de resistência microbiana, também é fundamental escolher o antimicrobiano com menor espectro de ação e menos indutor de resistência, sempre que possível. Dessa forma, para cada diagnóstico, haverá uma primeira, segunda e eventualmente terceira opção de escolha (Tabela 1).

Tabela 1 Escolha do antimicrobiano (1ª e 2ª escolha e alternativa)

Diagnóstico	Agente	1ª escolha	2ª escolha	Alternativa
Otite e sinusite	Pneumococo, *M. catarralis*, *H. influenzae* não capsulado	Amoxicilina Cefuroxima	Azitromicina Claritromicina Amoxicilina-clavulanato	SMT/TMP Levofloxacina
Amigdalite	*Streptococcus* grupo A	Penicilina G benzatina Amoxicilina	Azitromicina Claritromicina	Clindamicina

(continua)

Tabela 1 Escolha do antimicrobiano (1ª e 2ª escolha e alternativa) (*continuação*)

Diagnóstico	Agente	1ª escolha	2ª escolha	Alternativa
Pneumonia comunitária não bacterêmica	Pneumococo (> 90% durante a infância) Germes atípicos	Amoxicilina (> 2 anos) Amoxicilina--clavulanato ou cefuroxima (< 2 anos)	Claritromicina	SMT/TMP Clindamicina Levofloxacina
Impetigo simples	*Streptococcus* grupo A	Penicilina G benzatina Amoxicilina	Azitromicina Claritromicina	Clindamicina
Impetigo bolhoso	*S. aureus* (considerar CA-MRSA)	Cefalexina (MSSA) SMT/TMP (CA-MRSA)	Amoxicilina-clavulanato (MSSA) Clindamicina (CA-MRSA)	Claritromicina
Ectima	*Streptococcus* grupo A	Penicilina G benzatina Amoxicilina	Azitromicina Claritromicina	Clindamicina
Celulite, furúnculo, antrax, foliculite, hidradenite	*S. aureus* (considerar CA-MRSA)	Cefalexina (MSSA) SMT/TMP (CA-MRSA)	Amoxicilina-clavulanato (MSSA) Clindamicina (CA-MRSA)	Claritromicina
Erisipela	*Streptococcus* grupo A	Penicilina G benzatina Amoxicilina	Azitromicina Claritromicina	Clindamicina
Infecção do trato urinário	Enterobactérias *S. aureus*	Cefuroxima Amoxicilina--clavulanato	SMT/TMP	Ciprofloxacina Aminoglicosídeos (intolerância VO)
Gastroenterites	Viral (> 80% dos casos) *Salmonella*, *Campylobacter*, *E. coli*, *Shigella* (toxina)	Só usar antimicrobiano após coleta de coprocultura	SMT/TMP	Ciprofloxacina

Fonte: Tavares, 2009;1 American Academy of Pediatrics Red Book, 2015.[2]

DESAFIOS ATUAIS

No atual cenário de bactérias multirresistentes, a escolha do tratamento antimicrobiano para uso empírico representa uma tarefa difícil e de grande responsabilidade. Sempre que possível, devem ser coletadas amostras clínicas para cultura (urina, secreções de abscessos, hemoculturas no caso de pacientes internados) a fim de ajustar o tratamento depois do resultado. O descalonamento do tratamento antimicrobiano é mandatório para evitar o uso de medicamentos de amplo espectro desnecessariamente. Atenção também deve ser dada aos parâmetros farmacocinéticos e farmacodinâmicos dos antimicrobianos escolhidos, para potencializar sua ação. E, por fim, evitar o uso de antimicrobianos em casos em que haja suspeita de se tratar de infecção viral.

ORIENTAÇÕES AO PAIS

Os antimicrobianos, para tratamento de qualquer infecção, só devem ser usados a partir de prescrição médica, após consulta com o pediatra. A família deve ter ciência a respeito dos riscos do uso indiscriminado de antibióticos.

✓ CONCLUSÃO

O uso racional e adequado dos antimicrobianos, com a escolha do agente mais apropriado, a dose e a duração corretas estão entre as principais ações para a prevenção da resistência antimicrobiana.

REFERÊNCIAS BIBLIOGRÁFICAS

1. Tavares W (ed.). Antibióticos e quimioterápicos para o clínico. São Paulo: Atheneu; 2009.
2. American Academy of Pediatrics. Antimicrobial Agents and Related Therapy. In: Kimberlin DW, Brady MT, Jackson MA, Long SS (eds.). Red Book: 2015 Report of the Committee on Infectious Diseases. 30. ed. Elk Gove Village, IL: American Academy of Pediatrics; 2015. p. 872.

25

PARACOCCIDIOIDOMICOSE

Márcia Galdino Sampaio
Thalita Fernandes de Abreu

OBJETIVOS

- ✓ Compreender a epidemiologia e a patogênese da paracoccidioidomicose.
- ✓ Reconhecer as principais manifestações clínicas da forma infantojuvenil.
- ✓ Diagnosticar a infecção.
- ✓ Indicar tratamento específico.
- ✓ Acompanhar as crianças com paracoccidioidomicose durante e após o tratamento.

INTRODUÇÃO

A paracoccidioidomicose (PCM) é uma micose sistêmica causada por um fungo dimórfico (cresce como levedura nos tecidos a 37°C e, à temperatura ambiente, apresenta a forma de filamentos septados), compreendendo duas espécies: *Paracoccidioides brasiliensis* e *P. lutzii*.[1] Essa micose também é conhecida como doença de Lutz, blastomicose sul-americana, blastomicose brasileira, micose de Lutz ou doença de Lutz-Splendore Almeida.[2]

EPIDEMIOLOGIA

Incide do México à Argentina, é endêmica no Brasil, configurando um importante problema de saúde pública por sua elevada morbimortalidade. Apesar de a doença não ser de notificação compulsória, registros mostram elevada endemicidade nos estados de São Paulo, Rio de Janeiro, Rio Grande do Sul, Minas

Gerais, Mato Grosso, Goiás e Paraná. Além disso, tem sido considerada emergente em áreas de desmatamento na Amazônia, no Maranhão, no Tocantins, em Rondônia e no Acre. Pesquisas sugerem que o solo de áreas endêmicas compreende o hábitat natural do fungo, entretanto ainda são necessários estudos para definir melhor as relações entre o fungo e o meio ambiente. Alguns trabalhos demonstram a existência de outros hospedeiros além do homem, com isolamento do fungo a partir de vísceras de tatu e de cães. A doença acomete mais indivíduos do sexo masculino entre 30 e 50 anos de idade e com relato de atividades ligadas à terra, porém as manifestações clínicas podem ocorrer posteriormente em pessoas que não residem mais em áreas rurais.[1]

Observam-se mudanças nas características demográficas da doença no Brasil, como o aumento da prevalência da PCM em crianças, consequência, em parte, da colonização de grandes áreas dos estados do Pará, do Maranhão, do Tocantins e de Goiás.[3]

FISIOPATOLOGIA

A infecção surge, geralmente, na infância ou na adolescência, e a progressão para a doença depende da virulência do fungo, da integridade do hospedeiro e da quantidade de conídios inalados. Menos de 5% dos indivíduos apresentarão manifestações clínicas.[1]

Os conídios inalados originam as formas leveduriformes (formas parasitárias nos tecidos), fagocitadas por macrófagos alveolares, dando início ao processo inflamatório no parênquima pulmonar, com posterior disseminação para linfonodos hilares e mediastinais (complexo primário pulmonar – lesão parenquimatosa e ganglionar satélite). A partir do complexo primário, pode ocorrer disseminação linfo-hematogênica com formação de focos metastáticos em qualquer tecido do hospedeiro. A reação inflamatória é semelhante em qualquer órgão acometido. O granuloma tem aspecto tuberculoide, apresentando células epitelioides e células gigantes multinucleadas do tipo Langhans, fungos em estado de latência, destruídos ou em reprodução por brotamento simples ou múltiplo. Geralmente, no hospedeiro imunocompetente, a partir da resposta imune-específica, há regressão desses focos inflamatórios, podendo evoluir para necrose de caseificação e fibrose.[2,4] Dessa forma, estabelece-se a PCM infecção, que pode apresentar três formas de evolução, de acordo com o Consenso Brasileiro em Paracoccidioidomicose (2006):[4]

- PCM infecção;
- PCM doença:
  - forma aguda/subaguda (juvenil): moderada/grave;

- forma crônica (adulto): leve/moderada/grave;
- PCM forma residual ou sequelar.

Paracoccidioidomicose | Infecção

Pacientes apresentam reação intradérmica específica positiva, sem manifestações clínicas. Em alguns casos, encontram-se cicatrizes na radiografia de tórax.[2]

Forma aguda/subaguda

Acomete mais crianças a partir de 3 anos de idade e adolescentes, podendo atingir pacientes até a 3ª década de vida, de ambos os sexos. Geralmente, tem forma grave, de rápida evolução, com manifestações disseminadas, afetando o sistema reticuloendotelial (baço, fígado, medula óssea, linfonodos superficiais e profundos e órgãos linfoides do trato digestivo), o trato digestivo, a pele e o sistema osteoarticular.[5]

As linfoadenopatias podem ser superficiais e/ou profundas, frequentemente generalizadas, podendo também ser localizadas.[1,5] Observa-se formação de fístulas com saída de pus rico no *P. brasiliensis*.[5]

O comprometimento osteoarticular é relatado em até 60% dos casos, resultando de disseminação hematogênica. Acometimento ósseo isolado, sem sinais de doença sistêmica, corresponde a menos de 5% dos casos, com alguns relatos de lesões na patela, no calcâneo e na ulna. No diagnóstico diferencial dessas alterações, incluem-se as neoplasias ósseas e a osteomielite, pois, radiologicamente, demonstram lesões líticas agressivas. Dessa forma, diante de uma pioartrite ou osteomielite, principalmente em pacientes provenientes de zona rural endêmica, a hipótese diagnóstica de PCM deve ser cogitada.[6]

O acometimento do tubo digestivo é muito frequente, sendo geralmente secundário ao acometimento linfático. Pode haver grandes perdas de proteínas, linfócitos e de gordura, promovendo síndromes disabsortivas. Hepatoesplenomegalia, icterícia, dor abdominal, vômitos, ascite e massa abdominal palpável, enterocolite e síndromes disabsortivas sinalizam para o diagnóstico de PCM, podendo compreender fatores de mau prognóstico.[5]

A síndrome oculoglandular de Parinaud foi relatada em associação à PCM, evidenciando conjuntivite granulomatosa com acometimento de gânglio cervical, pré ou retroauricular, do mesmo lado da lesão ocular.[7] As lesões cutâneas e mucosas podem apresentar diferentes aspectos (lesões papulosas, ulceradas, vegetantes ou ulcerocrostosas), porém são mais raras nas crianças. O envolvimento pulmonar também é raro na forma infantojuvenil.[4]

Um estudo realizado no Rio de Janeiro com 10 pacientes entre 3 e 15 anos com PCM evidenciou características clínicas e epidemiológicas bem expressivas. As manifestações clínicas foram febre (75%), emagrecimento (83%), palidez (87,5%), edema (30,4%), comprometimento ganglionar (100%) com fistulização (45,8%), lesões cutâneas (16,7%), manifestações gastrintestinais (91,7% – destacando hepatoesplenomegalia, diarreia, constipação, dor abdominal, icterícia, hemorragia digestiva e massa abdominal), manifestações respiratórias (50% – tosse, dispneia e pneumonia), manifestações osteoarticulares (20,8%) e manifestações neurológicas (8,4%).[3]

Forma crônica

Geralmente de instalação lenta e de duração prolongada, pode levar anos até ser diagnosticada. Atinge mais indivíduos do sexo masculino entre os 30 e 60 anos e que apresentam manifestações pulmonares (90%). Compreende dois subtipos: unifocal (acometimento de apenas um órgão ou sistema) e multifocal (acometimento de mais de um órgão ou sistema, geralmente pulmões, mucosas e pele). No acometimento pulmonar, observam-se tosse seca ou produtiva, dispneia, astenia e emagrecimento progressivo, confundindo-se com quadro de tuberculose (5 a 10% dos pacientes com PCM pulmonar têm tuberculose pulmonar associada).[2,4,8]

As lesões mucosas atingem lábios, gengivas, língua, palato, úvula, pilares, assoalho da boca, laringe e nariz. Trata-se de úlceras dolorosas, de evolução lenta, com base granulomatosa. Os gânglios podem fistulizar, com drenagem de pus repleto de parasitas. As lesões de pele podem se apresentar como lesões ulceradas, vegetantes ou ulcerocrostosas. Observa-se também acometimento das suprarrenais.[2,4,8,9]

Forma sequelar

O processo de cicatrização e fibrose pode promover alterações anatômicas e funcionais dos pulmões, suprarrenais, sistema nervoso central, pele e mucosas (disfonia, obstrução laríngea). As sequelas mais frequentes da forma aguda são obstrução de linfáticos abdominais com síndromes disabsortivas e icterícia obstrutiva.[2,4]

DIAGNÓSTICO

O diagnóstico definitivo é obtido a partir do isolamento do fungo de vários espécimes clínicos (padrão-ouro).[4,8,9]

Diagnóstico micológico

O material obtido de pus, secreções, escarro, fragmentos de tecidos, raspado de lesões cutâneas, líquido cefalorraquidiano ou lavado broncoalveolar pode ser submetido à microscopia direta em solução de KOH a 10%. O fungo é facilmente visualizado e identificado (elementos leveduriformes com brotamento múltiplo). São importantes também o isolamento e a identificação do agente em cultivo, porém é um fungo de crescimento lento. Em formas disseminadas agudas da doença, o agente pode ser isolado em hemocultura e no aspirado de medula óssea.[2,4,9]

Diagnóstico histopatológico

Feito a partir de biópsias de órgãos comprometidos (linfonodos, lesões mucosas, pele, sistema nervoso central – SNC). Utilizam-se coloração de Gomori-Grocott, PAS e mucicarmim. Observam-se reação inflamatória granulomatosa, com infiltrado de neutrófilos, macrófagos e células gigantes e a presença do fungo (imagens de gemulação dupla ou múltipla – tipo roda de leme).[2,4,9]

Diagnóstico imunológico

Os métodos sorológicos são importantes principalmente para avaliar a resposta ao tratamento específico, pois, geralmente, estão presentes com lesão ativa e declinam com o tratamento. Técnicas como imunodifusão dupla em gel de ágar (sensibilidade maior que 80% e especificidade maior que 90%), ensaio imunoenzimático, *imunoblot*, contraimunoeletroforese ou reações de imunofluorescência indireta podem apresentar sensibilidade e especificidade entre 85 e 100%. Pacientes com manifestações clínicas evidentes têm anticorpos específicos (cerca de 90%), sendo os títulos mais elevados nas formas disseminadas da doença. Pacientes com lesões localizadas ou com imunossupressão podem apresentar resultados sorológicos falso-negativos. A acurácia desses métodos diagnósticos para o *P. lutzii* ainda não é bem conhecida.[4,9]

Exames inespecíficos

O hemograma evidencia em 75% dos casos anemia normocítica e normocrômica moderada, leucocitose discreta ou leucócitos normais, linfopenia, monocitose, neutrofilia e eosinofilia (secundária à hipersensibilidade aos antígenos ou às lesões da suprarrenal). A velocidade de hemossedimentação pode estar aumentada, sendo importante para monitoramento da resposta ao tratamento. A eletroforese das proteínas plasmáticas pode mostrar diminuição dos níveis de albumina e aumento de alfa-1, alfa-2 e gamaglobulinas.[10] Segundo o Consenso Brasileiro de Paracoccidioidomicose (2006), pacientes apresentando formas agudas deverão realizar radiografia de tórax (posteroanterior e perfil), ultrassonografia abdominal, hemograma completo, velocidade de hemossedimentação, provas bioquímicas hepáticas (ALT, AST, GGT, fosfatase alcalina), eletroforese de proteínas e avaliação renal (creatinina, sódio e potássio).[4,9]

TRATAMENTO

A duração do tratamento é prolongada e seu sucesso depende do diagnóstico precoce, das manifestações clínicas, da associação com outras doenças (desnutrição proteico-calórica, parasitoses, alcoolismo, tuberculose, doença pulmonar obstrutiva crônica etc.), de paraefeitos dos medicamentos, da adesão ao tratamento e do acompanhamento ambulatorial. Observam-se elevadas taxas de recaída (até 38%) e de falência (até 28%), principalmente nas formas infantojuvenil. O tratamento proposto baseia-se no uso dos derivados sulfamídicos, anfotericina B e dos derivados azólicos (cetoconazol e itraconazol), além de medidas gerais, como repouso, suporte nutricional e tratamento de parasitoses (relata-se grande prevalência de estrongiloidíase nos pacientes com PCM). A desnutrição contribui para a depressão imunológica, e a PCM complica o estado nutricional em razão das lesões no tubo digestivo com consequente síndrome disabsortiva.[1,2,4,9]

A anfotericina B (desoxicolato ou formulações lipídicas) é utilizada nas formas graves. O voriconazol (antifúngico triazólico), com formulações para uso oral e intravenoso, apresenta boa penetração no sistema nervoso central, com potencial uso na PCM neurológica. De acordo com o Consenso Brasileiro de Paracoccidioidomicose (2006), as indicações de internação são: formas graves de PCM (incluindo as formas infantojuvenis disseminadas); pacientes com perda de peso > 10%, associada à dificuldade de deglutição e ao comprometimento do estado geral; envolvimento gastrintestinal; icterícia; ascite; alterações hemodinâmicas; insuficiência respiratória; sinais ou sintomas neurológicos; evidências de comprometimento de adrenais; pacientes com sequelas e instabilidade clínica; e presença de comorbidades. Esses pacientes devem receber anfotericina B ou a associação de sulfametoxazol/trimetoprima via intravenosa. Sugere-se o itraconazol para as formas leves e moderadas como alternativa à associação sulfametoxazol-trimetroprima via oral. Para pacientes com intensa reação inflamatória, o emprego de prednisona 1 a 2 mg/kg/dia pode ser benéfico. A Tabela 1 demonstra o esquema de tratamento para formas leves, moderadas e graves de PCM na criança.[1,4,9]

Tabela 1 Esquema de tratamento da PCM na infância

Medicação utilizada	Dose	Duração do tratamento
Itraconazol	Peso < 30 kg e nos < 5 anos de idade: 5 a 10 mg/ kg/dia. Logo após o almoço ou jantar, dose única diária. Não abrir a cápsula. Para crianças que não ingerem a cápsula, preferir a associação sulfametoxazol-trimetoprima	9 a 18 meses (média de 12 meses)
Associação de sulfametoxazol e trimetoprima (maior experiência em crianças)	40 a 50 mg/kg/dia, a cada 12 horas do sulfametoxazol, 8 a 10 mg/kg/dia, a cada 12 horas da trimetoprima	12 meses nas formas leves e de 18 a 24 meses nas formas moderadas
Anfotericina B	Desoxicolato: 0,5 a 0,7 mg/kg/dia F. lipídicas: 3 a 5 mg/kg/dia, IV	2 a 4 semanas (até o paciente estar melhor e aceitar a medicação antifúngica oral)
Sulfametoxazol-trimetoprima	8 a 10 mg/kg/dia IV, a cada 6 ou 12 horas	Até o paciente estar melhor e aceitar a medicação antifúngica oral

Fonte: adaptada do Consenso Brasileiro de PCM, 2006 e 2017.[4]
IV: via intravenosa.

Para os adultos, o tratamento difere apenas em relação às doses (as indicações e o tempo de tratamento são semelhantes) – o itraconazol 200 mg/dia e a associação sulfametoxazol-trimetoprima 160 a 240 mg da trimetoprima 800 a 1.200 mg da sulfametoxazol a cada 12 horas. Para os pacientes com Aids com contagem de células CD4 < 200/mL e doença avançada, deve-se manter o antifúngico por tempo indeterminado. Sugere-se interromper a profilaxia secundária para a PCM quando o paciente evoluir com melhora clínica e laboratorial (indetecção da carga viral, linfócitos CD4 > 200/mL e obtenção dos critérios de cura para a PCM). O acompanhamento ambulatorial é essencial durante o tratamento e após a sua suspensão. Pacientes sem critérios clínicos ou laboratoriais de doença em atividade apresentam "cura aparente". No entanto, diante da ocorrência de recaídas precoces ou tardias, mesmo após tratamento adequado, torna-se difícil garantir a erradicação do patógeno.[1,4,9]

Sugere-se, conforme o Consenso Brasileiro de Paracoccidioidomicose (2017), que, durante o tratamento ambulatorial, sejam realizadas consultas mensais nos primeiros 3 meses e solicitados exames a cada consulta (hemograma; VHS; ALT; AST; GGT, fosfatase alcalina, sódio; potássio; sorologia e radiografia de tórax realizadas apenas na primeira consulta). No caso de boa evolução clínica e laboratorial, após os primeiros 3 meses, os pacientes deverão realizar hemograma e provas bioquímicas a cada 3 meses, além de radiografia e sorologia a cada 6 meses no primeiro ano do acompanhamento. Os títulos de anticorpos devem negativar ou estabilizar (títulos baixos) após 10 a 24 meses do tratamento. Pacientes que apresentam critérios de cura após o término do tratamento devem retornar ao ambulatório a cada 6 meses no primeiro ano e ser acompanhados por 2 anos. Posteriormente, precisam ser orientados a retornar se houver necessidade. Contudo, diante da incerteza da erradicação do fungo, mesmo após o tratamento adequado, sugere-se o acompanhamento ambulatorial anual das crianças por tempo indeterminado. É importante também, principalmente na faixa etária pediátrica, fornecer orientações aos responsáveis quanto às possíveis manifestações clínicas de recaídas tardias.[1,4,9]

O critério de cura na PCM baseia-se em dados clínicos, micológicos, radiológicos, sorológico e normalização de exames inespecíficos.[4,9]

- clínico: retorno do peso ao nível anterior à doença e resolução dos sinais e sintomas. Sintomas residuais secundários às sequelas da doença não significam atividade de doença;[4,9]
- micológico: não evidenciação do fungo nas amostras clínicas anteriormente positivas;
- sorológico: negativação da reação de imunodifusão ou diminuição mantida nos títulos (valores $\leq$ 1:2 – após o tratamento com sulfametoxazol-trimetoprima ou itraconazol; coletar duas amostras de soro com intervalo de 6 meses entre elas);[4,9]
- radiológico: normalização dos exames anteriores, como ultrassonografia abdominal ou melhora com estabilização das alterações na radiografia de tórax (duas radiografias com intervalo de 3 meses);[4,9]
- exames inespecíficos: normalização do hemograma, da velocidade de hemossedimentação e dos níveis de albumina e globulinas.[4,9]

ORIENTAÇÕES AO PAIS

A doença acomete mais indivíduos com relato de atividades ligadas à terra, pois há relação com o hábitat natural do fungo nos solos de áreas endêmicas, sendo importantes para compor o diagnóstico o relato de hábitos de vida, do local de residência, de história de viagem e de manifestações clínicas na criança, como o aumento de gânglios em várias regiões do corpo.

É importante a adesão dos pais/responsáveis ao acompanhamento ambulatorial da criança, pois a duração do tratamento é prolongada, com risco de recaída da doença, falência do tratamento e de efeitos colaterais da medicação utilizada.

DESAFIOS ATUAIS E CONCLUSÃO

A PCM não é uma doença de notificação compulsória, entretanto, registros mostram elevada endemicidade em vários estados do Brasil, configurando um importante problema de saúde pública por sua elevada morbimortalidade. Ainda é uma doença pouco conhecida entre os profissionais de saúde e negligenciada, ocupando o oitavo lugar como causa de mortes por doenças crônicas no país. A criança apresenta forma grave, de rápida evolução, com manifestações disseminadas. O diagnóstico definitivo é obtido a partir do isolamento do fungo de vários espécimes clínicos. O tratamento proposto baseia-se no uso dos derivados sulfamídicos, anfotericina B e dos derivados azólicos. A duração do tratamento é prolongada e o sucesso terapêutico depende do diagnóstico precoce, das manifestações clínicas, da associação com outras doenças, de paraefeitos dos medicamentos, da adesão ao tratamento e do acompanhamento ambulatorial. O critério de cura na PCM baseia-se em dados clínicos, micológicos, radiológicos, sorológico e normalização de exames inespecíficos. O reconhecimento precoce da doença, o início do tratamento adequado e o acompanhamento do paciente são grandes desafios para diminuir a morbimortalidade.

REFERÊNCIAS BIBLIOGRÁFICAS

1. Nucci M, Colombo AL. Paracoccidioidomycosis. UpToDate. 2016. Disponível em: https://www.uptodate.com/contents/treatment-of-paracoccidioidomycosis. Acesso em: 25 jul. 2017.
2. Wanke B. Micoses profundas. In: Schechter M, Marangoni DV (eds.). Doenças infecciosas, conduta diagnóstica e terapêutica. Rio de Janeiro: Guanabara Koogan; 1994. p. 210-21.
3. Gonçalves AJR, Terra GMF, Passoni LF, Martire T, Stanjbok DCN, Engel DC. Paracoccidioidomicose infanto-juvenil. Relatos de dez pacientes recentemente observados na cidade do Rio de Janeiro. Revista Médica HFSE. 2000;34(1).
4. Shikanai-Yasuda MA, Queiroz QTF, Mendes RP, Colombo AL, Morettis ML; Consenso em Paracoccidioidomicose. Consenso em paracoccidioidomicose. Revista da Sociedade Brasileira de Medicina Tropical. 2006;39(3):297-310.
5. Nogueira MGS, Andrade GMQ. Paracoccidioidomycosis in children and adolescents. Rev Med Minas Gerais. 2015;25(2):260-8.
6. Severo LC, Agostini AA, Londero AT. Acometimento ósseo na paracoccidioidomicose crônica disseminada. Relato dos primeiros casos no Rio Grande do Sul. Revista da Sociedade Brasileira de Medicina Tropical. 1996;29(3):241-4.
7. Costa PSG, Sabbagh BV, Assis RVC, Costa SMCR, Valle LMC. Parinaud's oculoglandular syndrome associated with paracoccidioidomycosis. Rev Inst Med Trop. 2002;44(1):49-52.

8. Wanke B, Aidê MB. Paracoccidioidomicose. J Bras Pneumol. 2009;35(12).
9. Shikanai-Yasuda MA, Mendes RP, Colombo AL, Queiroz-Telles F de, Kono ASG, Paniago AMM et al. Brazilian guidelines for the clinical management of paracoccidioidomycosi. Rev Soc Bras Med Trop. 2017.
10. Nogueira MGS, Andrade GMQ, Tonelli E, Diniz SN, Goes AM, Cisalpinos PS. Aspectos laboratoriais evolutivos de crianças em tratamento da paracoccidioidomicose. Rev Soc Bras Med Trop. 2006;39(5):478-83.

26

PARASITOSES INTESTINAIS

Charbell Miguel Haddad Kury

OBJETIVOS

- ✓ Reconhecer as principais entidades mórbidas responsáveis pela causalidade de sinais e sintomas do parasitismo.
- ✓ Entender os mecanismos de agressão das parasitoses intestinais.
- ✓ Permitir atualização sobre os novos métodos no diagnóstico laboratorial das infecções parasíticas intestinais.
- ✓ Atualizar o profissional de saúde nas principais formas de tratamento e prevenção das parasitoses intestinais.

INTRODUÇÃO

A relação de parasitismo é uma associação desarmônica em que o hospedeiro oferece abrigo e alimento ao parasita, e este consequentemente leva à agressão e à geração de comemorativos clínicos deletérios ao hospedeiro.[1] O reconhecimento das origens dessa relação ecológica foi essencial na linha do tempo da humanidade para conhecer e analisar a ancestralidade humana pelo estudo dos parasitas humanos em sítios arqueológicos e paleontológicos, ciência nomeada Paleoparasitologia.[2]

A RELAÇÃO DE PARASITISMO EM SEU CONTEXTO CLÍNICO-EPIDEMIOLÓGICO

Os parasitas podem estar presentes vivendo fora (ectoparasitas) ou dentro do corpo do seu hospedeiro (endoparasitas),[3] detalhados neste capítulo por representarem os patógenos mais prevalentes dos seres humanos e, depois das cáries dentárias, os segundos maiores causadores de doenças no mundo.[4]

Diversos estudos ponderam acerca da relação entre a infecção por parasitos intestinais e seu potencial impacto na morbidade. Assim, variáveis como peso, altura, *performance* cognitiva e escolar, níveis de hemoglobina e desfechos negativos na gravidez foram estudados em relação à parasitose. Sobre esses indicadores, diversos estudos demonstraram evidências discordantes da relação entre o tratamento anti-helmíntico e a melhoria ou não desses desfechos.[5-10]

Portanto têm-se as parasitoses como um tema relevante em epidemiologia e saúde pública mundial. Desde 2001 a Organização Mundial da Saúde (OMS) trabalha no apoio aos países membros para que passem a constituir políticas públicas para o combate ao parasitismo, em especial à esquistossomose e às geo-helmintíases com tratamento em massa para *Ascaris lumbricoides*, *Ancylostoma duodenale*, *Necator americanus*, *Strongyloides stercoralis* e *Trichuris trichiura*. O objetivo da OMS é a eliminação da morbidade relacionada às helmintíases até o ano de 2020 através do tratamento de 75% das crianças nas áreas endêmicas.[4,10-12]

EPIDEMIOLOGIA DAS PARASITOSES

Considerando que mais de 1,5 bilhão de pessoas em todo o mundo, ou 24% de toda a população, têm ao menos um parasito intestinal, e que há maior prevalência em locais nos quais as condições de vida e saneamento básico são insatisfatórias ou não existem, existe uma distribuição preferencial dos casos de parasitoses em países em desenvolvimento e de baixa renda tropicais e subtropicais, sendo a maioria dos casos na África Subsaariana, na América Latina, na China e no Leste Asiático.[4]

Os dados sobre a prevalência das parasitoses intestinais no Brasil são escassos, dispersos e apresentam diversos limitantes metodológicos, que criam viés de seleção e, portanto, não são capazes de generalizar os dados para uma população.

Uma pesquisa global da OMS (2015) estimou que existam no Brasil 11.033.062 crianças pré-escolares e escolares. Destas, 5.475.936 são crianças em idade escolar que requerem tratamento anti-helmíntico preventivo. Dessa forma, as campanhas anuais do Ministério da Saúde iniciadas em 2013 para vermifugação em massa levaram em conta indicadores epidemiológicos de prevalência de geo-helmintíases, de modo que o número de crianças tratadas se elevou de 2,8 milhões para 4,7 milhões e, posteriormente, para 5,5 milhões de escolares tratados, respectivamente, em 2013, 2014 e 2015.[4,5,11]

ENTIDADES MÓRBIDAS CAUSADORAS DE PARASITISMO

Os principais parasitas intestinais humanos serão apresentados neste capítulo do ponto de vista taxonômico, agrupadas de forma didática por filo, período de incubação (PI) e mecanismos de transmissão, mecanismo de agressão e defesa do hospedeiro, apresentação clínica e métodos diagnósticos.

Filo Protozoa (protozoários)[13-16]

Na Tabela 1, serão abordadas a amebíase, a criptosporidíase e a giardíase.

Filo Platyhelminthes (platelmintos)[13-16]

Na Tabela 2, são abordados os vermes achatados causadores de teníase, cisticercoce, himenolepíases e esquistossomose.

Filo Nematoda[13-16]

Esse filo compreende mais de 500 mil espécies; entre elas, 80 mil parasitam vertebrados, embora apenas 50 afetem os seres humanos na forma de parasitismo monogenético (parasitas que fazem todo o seu ciclo de vida em um hospedeiro). Somente o *Ascaris lumbricoides* é responsável pela infecção de mais de 1 bilhão de pessoas em todo o mundo.

De modo geral, os nematoides apresentam as seguintes fases evolutivas: ovo; quatro fases evolutivas larvais rabditoides e filarioides, a saber L1, L2, L3 e L4; e verme adulto. Dessa forma, há nos estágios larvares de alguns parasitos (p. ex., ascaridíase, estrongiloidíase e ancilostomíase) o ciclo pulmonar, que pode complicar com quadros de edema pulmonar e pneumonia.

Na Tabela 3, são debatidas as características clínicas, as complicações e o diagnóstico dos principais nematelmintos que causarão a ascaridíase, a ancilostomíase, a estrongiloidíase, tricuríase e a oxiuríase.

Tabela 1 Filo Protozoa (protozoários)

Agente etiológico	Transmissão/ período de incubação	Mecanismo de agressão	Defesa do hospedeiro	Clínica	Diagnóstico*
Amebíase** (*Entamoeba histolytica*)	Oral-fecal/1 a 3 semanas	Ingestão de cistos amebianos ⇒ ativação da forma ativa trofozoítos ⇒ invasão tecidual por mecanismo de aderência, fagocitose e intensa destruição celular ativando estresse oxidativo e inibindo o sistema complemento do hospedeiro	Imunidade inata e adquirida Papel do hormônio leptina: bloqueio da invasão amebiana (malnutridos são mais suscetíveis)	80% assintomáticos Diarreia por ameba sem disenteria (forma mais comum) Não há muco ou sangue visível ou microscópico Disenteria amebiana – diarreia com muco e sangue, visível ou microscópico, dor abdominal, mal-estar, febre, perda de peso e desidratação Abscesso amebiano hepático	Pesquisa de trofozoítos em fezes diarreicas (25 a 65% de sensibilidade) Pesquisa de cistos por métodos de flutuação*** (25 a 65% de sensibilidade) Ensaio imunoenzimático (EIA) – sensibilidade de 95%, 70% e 10% (formas extraintestinais, amebíase intestinal e portadores assintomáticos, respectivamente) Hemaglutinação indireta (sensibilidade de 70 a 90%) Métodos de imagem: ressonância magnética, tomografia computadorizada, ultrassonografia, colonoscopia Métodos moleculares

(*continua*)

Tabela 1 Filo Protozoa (protozoários) (*continuação*)

Agente etiológico	Transmissão/período de incubação	Mecanismo de agressão	Defesa do hospedeiro	Clínica	Diagnóstico*
Criptosporidíase (*Criptosporidium parvum*)	Oral-fecal/1 semana (variando de 1 a 30 dias)	Ingestão de oocistos ⇒ oocistos ativados para esporozoítos ⇒ invasão tecidual ⇒ reprodução assexuada ⇒ merozoítos fagocitados nos enterócitos ⇒ formação de vacúolos com o parasito nas microvilosidades em íleo terminal e cólon ascendente (imunocompetentes) Em imunodeprimidos, há disseminação de vacúolos por toda a mucosa, em especial trato biliar e respiratório	Depende dos níveis do linfócito T CD4: > 180 células: infecção autolimitada < que 100 células: infecção crônica < 50 células/mL: infecção fulminante	Indivíduos imunocompetentes apresentam dor abdominal, mal-estar, diarreia aquosa com ou sem muco, náuseas, vômitos, com duração de 5 a 15 dias Imunocomprometidos: em pacientes com Aids é possível ter infecção assintomática ou oligossintomática, podendo levar a casos mais leves de diarreia aquosa até comprometimento biliar, como colangite e do trato respiratório, com dispneia	Exame microscópico de fezes (centrífugo-flutuação em cloreto de sódio ou solução de Sheater) ou método de concentração em formol-éter acetato com coloração de Ziehl-Neelsen modificados Teste rápido (*point-of-care*) por cromatografia em fezes Imunofluorescência indireta (IFI) (sensibilidade de 66 a 100%) Métodos moleculares

(*continua*)

Tabela 1 Filo Protozoa (protozoários) (*continuação*)

Agente etiológico	Transmissão/ período de incubação	Mecanismo de agressão	Defesa do hospedeiro	Clínica	Diagnóstico*
Giardíase (*Giardia intestinalis*)	Oral-fecal/1 a 3 semanas	Ingestão de 10 a 25 cistos ⇒ ativação da forma ativa trofozoítos ⇒ aderência dos trofozoítos na parede do intestino delgado Alteração no processo digestivo e absortivo do hospedeiro, por meio de mudança na forma e na função da borda em escova intestinal pela liberação de diversas enterotoxinas e alteração na função de dissacaridases	Peristaltismo do hospedeiro Ativação do transporte ativo secundário intestinal por altos níveis de glicose (evita apoptose) Atividade da IgA secretória protetora e imunidade por células B e T O leite materno é citotóxico à *Giardia* por conter anticorpos anti-*Giardia* e ácidos graxos livres liberados pela lipase de sais biliares	Infecção assintomática (5 a 15%) Doença diarreica autolimitada: diarreia aquosa com dor abdominal, cólicas, distensão abdominal, (1 a 10 dias de duração) Síndrome clínica com má absorção: quadro clínico de maior morbidade, em especial crianças menores de 5 anos, com prostração, anorexia, perda de peso e síndromes de má absorção intestinal	Exame direto a fresco (fezes diarreicas ou semilíquidas) adicionadas a conservantes à procura de trofozoítos (sensibilidade de 60 a 80% para uma amostra e mais de 90% para três amostras) Exame de fezes por método de centrifugoflutuação em sulfato de zinco: procura por cistos Ensaios de antígenos: têm 85 a 98% de sensibilidade e 90 a 100% de especificidade Ensaios de anticorpos: a IgG tem sido usada para inquéritos soroepidemiológicos e o IgM para *Giardia* não distingue o parasitismo agudo

* Uma elevação de casos de amebíase tem sido relatada em homens que fazem sexo com homens (MSM); portanto, atentar à possibilidade de avaliação de *status* de HIV em pacientes com amebíase, em especial abscesso amebiano.[20,21]

** Outras amebas são encontradas no intestino humano, como *Entamoeba coli*, *Endolimax nana*, *Entamoeba hartmanni*, *Iodamoeba butschlii* e *Dientamoeba fragilis*, com papel de comensais. Estudos relativos a duas dessas espécies – *Iodamoeba butschli* e *Dientamoeba fragilis* – já associam sua relação com casos de diarreia em hospedeiros imunocomprometidos e recomendam tratamento em caso de achado, embora haja uma discussão na literatura médica sobre o fato de que a Organização Mundial da Saúde já indica a vermifugação em massa sem necessidade de exame microscópico de fezes; logo, haveria razão de não deixar de manter a prescrição do anti-helmíntico a despeito do achado de amebas comensais.[17-19]

*** Coletar exame parasitológico em intervalos de 7 dias ou por meio de método de conservação (MIF). Evitar fazer coleta em 3 dias seguidos, pois o parasitismo pode ser errático.

Tabela 2 Filo Platyhelminthes (platelmintos)

Agente etiológico	Transmissão/ período de incubação	Mecanismo de agressão	Defesa do hospedeiro	Clínica	Diagnóstico
Teníase (*Taenia solium* e *Taenia saginata*)	Oral-fecal/ período de incubação – da ingestão do cisticerco até a saída de segmentos nas fezes – 2 a 3 meses	Ingestão da carne infectada ⇒ desenvolvimento do verme achatado no intestino, contendo segmentos das proglotes hermafroditas ⇒ proglotes se descolam da fita contendo ovos embrionados que podem sair nas fezes ⇒ contaminação no solo ⇒ contato com hospedeiro intermediário (boi, porco), ingestão dos ovos ⇒ liberação da oncosfera ⇒ penetração ativa na mucosa intestinal ⇒ desenvolvimento do cisticerco	A presença de vermes adultos eleva o IgE e leva à eosinofilia Presença de imunidade inata por neutrófilos	Infecção assintomática/oligossintomática – dor abdominal leve, cólicas Raras complicações, em especial com a *T. saginata* – proglotes têm movimento ativo e podem levar à obstrução biliar e do apêndice	Demonstração da presença de proglotes ou ovos na região perianal – uso do método da fita adesiva ou método de Graham, com visualização microscópica

(continua)

Tabela 2 Filo Platyhelminthes (platelmintos) (*continuação*)

Agente etiológico	Transmissão/ período de incubação	Mecanismo de agressão	Defesa do hospedeiro	Clínica	Diagnóstico
Cisticercose (*Taenia solium* e *Taenia saginata*)	Oral-fecal pela ingestão acidental de ovos de *T. solium*/período de incubação variável	Ingestão acidental de ovos ⇒ eclosão de larva com formação de cistos em diversos tecidos corporais, e o homem agirá como hospedeiro intermediário	Semelhante às que ocorrem na teníase, e, além destas, a presença de ativação de citocinas pró-inflamatórias no líquido cefalorraquidiano (LCR) e elevação de subclasses de IgG	A infecção pode envolver quaisquer partes do sistema nervoso central, inclusive a medula espinal, e levar a convulsões, cistos intraventriculares (causando hidrocefalia), meningite e hipertensão intracraniana	Exames de imagem: ressonância magnética, tomografia computadorizada *Immunoblotting* da fração glicoproteica do cisto (exame experimental e promissor)
Himenolepíases (*Hymenolepis nana*)*	Oral-fecal/ variável (média: 1 a 2 semanas)	Ingestão dos ovos contaminantes ⇒ eclosão da oncosfera ⇒ penetração na mucosa ⇒ formação de cisticerco ⇒ após 5 dias, o cisticerco rompe-se na mucosa em verme adulto ⇒ liberação de proglotes ⇒ a reinfecção é possível e pode durar anos	Crianças são mais suscetíveis que adultos Infecções intensas em imunodeprimidos	Infecção assintomática/oligossintomática – dor abdominal leve, cólicas Raros quadros graves – tontura, distensão abdominal, cólicas, diarreia, anorexia	Exame parasitológico – preferir o exame seriado coletado com 7 dias de diferença em decorrência do parasitismo errático Fazer 3 (três coletas) – dias 0, 7, 14

(*continua*)

Tabela 2 Filo Platyhelminthes (platelmintos) (*continuação*)

Agente etiológico	Transmissão/ período de incubação	Mecanismo de agressão	Defesa do hospedeiro	Clínica	Diagnóstico
Esquistossomose (*Schistosoma mansoni*)	Transmissão ativa pela penetração das cercárias pela pele	Penetração das cercárias na pele ⇒ atingem a circulação linfática e, depois, pulmões ⇒ circulação porta ⇒ maturação dos vermes adultos ⇒ migração dos vermes adultos para postura dos ovos na veia mesentérica inferior Fase aguda ⇒ reação granulomatosa ao redor dos ovos gerando vasculite obliterante em parede intestinal e hepática ⇒ processo inflamatório intestinal e hepatoesplenomegalia Fase crônica ⇒ ovos retidos na submucosa do intestino ⇒ retite esquistossomótica ⇒ hemorragia e ulceração do cólon ⇒ fluxo reverso de ovos para o fígado ⇒ fibrose periportal (Symmers) ⇒ comprometimento pulmonar e renal	Defesa mais proeminente em fase aguda Resposta Th1 produção de TNF-alfa, produção de IL-1 e IL-6	**Fase aguda**: manifestações imunológicas pele ⇒ dermatite cercariana, febre irregular, toxemia de instalação abrupta, exantema urticariforme, diarreia, dor abdominal e broncoespasmo com pneumonite eosinofílica (síndrome de Löffler)** **Fase crônica**: a forma hepatointestinal é a mais comum em 90% dos casos em que há a retite esquistossomótica, com disenteria O fluxo retrógrado de ovos resultará em fibrose portal e hepatoesplenomegalia	Exame microscópico das fezes à procura de ovos do parasito por meios qualitativos (p. ex., métodos de sedimentação espontânea por Hoffmann ou método de Faust e de centrifugoflutuação) A positividade dos ovos nas fezes se dá após 30 a 35 dias da infecção Métodos quantitativos (Kato-Katz) podem ser usados para estimar a carga do parasitismo e estimar os desfechos Métodos indiretos de imunodiagnóstico ⇒ ELISA Métodos moleculares em fezes, urina, soro Métodos de imagem – ultrassonografia com Doppler, endoscopia digestiva

* A *H. nana* é o único platelminto transmitido de humano para humano, com grande prevalência em países em desenvolvimento, e tem preferência por indivíduos malnutridos e imunocomprometidos.[13]

** Síndrome de Löffler: pneumonia eosinofílica caracterizada, além de outras causas, por uma migração pulmonar de parasitos associada a um aumento de eosinófilos no escarro e no sangue, estando associado à infecção por esquistossomose, além de ascaridíase, ancilostomíase e estrongiloidíase.

Tabela 3 Filo Nematoda

Agente etiológico	Transmissão/ período de incubação	Clínica/complicações	Diagnóstico
Ascaridíase (*Ascaris lumbricoides*)	Oral-fecal/8 semanas (infecção depende do grau de parasitismo)	Maioria assintomática Parasitismos moderados a graves quadros gastrintestinais até déficits nutricionais e obstrução intestinal em crianças Pneumonia eosinofílica (síndrome de Löffler) associada a febre Complicações – migração dos parasitos causando peritonite secundária à penetração da parede intestinal/obstrução de ducto biliar ⇒ cólica biliar ⇒ colangite e pancreatite	Exame microscópico das fezes por meio do método de sedimentação espontânea (Hoffmann) Método de imagem – tomografia computadorizada, ultrassonografia de fígado e vias biliares
Ancilostomíase (*Ancilostoma duodenale* e *Necator americanus*)	Transmissão ativa pela penetração de larvas pela pele (grau de infecção depende do parasitismo)	Maioria assintomática Sintomas iniciais – prurido ou queimadura em região de penetração larvar/ desenvolvimento de exantema papulovesicular local Parasitismo intestinal final – leva a dores abdominais tipo cólicas, náuseas, diarreia e evolução para perda de sangue, que pode acontecer até 10 a 12 semanas após a infecção Quadros persistentes de parasitismo crônico associam-se a anemia por perda crônica (cerca de 30 e 260 μL de sangue por verme por dia, respectivamente, para necator e ancilostoma) Complicações – déficit cognitivo, hipoproteinemia, edema, raramente quadros pulmonares pela penetração larvar	Exame microscópico das fezes à procura de ovos do parasito por métodos qualitativos (p. ex., métodos de sedimentação espontânea por Hoffmann ou método de Faust e de centrifugoflutuação) Métodos quantitativos (Kato-Katz) podem ser usados para estimar a carga do parasitismo

(continua)

Tabela 3 Filo Nematoda (*continuação*)

Agente etiológico	Transmissão/ período de incubação	Clínica/complicações	Diagnóstico
Estrongiloidíase (*Strongyloides stercoralis*)	Transmissão via penetração ativa de larva filarioide pela pele através de contato com solo contaminado pela mesma Transmissão rara, pode ocorrer por penetração pela mucosa intestinal – coprofagia inadvertida por alimentos contaminados Período de incubação desconhecido	Maioria das infecções é assintomática e depende do parasitismo Parasitismo intestinal – vermes adultos podem ou não gerar sintomas gastrintestinais, como dor abdominal, diarreia, síndrome de má absorção, anemia e vômito Infecções em pacientes imunocompetentes apresentam quadro de prurido transitório em região de penetração da larva Pode causar síndrome de Löffler no pulmão Infecção em pacientes imunocomprometidos – em especial pacientes portadores de infecção pelo vírus HTLV, em uso de biológicos, estão em alto risco para desenvolver infecção grave	Excreção da larva é errática Metodologia ideal – realizar três análises larvares semanais 0-7-14 dias pelo método de Baerman-Moraes Hemograma – eosinofilia Testes imunológicos – 90% dos casos Demonstração do parasito em exames de imagem endoscópicos
Oxiuríase (enterobíase) *Enterobius vermicularis*	Oral-fecal/1 a 2 meses (pode ocorrer reinfecção pela eliminação de ovos e reingestão)	Maioria das infecções é assintomática e depende do parasitismo Infecções leves – prurido anal e vulvar em especial à noite Infecções moderadas/graves – migração do verme adulto pelo períneo pode promover uretrite, vaginite, infecção urinária, salpingite e até mesmo peritonite Complicações – abscessos na região anal	Presença de larvas pelo método de fita gomada, 2 a 3 horas após a criança dormir *Swab* anal positivo Hemograma – eosinofilia (rara)
Tricuríase (*Trichuris trichiuria*)	Oral-fecal/12 semanas	Maioria das infecções é assintomática e depende do parasitismo Sintomas leves – dor abdominal, diarreia, anemia, perda de peso Sintomas moderados a graves – diarreia com sangue e muco, perda de peso, tenesmo Complicação – prolapso retal	Exame microscópico de ovos nas fezes por meios qualitativos (métodos de sedimentação espontânea) Métodos quantitativos (Kato-Katz) podem ser usados para estimar a carga do parasitismo e os desfechos

CONSIDERAÇÕES PARA O TRATAMENTO

A escolha para o tratamento das parasitoses deve ser analisada tendo em consideração diversas variáveis de interesse, entre elas a idade do hospedeiro, seu estado imune, o tipo de agente parasitário e a carga parasitária, bem como a presença ou não de manifestações clínicas, além dos eventos adversos às medicações existentes.[15] Após essa escolha, o próximo passo consiste em compreender a importância de se proceder ou não à vermifugação empírica mesmo sem sintomas. As recomendações da OMS, as quais foram incorporadas pelo Ministério da Saúde, têm relacionado a importância de realizar o tratamento mesmo sem comprovação por exames parasitológicos, em especial nos países em desenvolvimento, a despeito de gerarem comemorativos de desfechos de médio e longo prazo afetando o desenvolvimento neurocognitivo da criança.[4] Além disso, diversos estudos auferem uma sensibilidade média dos testes coprológicos de 45 a 95%, conforme o parasita específico. Um estudo recente demonstrou que o índice de verdadeiros positivos nos exames coprológicos para o desafio de diagnosticar parasitoses intestinais é de até 70% (30% de falso-negativos), não sendo mais recomendada a utilização de exames prévios à vermifugação.[17,18]

A Tabela 4 apresenta as principais medicações disponíveis no mercado para tratamento das parasitoses intestinais, estando assinaladas com suas especificidades para cada protozoário ou helminto, doses estabelecidas, medicamento de referência no bulário brasileiro e principais reações adversas.[13-16] As Tabelas 5 e 6 apresentam especificamente os principais medicamentos antiparasitários polivalentes – mebendazol e albendazol –, amplamente disponíveis no setor público e suas principais indicações por dose e por tempo de utilização.[19-22] Por último, a Tabela 7 contém uma proposta resumida de esquemas de tratamento com confirmação do parasito ou os esquemas de tratamentos empíricos relacionados na mesma tabela.[13-16]

A piperazina, uma medicação específica não citada nas tabelas, teve grande utilidade no passado, na suboclusão por Ascaris, por desenovelar helmintos. Entretanto, desde 2007, o Food and Drug Administration (FDA) recomendou sua proibição nos Estados Unidos, iniciativa também seguida pelos órgãos de Vigilância Sanitária no Brasil, restando apenas a utilização de óleo mineral e sonda nasogástrica; caso essa estratégia não funcione, chamar a equipe de cirurgia pediátrica.[16]

Tabela 4 Escolha da medicação antiparasitária – espectro de ação, eficácia e dose

	MET (eficácia)	TIN (eficácia)	SEC (eficácia)	PRAZI*	NICLO	AZITRO*	TIA (eficácia)	PIRANTEL (eficácia)	LEVA (eficácia)	PIRVINIO (eficácia)	INVER (eficácia)	NITA (eficácia)	MEB**	ALB**
Amebíase	X (93%)	X (91%)	X (93%									X (>90%)		
Giardíase	X (94%)	X (92)	X (85%)									X (71-94%)		X
Criptosporidíase						X						X (>95%)		
Teníase				X	X (66,7 a 86,2%)							X (100%)	X	X
Himenolepíase				X	X*							X (75%)		
Ascaridíase								X (98%)	X (100%)		X (100%)	X (75%)	X	X
Estrongiloidíase							X (90%)				X (97%)	X (94%)		X
Ancilostomíase								X (90%)				X (96%)	X	X
Oxiuríase							X (90%)	X (88%)		X (> 95%)	X (85%)	X (>95%)	X	X
Tricuríase											X (85%)	X (100%)	X	X
Esquistossomose				X										

MET: metronidazol – 35 a 50 mg/kg/dia, a cada 8 horas, 7 a 10 dias (medicamento de referência: Flagyl® 40 mg/mL ou comprimidos 250 e 400 mg); TIN: tinidazol – ≥ 3 anos de idade – 50 mg/kg/dia, a cada 24 horas, por 5 dias (medicamento de referência: Pletil® suspensão pediátrica 100 mg/mL ou comprimido 500 mg); SEC: secnidazol – 30 mg/kg/dia, dose única (medicamento de referência: Secnidal® 30 mg/mL ou comprimidos 1.000 mg); PRAZI: praziquantel – teníase: 5 a 10 mg/kg, dose única/himenolepíase: 25 mg/kg, dose única (medicamento de referência: Cestox® 150 mg); esquistossomose – 50 a 60 mg/kg dia, por 2 meses; NICLO: niclosamida – teníase: 50 mg/kg, dose única/himenolepíase: 11 a 34 kg – 1 g VO no 1º dia e, depois, 500 mg do 2º ao 7º dia/ > 34 kg: 1,5 g no 1º dia e 1 g do 2º ao 7º dia (medicamento de referência: Atenase® 500 mg); AZITRO: azitromicina – 25 mg/kg/dia a cada 12 horas por 14 dias (medicamento de referência: Zitromax® 200 mg/5 mL ou comprimidos 500 mg); TIA: tiabendazol – 25 mg/kg/dia, por 5 a 7 dias, ou 50 mg/kg, dose única ao deitar (máximo 3 g) ou 10 mg/kg/dia por 30 dias, em casos de autoinfecção ou imunodepressão (medicamento de refererência: Thiaben® 50 mg/mL ou comprimidos 500 mg); MEB: mebendazol – ver Tabela 5 (medicamento de referência Pantelmin® 100 mg/5mL ou 100 mg/ 1 comprimido); ALBENDAZOL – ver Tabela 6 (medicamento de referência: Zentel® 200 mg, 400 mg comprimidos mastigáveis ou 400 mg/10 mL suspensão); PIRANTEL: pamoato de pirantel – 10 mg/kg dose única (medicamento de referência Ascarical® 7,5 mL/125 mg ou comprimido 750 mg); LEVA: levamisol – dose única – até 1 ano 40 mg/1 a 7 anos: 80 mg/ > 7 anos e adultos 150 mg (medicamento de referência: Ascaridil® comprimidos 80 e 150 mg); PIRVINIO: pamoato de pirvínio – 10 mg ou 1 mL/kg dose única – repetir após 7 a 10 dias (medicamento de referência: Pyr-Pam® 10 mg/mL frasco com 40 mL); INVER: ivermectina – dose – 15 a 24 kg – meio cp./25 a 35 kg – 1 comprimido/45 a 64 kg – 1 cp. e ½/65 a 79 kg – 2 cp./ ≥ a 80 kg – 200 µg/kg (medicamento de referência: Revectina® 6 mg); NITA: nitazoxanida – dose 7,5 mg/kg/dose, 12/12 horas, por 3 dias – em pacientes com criptosporidíase, administrar por 14 dias em imunodeprimidos com CD4 > 50 células e por 8 semanas em menores de 50 células (referência: Annita® suspensão 20 mg/mL ou 500 mg; Tanisea® ou Azox®).

* Sem dados de eficácia.

** Ver tabela específica da medicação.

Tabela 5 Esquema posológico e eficácia: mebendazol

Dose	Esquema posológico		Teníase
100 mg, a cada 12 horas, por 3 dias (ou 500 mg dose única)	Ascaridíase: 93 a 97,9%; ancilostomíase: 72%	Tricuríase: 39,7 a 70,7%; enterobíase: 75%	50%
200 mg, a cada 12 horas, por 3 dias			71,4%
300 mg, a cada 12 horas, por 3 dias			91,3%

Tabela 6 Esquema posológico e eficácia: albendazol

Dias de tratamento	Albendazol
1 dia	Ascaridíase e enterobíase: 96,1 a 100% Ancilostomíase: 92% Tricuríase: 90% Necatoríase: 75%
3 dias	Tricuríase: > 90%; estrongiloidíase: 62%; teníase: 86%
5 dias	Giardíase: 97%

Tabela 7 Esquema posológico sugerido por idade

	Tratar pela eliminação do parasito ou comprovação por parasitológico**	Tratamento empírico com albendazol 1 a 5 dias*	Tratamento empírico com nitazoxanida 3 dias	Tratamento empírico com ivermectina – dose única	Tratamento empírico com mebendazol + tiabendazol + metronidazol
< 1 ano	X				
1 a 2 anos	X	X*	X		Mebendazol + metronidazol (tiabendazol só em maiores de 2 anos)
> 2 anos	X	X	X	X	X

* De acordo com diversas publicações, a dose de albendazol pode ser reduzida para 200 mg em crianças entre 1 e 2 anos de idade.
** Nesse caso, pode-se tratar com os medicamentos específicos para o parasito encontrado respeitando a idade recomendada ou usar um medicamento polivalente.

Em relação à prevenção das parasitoses, a Academia Americana de Pediatria editou recentemente uma importante publicação sobre o manejo de doenças infeciosas em creches e escolas. Esse manual orienta os profissionais de saúde que trabalham com esses pacientes e os cuidadores e gestores das unidades escolares sobre os principais cuidados em relação ao achado de parasitoses intestinais em membros da classe escolar e do grupo docente, destacando os aspectos de lavagem das mãos, a desinfecção com detergentes e desinfetantes nas superfícies contaminadas, bem como cuidados com alimentos e afastamento do trabalho de um membro do *staff* doente.[23]

Em uma linha adjuvante de tratamento, tem chamado a atenção recentemente o crescente uso de microrganismos vivos não patogênicos com potencial de promover o bem-estar do indivíduo. Trata-se dos probióticos, utilizados em diversas situações, em especial na recuperação de quadros digestivos agudos, porém são necessários mais estudos para estabelecer a interação entre uso de medicamentos e disbiose.[13]

DESAFIOS ATUAIS

Os estudos cada vez mais avançados sobre genômica, microbioma, proteômica e metabolômica têm agregado um extenso e novo conhecimento sobre as relações entre os parasitas e o sistema imunológico intestinal humano. Diversas teorias vêm sendo propagadas com o objetivo de entender de que modo a manipulação da microbiota intestinal pode influenciar no parasitismo, bem como a necessidade de saber sobre o papel dos parasitas, vírus, bactérias e fungos sobre a imunologia intestinal em sua relação com doenças alérgicas, infecciosas, autoimunes e neuropsiquiátricas.[24,25]

ORIENTAÇÕES AO PAIS

Promoção da educação em saúde, lavagem das mãos na manipulação de alimentos e saneamento básico.

✓ CONCLUSÃO

As parasitoses intestinais continuam sendo um problema de saúde pública nos países em desenvolvimento. Paralelamente às ações individuais de controle, as políticas públicas devem ser fortalecidas coletivamente no sentido da prevenção por meio de estratégias de educação em saúde e de saneamento e urbanização. Além disso, as ações de promoção de saúde com ampliação do Programa Saúde na Escola vêm trazer novos rumos para o controle das parasitoses intestinais.

REFERÊNCIAS BIBLIOGRÁFICAS

1. Neves DP. Parasitologia humana. 13. ed. Rio de Janeiro: Atheneu; 2016.
2. Ferreira LF, Reinhard KJ, Araujo A. Paleoparasitologia. Rio de Janeiro: Fiocruz; 2008.

3. Weischer B, Brown DJF. An introduction to nematodes: general nematology: a Student's Textbook. Pensot Publishers; 2000.
4. WHO. World Health Organization. WHO convenes experts to sustain progress against soil-transmitted helminthiases and schistosomiasis. November 2016. Disponível em: http://www.who.int/neglected_diseases/news/WHO_convenes_experts_to_sustain_progre/en/. Acesso em: 24 ago. 2017.
5. Imho-Kunsch B, Briggs V. Anti-helminthics in pregnancy and maternal, newborn, and child health. Paediatr Perinat Epidemiol. 2012;26(Suppl. 1):223-38.
6. Hall A. Micronutrient supplements for children after deworming. Lancet Infect Dis. 2007;7:297-302.
7. Taylor-Robinson DC, Maayan N, Soares-Weiser K, Donegan S, Garner P. Deworming drugs for soil-transmitted intestinal worms in children: effects on nutritional indicators, haemoglobin, and school performance (Review). The Cochrane Library. 2015;7.
8. Campbell SJ, Nery SV, Doi SA, Gray DJ, Soares Magalhães RJ, McCarthy JS et al. Complexities and perplexities: a critical appraisal of the evidence for soil-transmitted helminth infection- related morbidity. PLoS Negl Trop Dis. 2016;10(5):e0004566.
9. de Silva N, Ahmed B-N, Casapia M, de Silva HJ, Gyapong J, Malecela M et al. Cochrane Reviews on Deworming and the Right to a Healthy, Worm-Free Life. PLoS Negl Trop Dis. 2015;9(10):e0004203.
10. Yimam Y, Degarege A, Erko B. Effect of anthelminthic treatment on helminth infection and related anaemia among school-age children in northwestern Ethiopia. BMC Infectious Diseases. 2016;16:613.
11. Ministério da Saúde. Secretaria de Vigilância em Saúde. Plano Nacional de Vigilância e controle das enteroparasitoses. Brasília; 2005.
12. Brasil. Ministério da Saúde. Secretaria de Vigilância em Saúde. Guia prático para operacionalização da Campanha Nacional de Hanseníase, Verminoses, Tracoma e Esquistossomose 2016. Brasília; 2016.
13. Bennett JE, Dolin R, Blaser MJ (eds.). Mandell and Bennett's principles and practice of infectious diseases. 8. ed. 2015.
14. AAP. The American Academy of Pediatrics. RED BOOK: Committee on Infectious Diseases. 29. ed. 2013.
15. Salomão R. Infectologia: Bases clínicas e tratamento. Rio de Janeiro: Guanabara Koogan; 2017.
16. Burns DAR et al. (orgs.). Sociedade Brasileira de Pediatria (SBP). Tratado de Pediatria. 4. ed. Barueri: Manole; 2017.
17. Menezes RAO, Gomes MSM, Barbosa FHF, Machado RLD, Andrade RF de, Couto AAR. Sensibilidade de métodos parasitológicos para o diagnóstico das enteroparasitoses em Macapá – Amapá, Brasil. Revista de Biologia e Ciências da Terra. 1996;13(2).
18. Jacobs DS et al. Laboratory test handbook. Lexi – Comp INC; 1996.
19. Mrus J, Baeten B, Engelen M, Silber SA. Efficacy of single-dose 500 mg mebendazole in soil-transmitted helminth infections: a review. J Helminthol. 2017;18:1-10. [Epub ahead of print]
20. Steinmann P, Utzinger J, Du Z, Jiang J, Chen J, Hattendorf J et al. Efficacy of single-dose and triple-dose albendazole and mebendazole against soil-transmitted Helminths and Taenia spp.: A Randomized Controlled Trial. PLoS ONE. 2011;6(9):e25003.
21. Horton J. Albendazole: a broad-spectrum antihelminthic for treatment of individuals and populations. Curr Opin Infect Dis. 2002;15(6):599-608.

22. Steinmann P, Utzinger J, Du Z, Jiang J, Chen J, Hattendorf J et al. Efficacy of single-dose and triple-dose albendazole and mebendazole against soil-transmitted Helminths and Taenia spp.: a randomized controlled trial. PLoS ONE. 2011;6(9):e25003.
23. AAP. The American Academy of Pediatrics S. Managing infectious diseases in child care and schools. Aronson S; Shope T (eds.). 4. ed. 2017.
24. Zimmermann P, Curtis N. Factors influencing the intestinal microbiome during the first year of life. Pediatr Infect Dis J. 2018;37:e315-e335.
25. Grochowska M, Wojnar M, Radkowski M. The gut microbiota in neuropsychiatric disorders. Acta Neurobiol Exp (Wars). 2018;78(2):69-81.

27

VIAGEM COM CRIANÇAS: RISCOS E CUIDADOS

Meri Baran

OBJETIVOS

- ✓ Identificar os riscos de viagens com crianças.
- ✓ Orientar os cuidados.
- ✓ Prevenir as doenças dos viajantes.

INTRODUÇÃO

No mundo atual, com facilidades cada vez maiores para viagens, percebe-se um aumento considerável de adultos acompanhados de crianças, geralmente filhos, netos, filhos de amigos etc. Estima-se que 1,9 milhão de crianças viajem por ano no mundo.

As crianças fazem parte de famílias viajando para o exterior. Pais levam seus filhos quando necessitam trabalhar em áreas remotas do mundo, em viagens prazerosas de turismo, para destinos de alta altitude, para safáris ou para países de origem dos pais.

Para uma viagem segura, com um mínimo de riscos, é fundamental observar certas recomendações, mais apropriadas quando obtidas por meio de um Serviço de Medicina de Viagem.

A consulta a esse serviço proporciona ao viajante conhecer os riscos e as orientações de como se proteger, principalmente de doenças transmissíveis em áreas tropicais e subtropicais, além de outros agravos (p. ex., acidentes).

Nesses serviços, o viajante é atendido por um médico que deve estar atualizado com as doenças infecciosas de diferentes países, endêmicas ou que se manifestam por surtos e epidemias, a fim de poder orientar as medidas de proteção.

Mudanças dos esquemas habituais de vida, de atividades e do ambiente podem representar um estresse para a criança. A inclusão na bagagem de brinquedos familiares e de outros objetos representativos para a criança pode diminuir esse estresse.

A orientação para o viajante está atrelada ao conhecimento do tipo e do destino da viagem e das condições individuais. O médico deve obter todas as informações relacionadas às atividades da criança na viagem. Também deve avaliar a vacinação de rotina da criança e indicar vacinas específicas de acordo com o destino.

ESTUDOS

Três estudos, publicados na revista da Sociedade Internacional de Medicina de Viagem (2012), sobre avaliação de crianças após o retorno da viagem, ajudam os pediatras a se sentir mais confortáveis com resultados que mostram que o risco de doenças relacionadas a viagens é pequeno em relação ao número de crianças que viajaram, porém algumas doenças graves podem acontecer e geralmente estão ligadas às condições ambientais (saneamento básico, condições de moradia) e às condições socioeconômicas – por exemplo, casas que dispõem de ar condicionado protegem mais contra doenças transmitidas por mosquitos.

Estudo de Rotterdam (Holanda)[1]

Participantes: famílias que visitaram o serviço de Medicina de Viagem e receberam orientações antes de viajar.

Metodologia: preenchimento de um questionário para avaliar as ocorrências durante a viagem.

- 221 crianças e 97 pais.
- 152 crianças e 47 pais retornaram os questionários.
- A duração média da viagem foi de 3 semanas (1 a 9 semanas).
- As doenças foram classificadas em leves, moderadas e graves.
- Destino: Ásia e África foram os continentes mais visitados. Também América do Sul e América Central.

Incidência de agravos relatados nos questionários:

- picadas de insetos – 61;
- diarreia – 45;
- náuseas – 30;

- coceira – 30;
- queimadura solar – 29;
- dor abdominal – 26;
- resfriado comum – 23;
- dor de ouvido – 19;
- nenhuma ocorrência – 50.

Conclusão: problemas de pele e distúrbios abdominais, como diarreia, foram os mais frequentemente relatados. A maioria foi classificada como distúrbios leves.

Estudo de Munique (Alemanha)[2]

Avaliação de 890 viajantes menores de 20 anos com sintomas e que procuraram o serviço de Medicina de Viagem da Universidade de Munique entre 1999 e 2009, após retornar de regiões tropicais e subtropicais.

Principais destinos: África – 46%; Ásia – 35%; América Latina – 19%.

Viagem de aventura e mochileiros representaram 43,8% dos viajantes e visita a amigos e parentes, 29,5% (dois tipos de viagem que sempre apresentam mais riscos).

Agravos mais frequentes:

- diarreia aguda – 25% (crianças de 0 a 4 anos);
- distúrbios dermatológicos – 21% (crianças de 0 a 9 anos);
- doença sistêmica febril – 20% (dengue, mononucleose e malária representando 2% cada uma).

Conclusão: o risco maior se refere a crianças de baixa idade e aquelas que viajaram para a África Subsaariana. Observa-se maior participação de doenças sistêmicas febris, fato relacionado com o tipo de viagem assinalado (aventura, amigos e parentes).

Estudo de Zurich (Suíça)[3]

Esse estudo avaliou 308 crianças de até 16 anos atendidas por doença relacionada à viagem, na sala de emergência da Universidade de Zurich, no período de junho de 2007 a dezembro de 2008.

Participantes do estudo:

- 155 turistas tradicionais;
- 162 visitando amigos e parentes;
- 11 imigrantes.

Os principais diagnósticos para crianças que retornaram doentes foram:

- doença diarreica – 39%;
- doença respiratória – 28,7%;
- doença febril sistêmica – 13,4%.

Entre 36 crianças (11%) com doenças mais sérias e que necessitaram ser hospitalizadas, 12 (3,7% do total) apresentaram doenças potencialmente graves: malária (3); *Salmonella typhi* (2); *Salmonella paratyphi* (2); meningite meningocócica (1); tuberculose (2); leishmaniose visceral (1); e hepatite A (1). Eram imigrantes ou pessoas visitando amigos e parentes 11 das 12 crianças com doença grave.

Conclusão: o risco é maior em crianças imigrantes ou filhos de imigrantes que retornam ao país de origem, ou seja, crianças que visitam amigos e parentes.

A seguir, serão descritos problemas de saúde que mais preocupam pela frequência e gravidade.[4]

DOENÇAS DIARREICAS

Crianças pequenas e lactentes:

- alto risco para diarreia e outras doenças transmitidas por água e alimentos contaminados;
- limitada imunidade;
- fatores ambientais: contato mão-boca, locais com saneamento deficiente.

Conduta: hidratação oral.

Quando houver fezes com sangue e/ou febre acima de 38,5°C e/ou vômitos persistentes, procurar assistência médica. Realizar hidratação venosa, e pode ser necessário o uso de antibióticos.

Prevenção:

- lavar com frequência as mãos com água e sabão;
- cuidados com a alimentação:
  - alimentos seguros:
  - leite materno;
  - comida servida quente;
  - bebidas industrializadas (refrigerantes, água mineral de preferência com gás);
  - bebidas fervidas: água, chá, café, leite;
  - frutas descascadas.

Evitar:
- comidas cruas;
- água sem identificação de origem;
- sucos e bebidas com gelo (evitar gelo por não se saber a origem da água);
- comidas mesmo cozidas expostas durante longo tempo após o preparo;
- comida de vendedores ambulantes.

Conduta:
- "ferva, descasque ou esqueça!"

MALÁRIA

São 88 países classificados como área de transmissão, a maioria na faixa tropical do planeta:

- maioria dos países africanos localizados abaixo do deserto do Saara;
- países da América Central e do Caribe;
- países do Centro, do Sul e do Sudeste da Ásia;
- países do Oriente Médio e do Extremo Oriente (China);
- Papua-Nova Guiné, Ilhas Salomão e Vanuatu;
- todos os países amazônicos da América do Sul: Brasil, Bolívia, Peru, Equador, Colômbia, Venezuela, Guiana, Suriname;
- Brasil: todos os estados da Amazônia Legal – Acre, Amapá, Amazonas, Pará, Rondônia e Roraima; oeste do Maranhão, noroeste de Tocantins, norte do Mato Grosso.

O Serviço de Medicina de Viagem avalia os cuidados a serem prescritos levando em conta:

- o tempo de permanência no local de risco;
- as condições de hospedagem – hotel com ar condicionado, acampamento, casa de parentes ou amigos etc.;
- permanência em área urbana com boa infraestrutura, ou áreas rurais ou em cidades com saneamento básico deficiente (favelas);
- tipo de atividade – safári, trilhas em matas ou florestas etc.

Prevenção

A atividade do mosquito (*Anopheles*) ocorre "do entardecer ao amanhecer", com pico às 2 horas da madrugada. O período de maior proteção deve ser à noite, quando as pessoas dormem. Uma medida boa e segura consiste no uso de mosquiteiros embebidos em inseticida (permetrina) e repelentes.

Duas medidas principais para evitar a malária:

- evitar picadas de mosquito;
- quimioprofilaxia.

A quimioprofilaxia não impede que a pessoa seja infectada quando picada pelo mosquito transmissor, porém previne a evolução da doença para formas graves.

É importante transmitir esse conhecimento ao viajante porque ele pode ter uma falsa impressão de segurança e relaxar quanto à prevenção das picadas do mosquito.

Em diferentes regiões de transmissão, o *Plasmodium* pode apresentar resistência aos medicamentos usados para quimioprofilaxia.

Existem vários medicamentos utilizados para prevenção da malária, a maioria deles com alguns efeitos colaterais e outros exigindo que, após o retorno, o uso seja continuado por mais 4 semanas. Pode-se citar a mefloquina, a cloroquina, a atavaquona/proguanil (muito usada nos Estados Unidos e em países da Europa) e a doxiciclina.

No Brasil, a única possibilidade é a doxiciclina, não havendo disponibilidade para outros medicamentos.

Doxiciclina

Dose: 1,5 mg/kg/dose.

Não pode ser usada em menores de 8 anos.

Início: 2 dias antes da viagem e continuada por mais 4 semanas após o retorno.

Efeitos colaterais: fotossensibilização, gastrite, esofagite e monilíase vaginal.

É muito importante que o viajante possa contar com atendimento médico nas primeiras 24 horas após o surgimento da febre; quanto mais cedo iniciar o tratamento, maior a possibilidade de cura.

Se o viajante permanecer longe de serviços de saúde, pode-se indicar o autotratamento, isto é, ele leva consigo um *kit* de tratamento que começa a usar aos primeiros sinais de febre enquanto se dirige a um local que tenha assistência médica.[5]

OUTRAS DOENÇAS TRANSMITIDAS POR MOSQUITOS E CARRAPATOS

Febre amarela, dengue, leishmaniose, filariose, encefalite japonesa, febre do Oeste do Nilo, febre maculosa, doença de Lyme etc. É comum a ocorrência dessas doenças em viagens para Ásia, África, América do Sul e América Central.

Como evitar

Existe até certo ponto uma convergência na literatura, tanto nacional como internacional, quanto ao uso de repelentes em crianças. As recomendações mais preconizadas são as seguintes:[4-6]

- não empregar em crianças menores de 2 meses;
- usar quando a criança sai de casa;
- aplicar somente na pele exposta;
- aplicar primeiro nas mãos do adulto, que o administra na pele das crianças;
- não aplicar nas mãos das crianças porque elas põem as mãos na boca com frequência;
- muito cuidado ao aplicar no rosto, evitando olhos e boca.

Os repelentes mais usados são descritos a seguir.

DEET (N,N-dimetil-meta-toluamida)

- Não deve ser usado em menores de 2 meses.
- Quanto maior a concentração, mais longa a duração.
- Duração do efeito conforme a concentração do produto: 4,75% – 88 minutos; 6,65% – 112 minutos; 23,8% – 301 minutos; platô – 35 a 50%.
- Para uso habitual, são necessárias altas concentrações.
- Para exposições demoradas, podem-se usar concentrações maiores.
- Concentração máxima é controversa:
  - AAP: concentração máxima – 30% em maiores de 2 anos;
  - Sociedade Canadense de Pediatria: 10% em crianças de 6 meses a 12 anos;
  - franceses: até 30% em crianças de 30 meses a 12 anos.

No Brasil, a maioria dos produtos tem concentração de 10%.[6]

Picaridina ou icaridina

No Brasil, existe um repelente seguro cujo ingrediente ativo é a icaridina ou kbr 3023, o novo repelente indicado pela OMS para viajantes. Após 10 horas de exposição, é mais potente que o DEET. Está indicado para crianças acima de 2 anos.

Tem duas apresentações: adulto (25%) e infantil (20%). Na Tabela 1, há uma comparação de duração da proteção entre o DEET e a icaridina.

Tabela 1 Comparação da duração da proteção entre o DEET e a icaridina

DEET	Icaridina
50%: 5 horas de proteção	20 a 25%: 10 horas de proteção

Óleo de eucalipto – limão

Em 30% de concentração, é comparável ao DEET de 20%.

A Sociedade Canadense coloca-o como segunda opção quando o DEET é contraindicado e a icaridina não está disponível.

IR 3535

Loção antimosquito 6 meses – protege por até 4 horas.

Repelentes físicos e ambientais

Crianças menores de 6 meses são especialmente beneficiadas, pois ficam em locais restritos (berços, carrinhos).

Repelentes tópicos devem ser aplicados com parcimônia em crianças entre 6 meses e 2 anos:

- ar condicionado – altamente eficaz;
- mosquiteiros simples ou impregnados com permetrina;
- telas em janelas e portas;
- telas especiais tratadas com permetrina para proteção de carrinhos, bebê-conforto, berços, etc. com produtos comerciais já adequados a esses;
- vestimentas adequadas – meias, blusas de manga comprida e calças compridas. Preferir tecidos claros; evitar cores chamativas;
- aplicação de repelentes sobre roupas e calçados confere boa proteção.[4-6]

VACINAS

Para a criança viajar protegida, as vacinas do calendário de vacinação infantil devem estar atualizadas:

- tríplice bacteriana, Hib, tríplice viral, hepatite B, hepatite A, *influenza* e varicela, pelo menos.

Muito importantes são as vacinas recomendadas de acordo com o destino da viagem:

- febre amarela, febre tifoide, cólera, diarreia por *E. coli* enterotoxigênica, meningite meningocócica, poliomielite e raiva;
- considerar surtos e doenças locais.

Vacina contra a febre amarela

Áreas de risco no mundo: África Subsaariana, América do Sul e América Central.

A vacina confere imunidade duradoura, devendo ser aplicada pelo menos 10 dias antes da viagem.

No Brasil, está disponível nos postos de saúde pública e clínicas privadas credenciadas pela Agência Nacional de Vigilância Sanitária (Anvisa).

No caso de viagem internacional, boa parte dos países exige o "Certificado Internacional de Vacinação contra Febre Amarela", expedido pela Anvisa nos postos credenciados.

Apesar de alguns países não exigirem o certificado para entrada, o CDC o recomenda para alguns países onde o risco de transmissão existe em algumas regiões especiais ou para pessoas provenientes de países em que há transmissão do vírus e se dirigem a países sem transmissão.[7]

ACIDENTES

Os veículos motorizados constituem a principal causa de morte de crianças em viagens. Crianças com peso abaixo de 18 kg devem ter assentos próprios em cadeirinhas.

Ainda, a criança fica mais segura quando colocada no banco de trás, sendo obrigatório o uso de cinto de segurança.

O afogamento compreende a segunda causa de morte nesses cenários de viagem. É importante a supervisão dos adultos próximos à criança.

Deve-se verificar equipamentos de segurança em barcos e lanchas, como o colete salva-vidas, nem sempre oferecido.

Usar calçados adequados para proteção dos pés a fim de evitar danos em ambientes marinhos.

VIAGENS AÉREAS

A criança deve estar firmemente contida. Em caso de turbulência intensa ou acidente não fatal, os pais podem não conseguir segurar a criança e ela se acidentar.

- bebês menores de 1 ano (< 9 kg) devem ficar em assento seguro especial aprovado pelo órgão responsável;
- crianças acima de 18 kg podem ficar seguras no assento normal do avião, sempre com cinto de segurança;

- criança com problemas crônicos do coração ou do pulmão: existe risco de hipóxia durante o voo. É importante a consulta com o pediatra ou o especialista antes de viajar.[4]

ORIENTAÇÕES AO PAIS

Para uma viagem segura, com um mínimo de riscos, é fundamental observar recomendações obtidas por meio de um Serviço de Medicina de Viagem, além de manter o calendário de vacinação sempre atualizado.

✓ CONCLUSÃO

Os problemas de saúde mais frequentes observados em crianças viajantes são distúrbios abdominais (diarreia), problemas de pele, principalmente picada de mosquitos, e doença sistêmica febril.

Doenças mais graves, como dengue, malária, febre tifoide e meningite, ocorrem em menor escala, principalmente em imigrantes ou pessoas visitando parentes ou amigos.

Deve-se enfatizar a prevenção da diarreia com a adoção de cuidados com a alimentação e cuidados de higiene pessoal (lavagem das mãos), bem como das doenças transmitidas por mosquitos e carrapatos com o uso de repelentes, vestuários adequados e barreiras físicas (ar condicionado, telas em janelas, mosquiteiros embebidos em inseticidas adequados).

É importante atualizar as vacinas de rotina e utilizar vacinas recomendadas segundo o destino da viagem (febre amarela, febre tifoide, cólera, meningite meningocócica, pólio e raiva).

REFERÊNCIAS BIBLIOGRÁFICAS

1. Van Rijn SF, Driessen G, Overbosch D, Van Genderen PJJ.Travel related morbidity in children: a prospective observational study. J Tr Med. 2012;19(3).
2. Herbinger, Drerup L, Alberer M,Northdurft HD. Spectrum of imported infectious diseases among children and adolescent returning from the tropics and subtropics. J Tr Med. 2012;19(3).
3. Hunziker T, Berger C, Staubli G, Tschopp A, Weber R, Nadal D et al. Profile of travel associated illness in children, Zurich, Switzerland. J Tr Med. 2012;19(3).
4. Weinberg N, Weinberg MS, Maloney AS. Traveling safely with infants & children. Yellow Book; 2018.
5. Ministério Saúde Brasil. Secretaria de Vigilância da Saúde. Diretoria Técnica de Gestão. Guia para profissionais de saúde sobre prevenção de malária para viajantes. Série A normas e manuais técnicos. Brasília: Ministério da Saúde; 2008.

6. Stefani GP, Pastorino AC, Castro APBM, Fomin ABF, Jacob CMA. Repelentes de insetos: recomendações para uso em crianças. Rev Paul Pediatr. 2009;27(1):81-9.
7. Weinberg MS. Vaccine recommendations for infants & children. Yellow Book; 2018.

SEÇÃO VII

IMUNIZAÇÃO

28

PRINCIPAIS IMUNOBIOLÓGICOS: NOÇÕES GERAIS

Reinaldo de Menezes Martins (in memoriam)
Tânia Cristina de Mattos Barros Petraglia

OBJETIVOS

✓ Discutir a importância dos calendários de vacinação na prática pediátrica.
✓ Abordar questões relacionadas às particularidades dos diferentes tipos de vacinas e doenças contra as quais protegem, na construção dos calendários de vacinação.

INTRODUÇÃO

Os calendários vacinais são instrumentos que permitem a aplicação das vacinas de maneira ordenada e coerente. Embora sua cronologia de aplicação obedeça a critérios diversos, em síntese buscam aplicar o maior número possível de vacinas, no menor número possível de consultas e o mais rapidamente possível.

Por exemplo, as vacinas BCG e hepatite B devem ser aplicadas logo após o nascimento – esta para evitar a transmissão vertical da hepatite B e a primeira para prevenir formas graves de tuberculose. Outras vacinas, como a de sarampo, não são eficazes nos primeiros meses de vida, pela interferência de anticorpos maternos adquiridos passivamente durante a gestação; assim, recomenda-se geralmente a aplicação a partir dos 12 meses de idade e, em situações de surtos, a partir dos 6 meses.

Procura-se agendar as vacinações para a mesma visita, mas um grande número de injeções às vezes inviabiliza esse objetivo. Desse modo, algumas vacinas têm sido recomendadas aos 2, 4 e 6 meses de idade, como é tradicional, e outras aos 3 e 5 meses, por exemplo, a vacina conjugada contra meningococo C.

A combinação de vacinas (isto é, aplicadas na mesma injeção) visa a facilitar a sua aplicação. Com o tempo surgiram as vacinas tríplice bacteriana DTP_w (contra difteria, tétano e pertússis ou coqueluche de células inteiras), tríplice viral (contra sarampo, caxumba e rubéola), tetravalente bacteriana (que agrega à DTP a vacina contra *Haemophilus influenzae* tipo B – Hib), tetravalente viral (que adiciona a vacina de varicela à tríplice viral), pentavalente (com cinco antígenos) e hexavalente (com seis antígenos: difteria, tétano, pertússis acelular, hepatite B, Hib e poliomielite inativada). A vacina pertússis acelular tipo infantil é designada pela sigla Pa, ou aP, e a vacina acelular de coqueluche tipo adulto pela sigla pa ou ap. A vacina pertússis de células inteiras é designada pela sigla P_w.

Vacinas combinadas frequentemente utilizam o componente pertússis acelular, isto é, em vez de suspensão de bordetelas, antígenos purificados de toxina pertússis inativada, pertactina, hemaglutinina filamentosa e fímbrias tipos 2 e 3. As vacinas acelulares utilizam quantidades diferentes de antígenos (têm de 2 a 5 componentes pertússis) e, assim, não são iguais entre si.

Como regra geral, há uma relação inversa entre reatogenicidade e imunogenicidade, e o que se busca, então, é um equilíbrio entre as duas. A opção entre vacinas mais reatogênicas e mais imunogênicas *versus* menos reatogênicas e menos imunogênicas depende da situação epidemiológica e da percepção e do grau de aceitação pública sobre eventos adversos.

Os esquemas vacinais se adaptam de acordo com a faixa etária dos grupos de risco. Por exemplo, algumas vacinas são aplicadas primordialmente em recém-nascidos (hepatite B, BCG), outras, na infância (p. ex., poliomielite, difteria, coqueluche, hemófilo, pneumococo, meningococo, sarampo, caxumba, rubéola), mas a vacina HPV (papilomavírus) deve ser aplicada prioritariamente na adolescência, e a dupla difteria-tétano durante toda a vida, por meio de reforços (vacina dupla tipo adulto).

Em situações de surto ou com o objetivo de erradicar doenças, muitas vezes torna-se necessário incluir outros grupos etários, como adultos, nos casos de sarampo e rubéola.

Há determinados períodos da vida em que se deve ficar mais atento às vacinações, além do que já foi citado: final da infância e início da adolescência, vacinas contra o papilomavírus e a hepatite B (doenças de transmissão sexual); gestação, vacinação contra tétano, para proteger o recém-nascido, e dTpa e vacina de *influenza*, para proteger a mãe e, indiretamente, o feto; idosos (vacinação contra *influenza* e pneumococo).

Atualmente, o foco consiste em vacinar em todas as idades, tendo sido elaborados calendários da criança, do adolescente, do adulto e do idoso.[1]

As vacinas são aplicadas em todo o território nacional, basicamente no mesmo esquema. Atualmente, a vacina febre amarela é recomendada em todo o território nacional, em virtude da expansão da circulação do vírus.[2]

Os calendários representam uma situação ideal de cumprimento de prazos, o que raramente acontece na prática. Então, eles devem ser aplicados da maneira mais correta possível, cumprindo os prazos previstos, mas se adaptando às circunstâncias. Para isso, há necessidade de uma compreensão dos mecanismos básicos da resposta imune, o que foge aos objetivos deste capítulo.

Algumas regras simples podem orientar o dia a dia: o intervalo mínimo entre as mesmas vacinas do calendário é de 1 mês; vacinas vivas injetáveis devem ser administradas simultaneamente ou com intervalos de pelo menos 1 mês; o intervalo entre aplicação de imunoglobulina comum e vacinas contendo o componente sarampo (sarampo monovalente, dupla viral sarampo-rubéola, tríplice viral sarampo-caxumba-rubéola ou quádrupla viral sarampo-caxumba-rubéola-varicela) é de 3 a 5 meses, conforme a dose de imunoglobulina aplicada; quando se utilizam doses altas de imunoglobulinas via intravenosa, por exemplo, para tratamento de púrpura trombocitopênica ou doença de Kawasaki, o intervalo deve ser muito maior, de 8 a 11 meses.[1]

Os serviços de saúde pública já dispõem hoje da maioria das vacinas comercializadas. Entretanto, algumas somente são disponíveis em serviços privados, ou nos Centros de Referência para Imunobiológicos Especiais (CRIE), do Ministério da Saúde. Sugere-se consulta aos sites da Sociedade Brasileira de Imunizações (SBIm) e da Sociedade Brasileira de Pediatria (SPB) e ao Manual dos CRIE, disponível no site da Secretaria de Vigilância em Saúde do Ministério da Saúde.

Como o campo das imunizações é altamente dinâmico, é necessário realizar uma consulta permanente a esses tipos de documentos, pois, de acordo com a situação epidemiológica, a introdução de novas vacinas ou outras circunstâncias, as recomendações são modificadas.[3-5]

NOÇÕES GERAIS SOBRE VACINAS CONTEMPLADAS PELO CALENDÁRIO NACIONAL DE VACINAÇÃO DA CRIANÇA E DO ADOLESCENTE

BCG

A vacina BCG deve ser aplicada em dose única até 4 anos, 11 meses e 29 dias na primovacinação, e prematuros precisam ser vacinados a partir de 2 kg. No caso de não formação de cicatriz até 6 meses após a vacinação, não está indicada a revacinação, segundo orientação do Programa Nacional de Imunizações.[2-4] A Organização Mundial da Saúde (OMS), em recente documento, não mais recomenda essa revacinação, alegando que a ausência de cicatriz não indica ausência de proteção.[6]

Contatos intradomiciliares de portadores de hanseníase com menos de 1 ano de idade, comprovadamente vacinados, não necessitam da administração de outra dose de BCG. Contatos de portadores de hanseníase com mais de 1 ano de idade sem cicatriz, administrar uma dose. Contatos comprovadamente vacinados com a 1ª dose, administrar outra dose de BCG. Manter o intervalo mínimo de 6 meses entre as doses da vacina. Contatos com duas doses da vacina BCG, não mais administrar dose adicional.

Para a criança exposta ao HIV, a vacina deve ser administrada ao nascimento ou o mais precocemente possível. Para as crianças que chegam aos serviços ainda não vacinadas, a vacina está contraindicada se houver sinais e sintomas de imunodeficiência e não se indica a revacinação de rotina.[2-4]

Vacina hepatite B

Vacinar ao nascimento, preferencialmente nas 12 primeiras horas de vida, com a vacina monovalente, mantendo o esquema sequencial aos 2, 4 e 6 meses de idade, com a vacina pentavalente. Após 1 mês de idade, recomendar apenas as três doses da vacina pentavalente.

Na prevenção da transmissão vertical em recém-nascidos de mães portadoras da hepatite B, administrar a vacina e a imunoglobulina humana anti-hepatite B (IGHAHB), disponível nos CRIE, nas primeiras 12 horas ou no máximo até 7 dias após o nascimento. A vacina e a HBIG devem ser administradas em locais anatômicos diferentes.[2,5]

Vacina pentavalente (DTPw + Hib + hepatite B)

Administrada aos 2, 4 e 6 meses de idade, e, para os reforços aos 15 meses e 4 anos de idade, utiliza-se a tríplice DTPw. Após 7 anos de idade, os reforços serão realizados com dupla do adulto (dT) a cada 10 anos. No caso de atraso no calendário, o reforço no 2º ano de vida deverá guardar o intervalo mínimo de 6 meses da terceira dose da pentavalente.

Vacina rotavírus humano monovalente

Administrar no esquema de doses, segundo a Tabela 1. Se a criança cuspir, vomitar ou regurgitar, não repetir a dose. Nenhuma criança poderá receber a segunda dose sem ter recebido a primeira.

Tabela 1 Esquema de doses para vacina rotavírus – Programa Nacional de Imunizações (PNI)

Dose	Idade	Idade mínima	Idade máxima
1ª dose	2 meses	1 mês e 15 dias	3 meses e 15 dias
2ª dose	4 meses	3 meses e 15 dias	7 meses e 29 dias

Esquema sequencial da vacina inativada contra poliomielite (VIP)/ vacina oral contra poliomielite (VOP)

Administrar VIP aos 2, 4 e 6 meses de vida e VOP apenas para os reforços.[2]

Vacina pneumocócica conjugada 10-valente

O esquema-padrão é o chamado 3+1, porém o PNI adotou o esquema 2+1, duas doses no 1º ano de vida e reforço aos 12 meses de idade. Vacina indicada até 4 anos de idade.[2-4]

Vacina meningocócica conjugada C

Administrar aos 3 e 5 meses de idade com reforço entre 12 e 15 meses. Dose única de 12 meses até 4 anos e reforço no início da adolescência. A dose na adolescência é importante para o controle de portadores assintomáticos.[2,3]

Vacina febre amarela

Atualmente, está indicada para toda a população brasileira, a partir dos 9 meses de idade, sendo 6 meses a idade mínima recomendada em situações especiais.

As vacinas tríplice viral ou tetraviral não devem ser aplicadas simultaneamente com a vacina febre amarela no 2º ano de vida, guardando o intervalo de 30 dias entre as doses.

Suspender o aleitamento materno por 10 dias após a vacinação de nutrizes, cujos bebês tenham menos de 6 meses de vida, segundo recomendação do Ministério da Saúde. No momento da vacinação, considerar a situação epidemiológica da doença.[2,3]

Vacina hepatite A

Recomendada em dose única de 1 até 4 anos de vida.[2] A opção de dose única baseia-se em racional de saúde pública, e não de proteção individual a longo prazo. A recomendação para proteção individual é de duas doses com intervalo de 6 a 12 meses.[3,4]

Tríplice viral (sarampo, rubéola e caxumba – SRC) e tetraviral (SRC e varicela)

O PNI recomenda a primeira dose aos 12 meses com tríplice viral e a segunda com a tetraviral. A segunda dose de varicela está indicada aos 4 anos de idade pelo PNI.

Vacina HPV

A vacina HPV 6, 11, 16 e 18 é utilizada pelo PNI para meninas e meninos no esquema de doses 0 e seis meses, em faixas etárias escalonadas, visando a aumentar coortes de vacinados ao longo dos anos. O esquema de duas doses é válido dos 9 a 14 anos apenas e a vacinação deve ser realizada antes da iniciação sexual, objetivando melhor eficácia.[2-4]

Vacina dupla adulto (dT)

Licenciada para uso a partir de 7 anos de idade com reforços a cada 10 anos, no caso de esquema básico completo. Na vigência de gravidez, ferimento grave e comunicante de difteria, antecipar o reforço, caso a última dose tenha sido aplicada há mais de 5 anos. Na gestação, a última dose ou reforço deverá ser administrada até 20 dias antes da data provável do parto.

Vacina dTpa (difteria, tétano e coqueluche acelular)

Administrar uma dose a partir de 20 semanas de gestação, mesmo que a gestante tenha o esquema completo. Caso não haja comprovação de vacinação, aplicar uma dose de dTpa e completar com mais duas doses de dT a cada 60 dias, no mínimo 30 dias de intervalo entre as doses.[2-4]

Vacina *influenza*

Disponível nas campanhas de vacinação para crianças de 6 meses até 4 anos e para grupos especiais de risco.[2]

NOÇÕES GERAIS SOBRE VACINAS DISPONÍVEIS NA REDE PRIVADA

As diferenças entre os calendários da criança e do adolescente do Ministério da Saúde e das Sociedades Brasileiras de Pediatria e de Imunizações constituem na adição da segunda dose da vacina hepatite A e na incorporação das vacinas meningocócicas ACWY e B, além da vacina da dengue. As vacinas acelulares de pertússis e inativada de poliomielite são colocadas como alternativas às vacinas tradicionais, pertússis celular e oral, viva, contra poliomielite, e a vacina pneumocócica conjugada 13 como alternativa para ampliar a cobertura para mais três sorotipos importantes, principalmente o 19A.[1-4,7]

A seguir, há algumas considerações importantes relacionadas aos calendários de vacinação da SBP e SBIm, que muito se assemelham em suas indicações.

- Hib: recomenda-se o reforço dos 15 aos 18 meses, principalmente quando forem utilizadas, na série primária, vacinas Hib nas combinações com DTPa.[3] Ressalta-se que o calendário do PNI não contempla reforço de Hib.[2]
- Os calendários da SBP e SBIm recomendam as vacinas rotavírus monovalente ou a pentavalente, essa última em três doses, aos 2, 4 e 6 meses.
- A vacina pneumocócica conjugada 13 é utilizada, preferencialmente, para ampliar a cobertura para os três sorotipos adicionais.
- Ambas as sociedades recomendam preferencialmente as vacinas meningocócicas conjugadas ACWY. Crianças com esquema vacinal completo com a vacina MenC podem se beneficiar de dose(s) adicional(is) da vacina MenACWY a qualquer momento, respeitando-se o intervalo mínimo de 1 mês entre as doses. No Brasil, estão licenciadas as vacinas MenC, MenACWY-CRM e MenACWY-TT a partir de 2 meses e a vacina MenACWY-D a partir dos 9 meses de vida. O esquema de doses varia conforme a vacina utilizada.
  - Para todas as vacinas são recomendados dois reforços: entre 5 e 6 anos de idade ou 5 anos após a última dose, devido à queda dos títulos de anticorpos protetores. Não existem dados de intercambialidade entre as vacinas meningocócicas conjugadas.
- A vacina meningocócica recombinante sorogrupo B é recomendada para lactentes a partir de 2 meses de idade, crianças e adolescentes. Para os lactentes que iniciam a vacinação entre 3 e 11 meses de idade, são recomendadas duas doses com intervalo mínimo de 2 meses entre elas, com um reforço no segundo ano de vida. Aqueles que iniciam a vacinação entre 12 e 23 meses devem receber também o esquema de duas doses, com 2 meses de intervalo entre elas, além de uma dose de reforço. Finalmente, para crianças que iniciam a vacinação após os 2 anos e adolescentes, são indicadas duas doses com intervalo de 2 meses entre elas e mínimo de 1 mês.[3,4]
- A vacina *influenza* é recomendada para crianças e adolescentes. A SBIm indica preferencialmente a vacina quadrivalente.[3] A primovacinação de crianças com idade até 8 anos deve ser feita com duas doses, com intervalo de 1 mês entre elas. A dose para crianças com idade entre 6 e 35 meses pode variar conforme o fabricante, e a partir de 3 anos é de 0,5 mL.[3]
- A vacina dengue foi licenciada no Brasil no esquema de três doses (0, 6 e 12 meses) e está recomendada para crianças e adolescentes a partir de 9 anos de idade e que já tiveram infecção prévia pelo vírus da dengue (soropositivo). A vacina não deve ser administrada simultaneamente com outras vacinas do calendário.[4]

DESAFIOS ATUAIS

O grande desafio da atualidade refere-se à manutenção de altas coberturas vacinais no país para crianças e adolescentes.

ORIENTAÇÕES AOS PAIS

Os pais devem estar munidos da caderneta de vacinação de seus filhos para as consultas, pois se trata de um documento.

✓ CONCLUSÃO

A elaboração dos calendários vacinais leva em conta diversos fatores, entre os quais se destacam: a situação epidemiológica local; a idade ideal para imunização, relacionada às particularidades das doenças contra as quais se busca proteção; o tipo de vacina, como as vacinas inativadas, vivas atenuadas, combinadas ou não; e o balanço entre imunogenicidade e reatogenicidade. Sendo assim, atualizações frequentes não são incomuns e, sempre que necessário, os calendários de referência no país devem ser consultados.

REFERÊNCIAS BIBLIOGRÁFICAS

1. Martins RM, Noronha TG. Calendários de imunização-considerações práticas. In: Sztajnbok DCN, Petraglia TCMB, Sampaio MG, Liberal EF, Vasconcelos MM. Infectologia: pediatria. Rio de Janeiro: Guanabara Koogan; 2013. p. 149-58.
2. Brasil. Ministério da Saúde. Programa Nacional de Imunizações. Calendário nacional de vacinação. Disponível em: http://189.28.128.100/dab/docs/portaldab/documentos/geral/calendario_vacinacao_2019.pdf. Acesso em: 11 nov. 2019.
3. Sociedade Brasileira de Imunizações. Calendários de vacinação. Disponível em: https://sbim.org.br/images/calendarios/calend-sbim-crianca.pdf. Acesso em: 11 dez. 2019.
4. Sociedade Brasileira de Pediatria. Calendário de vacinação 2019. Disponível em: https://www.sbp.com.br/fileadmin/user_upload/21273o-DocCient-Calendario_Vacinacao_2019.pdf. Acesso em: 11 nov. 2019.
5. Brasil. Ministério da Saúde. Secretaria de Vigilância em Saúde. Departamento de Vigilância das Doenças Transmissíveis. Manual dos Centros de Referência para Imunobiológicos Especiais. 5.ed. Brasília: Ministério da Saúde; 2019.
6. World Health Organization. Documento de posición de la OMS sobre las vacunas BCG. Weekly Epidemiological Record. 2018;8(93):73-76. Disponível em: https://www.who.int/immunization/policy/position_papers/pp_bgc_2018_ES.pdf. Acesso em: 11 nov. 2018.
7. Petraglia TCMB. Imunizações por vacinas. In: Tavares W, Marinha LAC. Rotinas de diagnóstico e tratamento das doenças infecciosas e parasitárias. 4. ed. São Paulo: Atheneu; 2015. p. 1190-204.

29

VACINAÇÃO NAS DOENÇAS CRÔNICAS E NA IMUNOSSUPRESSÃO

Tânia Cristina de Mattos Barros Petraglia

OBJETIVOS

- ✓ Entender a necessidade da vacinação na doença crônica.
- ✓ Identificar vacinas necessárias pela doença de base.
- ✓ Compreender esquemas alternativos para vacinação, conforme a doença de base.
- ✓ Discutir recomendações atuais para vacinação nos diversos graus de imunossupressão.
- ✓ Caracterizar a importância da vacinação de conviventes.

INTRODUÇÃO

Muitas doenças crônicas não levam à imunossupressão, porém aumentam o risco para infecções. A fisiopatologia da doença e a associação com risco para doenças imunopreveníveis constituem a base para a indicação de imunobiológicos para crianças e adolescentes portadores de doenças crônicas.[1]

Com o surgimento de novos medicamentos da classe dos biológicos e protocolos mais modernos para o tratamento do câncer, outra demanda importante foi criada, tornando um grande desafio a vacinação desses pacientes.[2]

No Brasil, a vacinação de indivíduos portadores de doenças crônicas é disponibilizada pelo Ministério da Saúde, por meio dos Centros de Referência para Imunobiológicos Especiais (CRIE), vinculados ao Programa Nacional de Imunizações (PNI). As normas para vacinação estão publicadas no manual dos CRIE e, como todo protocolo, passam por atualizações sistemáticas.[3]

Com o surgimento de novas vacinas, não disponibilizadas pela rede pública, houve a necessidade de abordagens mais amplas para um calendário de vacinação que atendesse aos portadores de doenças crônicas. A Sociedade Brasileira de Imunizações (SBIm) publica regularmente atualizações por meio de seus calendários e guias, atendendo a essa demanda.[4]

É importante destacar que, para a avaliação de indivíduos com doença crônica, nos seus diferentes graus de imunossupressão, o calendário básico de vacinação deve sempre ser observado e complementado com vacinação adicional direcionada para cada caso.[1,3]

Outro aspecto de relevância consiste na vacinação dos conviventes, ampliando a proteção para os portadores de doenças crônicas e imunossuprimidos.[1,3]

CONSIDERAÇÕES GERAIS SOBRE ALGUMAS DOENÇAS CRÔNICAS E VACINAÇÃO

Na asplenia, de causa congênita, funcional ou ainda cirúrgica, a vacinação para germes capsulados é fundamental, pelo risco aumentado para infecções por *Streptococcus pneumoniae*, *Haemophilus influenzae* do tipo b e *Neisseria meningitidis*.[1] No caso de esplenectomia eletiva, a vacinação deve ser realizada 15 dias antes do procedimento. No serviço público, a única vacina meningocócica disponível é para o sorogrupo C, estando indicada a complementação no serviço privado com as vacinas ACWY e meningocócica B.[3,4] O Red Book da Academia Americana de Pediatria recomenda a vacina ACWY no esquema básico e reforços a cada 5 anos, assim como a SBIm e pelo manual do CRIE 2019.[3-5]

Na doença hepática crônica, as vacinas hepatite A e B são as mais importantes para a proteção de um fígado já comprometido. O CRIE recomenda também a vacina meningocócica C conjugada, além da pneumocócica e *influenza*.[3]

Na doença renal crônica, existe uma maior vulnerabilidade a infecções causadas por bactérias e vírus. Na vigência de uremia, esse risco aumenta, além de estar diminuída a resposta imunológica às vacinas, pelas alterações na imunidade celular, a diminuição na produção de anticorpos e os níveis de citocinas, além de outras alterações.[1]

A vacinação de indivíduos renais crônicos deve se dar, preferencialmente, antes da instituição da diálise. A vacina hepatite B é recomendada em um esquema de quatro doses com o dobro do volume para a idade, o chamado esquema 0-1-2-6 meses. Na vigência de diálise, os títulos de anticorpos para a vacina hepatite B devem ser monitorados anualmente; se inferiores a 10 UI/mL, uma dose de reforço da vacina deverá ser aplicada. No caso de transplante renal, aplicar vacinas inativadas 2 semanas antes do transplante e as atenuadas 3 semanas antes, pelo menos.[3,5,6]

Na Tabela 1, estão discriminadas as vacinas disponíveis nos CRIE e suas respectivas indicações para doenças crônicas.[3]

Tabela 1 Vacinas e indicações para doenças crônicas nos CRIE[3]

Vacinas	Indicações
Vacina poliomielite 1,2,3 inativada (VIP)	Crianças com imunodeficiência (congênita ou adquirida), não vacinadas ou que receberam esquema incompleto de vacinação contra a poliomielite Crianças que estejam em contato domiciliar com pessoas imunocomprometidas e que necessitem receber vacina contra poliomielite Transplantados de medula óssea Recém-nascidos e lactentes que permaneçam internados em unidade hospitalar à época da vacinação Histórico de paralisia flácida com dose anterior de vacina poliomielite 1,3 atenuada oral (VOP)
Vacinas pneumocócica polissacarídica 23 (VPP 23) e pneumocócica conjugada 10 valente (VPC 10)	Crianças com doença pulmonar crônica, inclusive asma persistente moderada ou grave, doença cardiovascular crônica grave, insuficiência renal crônica, síndrome nefrótica, diabete melito, cirrose hepática, fístula do líquido cefalorraquidiano, doença neurológica crônica incapacitante, fibrose cística, doenças de depósito, implante coclear, trissomias Com asplenia anatômica ou funcional, esplenectomia eletiva, hemoglobinopatias, transplante de células tronco-hematopoiéticas ou órgão sólido, imunodeficiência congênita ou adquirida, pessoas vivendo com HIV/aids A VPC 10 está indicada até 4 anos e a VPP 23 a partir de 2 anos de idade
Vacina pneumocócica conjugada 13	Indicada a partir de 5 anos de idade para não vacinados com a vacina pneumocócica 10, nas seguintes condições clínicas: HIV/aids, pacientes oncológicos, transplantados de órgãos sólidos e transplantados de células-tronco hematopoiéticas
Vacina *Haemophilus influenzae* tipo b (Hib)	Na substituição da pentavalente por DTPa em razão de evento adverso, como episódio hipotônico hiporresponsivo, crise convulsiva febril ou afebril Nas mesmas indicações da vacina pneumocócica
Vacina hepatite B	Hepatopatias crônicas Comunicantes domiciliares de portador de HBsAg, vítimas de violência sexual, acidente com material biológico Pessoas vivendo com HIV ou imunocomprometidos, asplenias, hemoglobinopatias, diabete, doenças hematológicas ou autoimunes, fibrose cística Doadores de órgãos e transplantados em geral Pacientes renais crônicos ou em hemodiálise Pacientes com risco de transfusões múltiplas Doadores regulares de sangue Obs.: são as prioridades, já que a vacina é liberada na rotina para toda a população

(continua)

Tabela 1 Vacinas e indicações para doenças crônicas nos CRIE[3] (*continuação*)

Vacinas	Indicações
DTP acelular (DTPa)	Nos casos de episódio hipotônico hiporresponsivo e convulsão (febril ou afebril) após aplicação de vacina com componente pertussis de célula inteira (DTP ou pentavalente) Crises convulsivas crônicas, cardiopatias ou pneumopatias crônicas com risco de descompensação em vigência de febre, doenças neurológicas crônicas incapacitantes, crianças com neoplasias e/ou que necessitem de quimioterapia, rádio ou corticoterapia, recém-nascido que permaneça internado na unidade neonatal por ocasião da idade de vacinação, recém-nascido prematuro extremo (<1.000 g ou 31 semanas) Uso de imunossupressores e para transplantados em geral
Vacina *influenza*	Adultos e crianças com doença pulmonar, inclusive asma ou doença cardiovascular crônica, insuficiência renal crônica, síndrome nefrótica, diabete melito, hepatopatia crônica, hemoglobinopatias, asplenia anatômica e funcional, fístula do líquido cefalorraquidiano, doença neurológica crônica incapacitante, fibrose cística, doenças de depósito, implante coclear, trissomias, usuários crônicos de ácido acetilsalicílico Imunodeficiência congênita ou adquirida, inclusive pessoas vivendo com HIV Comunicantes de imunodeprimidos e trabalhadores de saúde Transplantados de células-tronco hematopoiéticas e órgãos sólidos e seus doadores
Vacina hepatite A	Hepatopatas crônicos suscetíveis à hepatite A, coagulopatias, doenças de depósito, fibrose cística, trissomias, hemoglobinopatias Pessoas vivendo com HIV, imunodeprimidos por droga ou doença, doadores ou transplantados de órgãos sólidos e de células-tronco hematopoiéticas
Vacina varicela	Pessoas e familiares suscetíveis à doença e imunocompetentes que estejam em convívio domiciliar ou hospitalar com imunocomprometidos Imunocompetentes nas situações de bloqueio hospitalar até 120 horas após a exposição, nefropatias crônicas, síndrome nefrótica, doenças dermatológicas graves, uso crônico de ácido acetilsalicílico, trissomias Pessoas vivendo com HIV/aids dentro das indicações para vacinas virais atenuadas, imunodeficiência humoral, asplenia anatômica ou funcional e doenças relacionadas Doadores de órgãos e transplantados em geral, de acordo com os protocolos

(*continua*)

Tabela 1 Vacinas e indicações para doenças crônicas nos CRIE[3] (*continuação*)

Vacinas	Indicações
Vacina meningocócica conjugada C	A vacina é indicada a partir de 2 meses de idade, nos portadores de asplenia congênita ou adquirida, deficiências de complemento, anemia falciforme e talassemia, esplenectomizados, implante de cóclea, fístula do líquido cefalorraquidiano e derivação do ventrículo peritoneal, trissomias Doenças de depósito, hepatopatia crônica, doença neurológica crônica incapacitante Imunodeficiências congênitas e adquiridas, pessoas vivendo com HIV/aids, transplantados em geral
Vacina meningocócica ACWY conjugada	Portadores de hemoglobinúria paroxística noturna que irão iniciar tratamento com eculizumabe

O PNI utiliza esquema reduzido para a vacina pneumocócica conjugada 10, o chamado esquema 2+1 (duas doses no 1º ano de vida e reforço no 2º ano) e apenas uma dose da vacina hepatite A no calendário básico de vacinação.[7] Para indivíduos portadores de doenças de base, as vacinas pneumocócicas conjugadas 10 ou 13 valentes devem ser prescritas nos esquemas completos para a idade, assim como o reforço de Hib é importante. Duas doses da vacina hepatite A são necessárias, o que é contemplado nos CRIE, de acordo com as exigências por indicação.[3,4]

A ampliação de cobertura com mais sorotipos contidos na vacina pneumocócica conjugada 13 valente e outros sorogrupos de meningococo (ACWY e B) também tem sua relevância, do ponto de vista da proteção individual. A vacina *influenza* quadrivalente adquire relevância na ampliação da cobertura para esses indivíduos e remete para discussões futuras.[5,7,8]

CONSIDERAÇÕES GERAIS SOBRE IMUNOSSUPRESSÃO E VACINAÇÃO

Alguns aspectos devem ser avaliados para a vacinação de indivíduos em uso de imunossupressores, como o tipo de medicamento, a dose e o tempo de uso. O uso simultâneo de mais de um imunossupressor piora a resposta vacinal.[2] Em geral, as vacinas inativadas devem ser aplicadas 2 semanas antes da imunossupressão e as atenuadas 3 a 4 semanas antes, mantendo as restrições inerentes à doença de base.[3,6]

Durante a quimioterapia, as vacinas vivas atenuadas são contraindicadas e as vacinas inativadas podem ser aplicadas, porém a eficácia pode estar comprometida, com possível resposta subótima. Vacina aplicada durante a quimioterapia deve ser repetida 3 meses após a suspensão do tratamento.[6]

Três meses após o fim da condição de imunossupressão, o paciente poderá receber vacinas vivas atenuadas, conforme sua situação clínica.[6] No caso de uso de depletores de linfócitos B, postergar a vacinação para 6 meses após a suspensão do tratamento.[2]

A revacinação após quimioterapia compreende um tema controverso e os trabalhos ainda são muito limitados, embora alguns estudos em crianças reforcem a necessidade de revacinação para sarampo, caxumba, rubéola, difteria, tétano, Hib e poliomielite, pelo menos.[9]

O uso de corticosteroide oral é considerado imunossupressor quando a dose for ≥ 2 mg/kg/dia ou ≥ 20 mg/dia de prednisona ou equivalente, por mais de 2 semanas.[3,6]

O uso de biológicos aumentou muito nos últimos anos, criando uma nova demanda para vacinação de bebês filhos de mulheres tratadas durante a gestação.[2] Há relato na literatura de um óbito em lactente exposto ao infliximabe durante a gestação, em razão do tratamento materno por doença de Crohn. O lactente foi vacinado com BCG aos 3 meses de vida e faleceu aos 4,5 meses por disseminação da vacina BCG.[10]

Não há consenso na literatura para o intervalo ideal entre a suspensão dos biológicos durante a gravidez e a vacinação dos bebês expostos com vacinas atenuadas. As recomendações variam de 6 a 8 meses de vida do bebê, sendo que o Red Book não recomenda o uso até 12 meses após a última dose do biológico recebida durante a gestação, ainda que faça a ressalva de que isso pode não se aplicar para países que utilizem outras vacinas, como BCG e poliomielite oral, por conta das diferenças epidemiológicas.[5,11-14]

Um resumo dos diversos posicionamentos atuais sobre a vacinação desses bebês está descrito na Tabela 2.

Tabela 2 Recomendações para vacinação de lactentes expostos a biológicos durante a gestação

Referência	Biológico	Vacinas inativadas	Vacinas atenuadas
The Australian Immunisation Handbook[11]	Biológicos	Liberadas	BCG após 6 meses de idade Rotavírus contraindicada
Consenso de Toronto[12]	Anti-TNF	Liberadas	Contraindicadas nos primeiros 6 meses de vida
The British Society for Reumatology and British Health Professionals in Reumatology[13]	Etanercepte, adalimumabe, infliximabe (se usados no 3º trimestre)	Liberadas	Contraindicadas até 7 meses de idade

(continua)

Tabela 2 Recomendações para vacinação de lactentes expostos a biológicos durante a gestação (*continuação*)

Referência	Biológico	Vacinas inativadas	Vacinas atenuadas
Immunisation Handbook 2017 New Zealand[14]	Anticorpos monoclonais DMARDs	Liberadas	Postergada até que tenha pelo menos 8 meses de vida
Red Book[5]	Biológicos	Liberadas	Postergadas até 12 meses após a última dose de biológico recebida durante a gestação

Fonte: adaptada de Sociedade Brasileira de Imunizações, 2018; The Australian Immunisation Handbook, 2018; Nguyen et al., 2016; Flint et al., 2016; New Zealand, 2017.[5,11-14]

O manual do CRIE 2019 recomenda que as vacinas de vírus vivos atenuados sejam administradas 3 meses após o término da quimioterapia ou do uso de biológicos, mas pelo menos 6 a 12 meses após suspensão da terapêutica com anticorpos anticélulas B (rituximabe).

Pacientes recebendo corticoide podem ser vacinados 1 mês após a interrupção da droga.[3]

CONSIDERAÇÕES GERAIS SOBRE CRIANÇAS EXPOSTAS AO HIV OU VIVENDO COM HIV/AIDS E VACINAÇÃO

Em relação à criança exposta ao HIV, as vacinas BCG e rotavírus estão indicadas e o restante do calendário básico será cumprido, como na rotina, no caso de sororreversão, porém a vacina VOP deverá ser substituída pela VIP.

Ressalta-se que, para as crianças que soroconverteram, o esquema das vacinas pneumocócicas 10 ou 13 deverá ser sempre 3+1, o reforço de Hib no 2º ano de vida obrigatório, assim como a segunda dose da vacina hepatite A. O esquema da vacina HPV deve ser realizado em três doses (0-2-6 meses), ainda que em menores de 15 anos de idade. A vacina pneumocócica 23 deverá ser aplicada após 2 anos de idade, com intervalo mínimo de 2 meses após a vacina pneumocócica conjugada. Um reforço da pneumocócica 23 será realizado 5 anos após a primeira dose. A vacina VOP deverá ser substituída pela VIP.

As vacinas febre amarela, tríplice viral e varicela não devem ser aplicadas em crianças com sintomatologia grave (categoria clínica C) ou imunodepressão grave (categoria imunológica 3), ou seja, CD4 menor que 15%. A vacina tríplice viral deve ser aplicada em duas doses com intervalo mínimo de 1 mês entre elas, a partir de 12 meses de vida.

O esquema da vacina varicela consiste em duas doses, e, em crianças até 12 anos de idade, o intervalo mínimo entre as doses é de 3 meses e, a partir de 13 anos de idade, duas doses com intervalo mínimo de 4 semanas. Crianças vivendo com HIV não devem receber a tetraviral.[3]

Para ampliação da proteção individual, são indicadas as vacinas pneumocócica conjugada 13, meningocócicas ACWY e B, além da *influenza* quadrivalente.[4]

Atualmente, tanto o manual do CRIE como a SBIm recomendam a aplicação de uma dose extra da vacina hepatite B, com volume dobrado, anualmente, em caso de anti-Hbs menor que 10, para aqueles indivíduos que soroconverteram anteriormente.[3,4]

Vacinação de conviventes

Estão indicadas as seguintes vacinas para conviventes de crianças e adolescentes portadores de doenças crônicas ou com diferentes graus de imunossupressão: tríplice viral, varicela, dTpa e *influenza*, assim como hepatite A e B, conforme a doença de base, constituindo o cenário ideal.[1]

DESAFIOS ATUAIS

O maior desafio é aumentar a cobertura vacinal em portadores de doenças crônicas, tanto no setor público, pelos CRIE, quanto no privado, com o surgimento de novas vacinas, ainda não disponibilizadas pelo governo federal; para esse objetivo, o papel do médico incentivando a vacinação é fundamental.

ORIENTAÇÕES AO PAIS

Os profissionais de saúde devem orientar os pais para que portem as cadernetas de vacinação durante as consultas das crianças e adolescentes com doenças crônicas.

✓ CONCLUSÃO

A vacinação de crianças e adolescentes portadores de doenças de base é fundamental para a diminuição da mortalidade e da morbidade por doenças imunopreveníveis. A vacinação de conviventes completa a rede de proteção em torno dos pacientes.[1]

REFERÊNCIAS BIBLIOGRÁFICAS

1. Petraglia TCMB. Vacinação de pacientes com comorbidades e seus contactantes. In: Ballalai I. Manual prático de imunizações. 2. ed. São Paulo: A.C. Farmacêutica; 2016. p. 471-84.

2. Petraglia TCMB. Biológicos e vacinas: o que (não) sabemos? In: Levi GC, Levi M, Kfouri RA. Controvérsias em Imunizações 2018. São Paulo: Segmento Farma; 2018. p. 39-44.
3. Brasil. Ministério da Saúde. Secretaria de Vigilância em Saúde. Manual dos Centros de Referência para Imunobiológicos Especiais. 5. ed. Brasília; 2019.
4. Sociedade Brasileira de Imunizações. Calendários de vacinação. Pacientes especiais. Disponível em: https://sbim.org.br/images/calendarios/calend-sbim-pacientes-especiais.pdf. Acesso em: 11 dez. 2019.
5. American Academy of Pediatrics. In: Kimberlin DW et al. (ed.). Red book: report of the Committee on Infectious Diseases. 31. ed. Itasca, IL: American Academy of Pediatrics; 2018. [Edição eletrônica.]
6. Rubin LG[1], Levin MJ, Ljungman P, Davies EG, Avery R, Tomblyn M et al. IDSA clinical practice guideline for vaccination of immunocompromised host. Clin Infect Dis. 2014;59(1):144.
7. Brasil. Ministério da Saúde. Programa Nacional de Imunizações. Calendário nacional de vacinação. Disponível em: http://189.28.128.100/dab/docs/portaldab/documentos/geral/calendario_vacinacao_2019.pdf. Acesso em: 11 nov. 2019.
8. Plotkin SA, Orenstein WA, Offit PA, Edwards KM. Vaccines. 7. ed. Philadelphia: Elsevier; 2018. [Edição eletrônica]
9. Fayea NY, Fouda AE, MD, Kandil SM. Immunization status in childhood cancer survivors: a hidden risk which could be prevented. Pediatrics & Neonatology. 2016;58(6).
10. Cheent K, Nolan J, Shariq S, Kiho L, Pal A, Arnold J. Case Report: Fatal case of disseminated BCG infection in an infant born to a mother taking infliximab for Crohn's Disease. Journal of Crohn's and Colitis. 2010;4:603-5.
11. The Australian Immunisation Handbook. 10. ed. Updated: 26 July 2018. Disponível em: http://www.immunise.health.gov.au/internet/immunise/publishing.nsf/Content/Handbook10-home. Acesso em: 11 ago. 2018
12. Nguyen GC, Seow CH, Maxwell C, Huang V, Leung Y, Jones J et al. The Toronto Consensus Statements for the Management of Inflammatory Bowel Disease in Pregnancy. Gastroenterology. 2016;150:734-57
13. Flint J, Panchal S, Hurrell A, van de Venne M, Gayed M, Schreiber K et al. BSR and BHPR guideline on prescribing drugs in pregnancy and breastfeeding. Part I: standard and biologic disease modifying anti-rheumatic drugs and corticosteroids. Rheumatology. 2016;55:1693-7.
14. New Zealand, Immunisation Handbook 2017. Disponível em: https://www.health.govt.nz/publication/immunisation-handbook-2017. Acesso em: 11 ago. /2018.

ÍNDICE REMISSIVO